全国中等卫生职业教育"十一五"教改规划教材

解剖学及组织胚胎学

曾冰冰　宋效丹　主编

中国科学技术出版社

CHINA SCIENCE AND TECHNOLOGY PRESS

·北京·

BEIJING

图书在版编目(CIP)数据

解剖学及组织胚胎学/曾冰冰,宋效丹主编. —北京:中国科学技术出版社,2008.8

全国中等卫生职业教育"十一五"教改规划教材

ISBN 978 - 7 - 5046 - 5227 - 0

Ⅰ. 解… Ⅱ. ①曾… ②宋… Ⅲ. ①人体解剖学 - 专业学校 - 教材②人体组织学 - 专业学校 - 教材③人体胚胎学 - 专业学校 - 教材 Ⅳ. R32

中国版本图书馆 CIP 数据核字(2008)第 104910 号

内 容 提 要

本教材依据2007年全国中等卫生职业教育教学计划、参照全国卫生专业技术资格考试大纲编写。全书包括绪论、细胞、基本组织、运动系统、消化系统、呼吸系统、泌尿系统、生殖系统、脉管系统、感觉器、神经系统、内分泌系统和胚胎学概要,介绍了正常人体形态结构及其发生发展规律的基本知识、基本理论、基本技能,突出教材的实用性和适用性。

本教材供中等卫生职业学校护理专业、助产专业学生使用,还可供在职医护人员参考。

中国科学技术出版社出版

北京市海淀区中关村南大街 16 号　邮政编码:100081

策划编辑	林　培　孙卫华	**责任校对**	林　华
责任编辑	孙卫华	**责任印制**	张建农

发行部电话:010 - 62103349　编辑部电话:010 - 62103137

http://www.kjpbooks.com.cn

科学普及出版社发行部发行

北京蓝空印刷厂印刷

*

开本:787 毫米×1092 毫米　1/16　印张:21.125　字数:406 千字

2008 年 8 月第 1 版　2012 年 8 月第 8 次印刷　定价:35.80 元

ISBN　978 - 7 - 5046 - 5227 - 0/R·1343

出版说明

2007 年 10 月，中国科学技术出版社根据卫生部、教育部成立的第二届卫生职业教育教学指导委员会 2007 版的《全国中等卫生职业教育教学计划和教学大纲汇编》，联合全国 30 多所卫生学校组织编写了"全国中等卫生职业教育'十一五'教改规划教材"。本套教材紧扣《全国中等卫生职业教育教学计划和教学大纲汇编》，在体现科学性、思想性、启发性的基础上更突出体现教材的实用性、适用性，使其更加贴近当前社会需要、贴近职业岗位需求、贴近当前职业院校学生现状，贴近执业资格考试要求。这套教材另一特点就是：适应当前学生素质水平，通俗知识难度，构建一个更加简明的知识结构。不苟求知识体系的完整，但求知识够用。创建一种利于学生学习的新模式——"七个模块"：

【突出"双核"】即：核心知识和核心技能。核心知识是在重视学科知识点（基础知识）的同时，注重学科科学发展的线索、学科科学的基本概念、学科实验的研究方法以及学科之间的联系等；核心技能则是在重视实践（实验）技能和计算技能（基本技能）的基础上，注重实践（实验）设计、完成实践（实验）、综合运用知识分析问题和解决问题。

【实现"贴近"】即：贴近当前社会需要、贴近职业岗位需求、贴近当前职业院校学生现状，贴近执业资格考试要求。课程模块符合学生数字能力、文字理解能力、形象思维能力和知觉速率的基本水平。体现职业教育的学科特点，实现学科对专业、职业、生活、社会发展和科技进步的贡献。

【策划"链接"】即：教材中增加"科学前沿"、"走进科学"、"学科交叉"、"七彩天空"、"异度空间"、"思维对抗"、"另一扇窗"、"隐形翅膀"、"想象空间"等知识链接栏目，激发学生的学习兴趣、改变学生的学习方式，培养学生的创新思维、科学思想，以适应学生了解科学发展的需要，培养学生的就业能力和创业能力。

【添加"小结"】即：教材中依据各学科的特点，将小结用最精炼的语言、图示勾勒出知识框架，与引言中的"双核"形成呼应。学生可以边阅读、边思考。长期坚持，一定能够培养学生善于归纳总结的习惯和能力。

【精选"训练"】即：教材在基础模块中，突出以问题驱动学习的特点。案例分析特别注重富有思考价值的问题，使其具有承上启下、知识迁移的作用；有些问题则具有或概括、或演绎、或拓展思维的作用。如运用得法，定会有助于学生学习能力的培养。

【提示"指引"】即：包括阅读提示、书目介绍、电子阅览以及网站登录。这种设计会使教学内容丰满，使学生的学习空间拓展开来，也为教师的教学作出相应提示。

【注明"文献"】即：教材在编写过程中，把相应的参考文献罗列在后，以便大家学习和使用。

本套教材共计 26 本，采用 16 开本。版面设计更新颖、更关注学生学习心理，图片力求精美，文字生动，尽量以图表代替行文。希望这套教材的出版能够强化学生学习的效果、开拓学生的视野、提高学生的素质和能力。

前　言

　　本教材按照中等卫生职业教育护理专业、助产专业的培养目标和要求，依据2007年全国中等卫生职业教育教学计划，参照全国卫生专业技术资格考试大纲编写而成，包括系统解剖学、组织学和胚胎学三门学科的内容。本教材在坚持"三基"的基础上，突出重点，强调核心内容。注意局部与整体的统一，形态与功能的联系，理论与临床的结合，充分体现实用性和适用性。

　　本教材在编写形式上做了大胆尝试，有以下特点：（1）每章开始部分为导言，导出教学大纲中要求掌握、熟悉和了解的内容，使学生能够对本章内容一目了然；（2）每节前面以设问的方式将重点内容作为核心知识引出，以引起师生的充分关注；（3）在每章节适当位置设置知识链接，以激发学生的学习兴趣，拓宽视野；（4）在每章节后配有小结和练习题，以利于学生对重点知识的回顾、消化和复习；（5）实验部分也同样以设问的方式将重点内容作为核心技能提出，对实验内容与步骤进行详细描述，对实验材料和实验方法做了具体安排。因此，每一个实验都具有很强的可操作性。这些编写尝试既继承了传统的精华，又融入了时代的特征，最大限度地适应当前中等卫生职业学校学生的认知方式和认知水平。

　　本教材凝聚着集体的力量和智慧，本教材参编人员都是教学一线的教师，具有较高的理论造诣和丰富的教学经验，他（她）们无私地奉献了多年的教学经验和研究成果。在教材编写过程中，还得到了各参编学校领导的鼎力支持和帮助。在此表示衷心的感谢！

　　尽管全体编写人员倾力合作，力求尽善尽美，但由于水平有限和时间仓促，不足之处在所难免，诚望广大师生和读者批评指正。

曾冰冰

2008 年 5 月于北京

目　录

绪　论

当你决定用爱心和医术，竭尽全力除人类之病痛，助健康之完美而迈入医学大门，首先接触的医学课程是"解剖学及组织胚胎学"。这是为什么？因本书讲述的是神奇而富有活力的人体是如何由一个细胞发育而来，众多微小的细胞如何构成人体的组织、器官、系统，它们的正常形态结构和基本功能又是如何，等等。使医学生对人体有一个较为全面的认识，为进一步学好其他医学基础课程和临床课程奠定基础。千里之行，始于足下，让我们从"解剖学及组织胚胎学"的绪论开始。通过绪论的学习，掌握人体的组成和分部，常用的三种轴和面；熟悉解剖学及组织胚胎学的概念；了解解剖学及组织胚胎学的学科地位，解剖学姿势和方位。

 核心知识

1. 人体由什么组成？你能否解释细胞、组织、器官和系统的概念？
2. 人体分为几部分？试一试，每一部分你能否在模型上准确指认？
3. 想一想，常用的轴和面有哪些？

一、解剖学及组织胚胎学的概念和学科地位

（一）解剖学及组织胚胎学的概念

解剖学及组织胚胎学是研究正常人体形态结构及其发生、发展规律的科学。包括解剖学、组织学和胚胎学三门学科。

解剖学　解剖学是研究正常人体各器官的形态结构、位置和毗邻关系的科学。随着科学技术的进步及相关学科的发展，解剖学的研究范畴不断扩大与加深，逐渐形成许多新的分支学科。

解剖学依其研究重点不同，分为系统解剖学和局部解剖学。系统解剖学是按人体功能系统（如消化系统、呼吸系统等）阐述人体各器官形态结构的学科。一般所说的解剖学就是指系统解剖学。局部解剖学是在系统解剖学的基础上，按部位（如头部、颈部、胸部、腹部等）进一步阐述人体各个局部的层次结构、各器官间的位置与毗邻关系的科学。系统解剖学和局部解剖学主要通过肉眼观察描述正常人体的形态结构，故又称巨视解剖学。

解剖学又可根据研究目的、角度和方法的不同，分出若干门类。如从外科应用的角度加以叙述的外科解剖学；以分析研究运动器官形态，提高体育运动效率为目的的运动解剖学；为 X 线计算机断层成像（CT）、核磁共振成像（MRI）等断层影像技术提供诊断依据的断层解剖学等。但是，无论解剖学的哪一门分支学科，都是以系统解剖学为基础

发展起来的。本书将以系统解剖学为主线进行讲述。

组织学　　组织学是研究正常人体的细胞、组织和器官微细结构及其相关功能的科学。因借助切片技术和显微镜观察的方法进行研究，故又称微视解剖学。

我国的组织学研究始于二十世纪初，是从人体解剖学分化出来的一门较年轻的学科。近几十年，科学技术发展迅猛，许多新技术、新设备不断涌现并用之于细胞学和组织学的研究，如单克隆技术、细胞分离术、细胞融合术、同位素示踪术以及分子重组与基因工程等。这些新技术大多与计算机技术相结合，对细胞进行微观和微量的定性和定量分析，使组织学的研究进入了更深入而广阔的境地。

胚胎学　　胚胎学又称发生学，是研究个体发生、发育及生长变化规律的科学。叙述怎样从一个受精卵发育成胚胎，也可广义地理解为研究精子、卵子的发生、成熟和受精，以及受精卵发育为成体过程的学科。

（二）解剖学及组织胚胎学的学科地位

解剖学及组织胚胎学是一门重要的医学主干学科，是医学各学科的基础。清代名医王清任说："著书不明脏腑，岂不是痴人说梦；治病不明脏腑，何异盲子夜行。"充分说明只有在认识正常人体形态结构的基础上，才能进一步理解人体的生理现象，正确认识和鉴别疾病的发生、发展及演变规律，从而采取有效的治疗和护理措施，协助病人康复。

二、人体的组成和分部

（一）人体的组成

人体组成可简单表示为：细胞→组织→器官→系统→人体。

细胞　　细胞是人体形态结构、生理功能和生长发育的基本单位。细胞的大小、形态和功能有很大差异。如卵细胞直径约 $120\mu m$，而小淋巴细胞的直径仅有 $6\mu m$；运输 O_2 和 CO_2 的红细胞为双面凹的圆盘状，而具有收缩功能的肌细胞为细长形。细胞的多样性是为适应机体各种特定功能演化而成的。

组织　　许多形态相似和功能相近的细胞借细胞间质有机地结合在一起构成组织。细胞间质是细胞之间的物质，对细胞具有营养、支持和连结等功能。由于细胞种类和功能的不同，组织也相应的分为上皮组织、结缔组织、肌组织和神经组织，这四种组织是构成人体各器官和系统的基础，故又称为基本组织。

器官　　几种不同的组织结合成具有一定形态、完成一定功能的结构称为器官。如具有储存食物、分泌胃液、对食物进行初步消化功能的胃，它形如囊状，其壁的内、外表面由上皮组织覆盖，中间是成层排列的肌组织，在肌组织与上皮组织之间又有结缔组织将它们连接起来。人体各个器官都像胃一样，由基本组织有机结合而成。

系统　　共同完成人体某一方面功能的各个器官组合在一起形成系

统。如共同完成排出机体代谢产物和多余水分等功能的泌尿系统，是由肾、输尿管、膀胱、尿道多个器官组成。人体有九大系统，包括运动系统、消化系统、呼吸系统、泌尿系统、生殖系统、脉管系统、内分泌系统、感觉器和神经系统。其中消化、呼吸、泌尿和生殖四个系统的大部分器官位于胸腔、腹腔和盆腔内，并有孔道与外界相通，总称为内脏。研究内脏各器官形态结构的科学称为内脏学。

（二）人体的分部

人体是一个整体，为了学习和研究的方便，通常按照人体的形态分为头、颈、躯干和四肢四大部分。

头部　是人体最重要的部位。头的前部称为面。

颈部　连接头部和躯干。颈的后部称为项。

躯干　可分为胸部、腹部、盆部、会阴部和背部，背部的下方称为腰。

四肢　包括左、右上肢和左、右下肢。

上肢分为肩、臂、前臂和手四部分。上肢和躯干相连部分的上面为肩，臂和前臂相连的部分称肘，前臂和手相连的部分称腕。

下肢分为臀、大腿、小腿和足四部分。身体背面腰部下方、大腿上方的隆起部分叫臀。大腿和小腿相连部分的前面称膝，后面为腘。小腿和足相连的部分称踝。人体分部简表如下（表绪－1）。

表绪－1　人体分部

```
                ┌ 头部 ┌ 颅
                │      └ 面
                │
                │ 颈部 ┌ 颈
                │      └ 项
                │      ┌ 背部
                │      │ 胸部
     人体分部 ──┤ 躯干 │ 腹部
                │      │ 盆部
                │      └ 会阴部
                │      ┌ 左右上肢：肩、臂、前臂、手
                └ 四肢 └ 左右下肢：臀、大腿、小腿、足
```

三、常用的解剖学方位和术语

为了正确描述人体形态结构、位置以及它们之间的相互关系，国际上规定了统一标准和术语。初学者首先应掌握解剖学姿势、常用方位、轴和面这些基本知识，以利于学习和交流。

（一）解剖学姿势（标准姿势）

身体直立，两眼平视正前方，上肢自然下垂于躯干两侧，手掌向前，下肢并拢，足尖向前的姿势，称解剖学姿势。在对人体某一部位或某一器官进行描述时，均以解剖学姿势为准进行描述（图绪－1）。

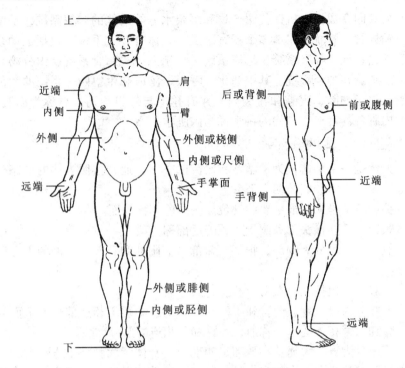

图绪-1 解剖学姿势和方位

（二）方位

为了在研究和认识人体时能统一、规范，特按解剖学姿势规定了人体的方位，常用的有以下几种。

上和下 以解剖学姿势为准，近头顶者为上，近足底者为下。上和下在胚胎学分别称为头侧和尾侧。

前和后 近胸、腹面者为前，又称腹侧。近背、腰面者为后，又称背侧。描述手时前为掌侧，后为背侧。

内侧和外侧 以身体正中矢状面为准，距正中矢状面较近者为内侧，较远者为外侧。描述四肢时，上肢前臂的内侧称尺侧，外侧称桡侧；下肢小腿的内侧称胫侧，外侧称腓侧。

内和外 常用来描述某结构与空腔器官的位置关系，在腔内或近腔者为内，反之为外。

浅和深 以身体表面或器官表面为准，近表面者为浅，反之为深。

近侧（近端）和远侧（远端） 以距离躯干的远近为准。近躯干者为近侧（近端），远躯干者为远侧（远端）。

（三）轴和面

轴 是叙述关节运动时的常用术语。以解剖学姿势为准，将人体设为三种相互垂直的轴（图绪-2）。

（1）**垂直轴** 为上下方向的垂直轴线，与身体长轴平行。人体可以此轴为转动轴作左、右旋转运动。

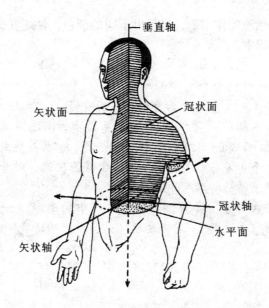

图绪 -2　人体的轴和面

（2）矢状轴　为前后方向的水平轴线，与垂直轴和冠状轴相互垂直。人体可以此轴为转动轴做左、右侧屈运动

（3）冠状轴（额状轴）　为左右方向的轴线，与垂直轴和矢状轴相互垂直。人体可以此轴为转动轴做屈、伸运动。

面　以解剖学姿势为准，将人体设为三种相互垂直的面。

（1）水平面（横切面）　与水平面平行，将人体横切为上、下两部分的切面，称水平面。

（2）矢状面　沿前后方向，将人体垂直纵切为左、右两部分的切面，称矢状面。通过人体正中的矢状面为正中矢状面，将人体分为左、右相等的两半。

（3）冠状面（额状面）　沿左右方向，将人体垂直纵切为前、后两部分的切面，称冠状面。

此外，描述器官的切面，一般则以器官本身的长轴为准，与器官长轴平行的切面称纵切面，与器官长轴垂直的切面称横切面。

附：组织切片的常用染色法

我们在切片中所观察到的标本，是将器官或组织用切片机切成薄片并粘贴在载玻片上，经过染色等步骤制作而成。最常用的染色法是苏木素（hematoxylin）和伊红（eosin）染色（简称 HE 染色）。

所有的染色液可分为两种类型，一种为酸性，一种为碱性。苏木素是碱性染料，伊红是酸性染料。苏木素可将细胞内嗜碱性物质染成蓝色。伊红可将细胞内嗜酸性物质染成红色。细胞内对碱性染料（苏木素）和酸性染料（伊红）亲和力都不强的物质，称中性物质，多染成淡紫蓝色。细胞内被染成蓝色、红色和呈淡紫蓝色的颗粒分别称嗜碱性颗粒、嗜酸性颗粒和中性颗粒。切片经染色，组织细胞中各种不同的物质，在不同染色液的作用下，显示出不同的颜色，使之在光学显微镜下能够更好地被识别。

人体器官的变异和畸形

正常人体解剖学记载的数值（器官的形态、结构、大小、位置等）均为正常；离开正常范围，但对外观或功能影响不大的个体差异称变异；离开正常范围较远，对外观或功能影响严重的称畸形或异常。

变异和畸形主要是胚胎发育过程中的返祖（如毛人）、发育停滞（如兔唇）、发育过度（如多指）的结果。

 小结

解剖学及组织胚胎学是研究正常人体形态结构及其发生、发展规律的科学。包括解剖学、组织学和胚胎学三门学科，它们相互渗透，共同发展，是医学生的先修课和必修课。

正常人体由细胞→组织→器官→系统组成，是功能复杂、完整统一的有机体。为了学习和研究的方便，通常按照人体的形态分为头、颈、躯干和四肢四大部分。人体构造十分复杂，为了准确地描述人体各部分、各器官的形态结构、位置及其相互关系，国际上规定了标准的解剖学姿势、常用方位、轴和面的术语。

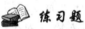 练习题

一、名词解释

1. 器官

2. 矢状面

二、填空题

1. 人体有 _____ 、_____ 、_____ 、_____ 、_____ 、_____ 、_____ 和 _____ 九大系统。

2. 按照人体的形态，可分 _____ 、_____ 、_____ 和 _____ 四大部分。

3. 解剖学及组织胚胎学是研究 _____ 的科学。

三、单项选择题

1. 人体形态结构和生理功能的基本单位是（ ）。
   A. 细胞　　　　B. 组织
   C. 器官　　　　D. 系统　　　　E. 蛋白质

2. 将人体纵切为左、右相等两部分的切面是（ ）。
   A. 水平面　　　　B. 冠状面
   C. 矢状面　　　　D. 横切面　　　　E. 正中矢状面

3. 常用来描述某结构与空腔器官位置关系的方位是（　　　）。

   A. 上和下　　　　　B. 前和后

   C. 内和外　　　　　D. 内侧和外侧　　　　E. 深和浅

四、简答题

1. 简述人体的组成。

2. 常用的轴和面有哪些?

参考答案（选择题）

1. A　　2. E　　3. C

（首都铁路卫生学校　曾冰冰）

第一章　细　胞

　　细胞是人体形态结构、生理功能和生长发育的基本单位。人体的代谢过程和生理功能的实现，都是以细胞为基本单位进行的。即使是人体疾病的发生、发展也与细胞的结构和功能密切相关。因此，学习细胞基本的形态结构和生理功能对理解人体的生命活动以及后续课程病理学的学习都具有重要意义。人体细胞大小不一，形态多样，功能各异，但在光学显微镜下的基本结构均可分为细胞膜、细胞质、细胞核三部分。通过本章学习，掌握细胞膜的组成和结构，细胞质中主要细胞器的形态、结构与功能；熟悉染色质和染色体的概念；了解细胞膜的基本功能。

第一节　细胞膜

 核心知识

　　1. 你能说出细胞膜的化学组成吗？

　　2. 想一想，细胞膜有哪些结构特点？

　　细胞膜是指包在细胞质外面的一层薄膜，也称质膜，它把细胞内、外的物质隔开，使其成为一个相对独立的功能单位。

一、细胞膜的结构

（一）细胞膜的形态结构

　　细胞膜在光学显微镜下难以分辨。电子显微镜下观察，可见细胞膜分为颜色较深的内、外两层和颜色较浅的中间层，这三层分别称为单位膜。

　　除细胞膜外，在细胞质中的细胞器和细胞核的表面也包有一层薄膜，通常将细胞外表面的膜称为细胞外膜或细胞质膜，而将细胞内各种膜相结构的膜称为内膜或内膜系统。内膜组成各种细胞器，如线粒体、内质网的膜性部分，使它们与一般胞浆之间既存在某种屏障，也进行着某些物质转运。内膜与细胞膜一样也具有三层结构，只是膜的厚薄和成分不同。整个细胞的膜相结构都是在单位膜的基础上发展起来的，也称生物膜。

（二）细胞膜的分子结构

　　细胞膜主要由脂质、蛋白质和糖类等物质组成，一般是以蛋白质和脂质为主，糖类只占少量。

细胞膜的分子结构，目前被广泛接受的是"液态镶嵌模型"学说，该模型的要点是：膜的分子结构以液态的脂质双分子层为基架，其中镶嵌着具有各种功能的蛋白质（图1-1）。生物膜中的脂质分子以磷脂为主。每一个脂质分子一端为亲水端，均朝向细胞的内、外两面；另一端为疏水端，朝向膜的中央排列成内外两层。膜上的蛋白质分子，大部分镶嵌在脂质双层分子之间，叫"镶嵌蛋白质"，少量附着在脂质双层分子的表面，叫"附着蛋白质"。这些蛋白质分子具有重要的生理功能。糖分子多位于细胞膜的外表面，它们或与蛋白质分子结合成糖蛋白，或与脂质分子结合成糖脂。电镜下观察的单位膜与"液态镶嵌模型"的理论是一致的。

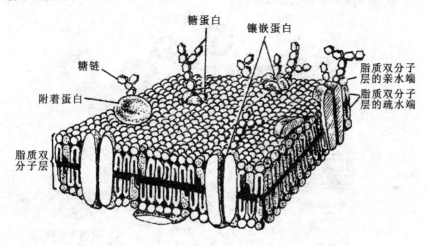

图1-1 细胞膜分子结构图

细胞膜的基本特性是：细胞膜由脂质分子为基本框架组成，这些脂质分子在体温条件下呈现出液态，这是细胞膜具有流动性的前提条件。镶嵌在细胞膜上的蛋白质可产生构型的变化而被激活，从而完成细胞膜的物质转运和受体等功能。

二、细胞膜的基本功能

细胞膜的功能与膜的分子结构密切相关，基本功能有：
（1）维持细胞的完整性，保持一定的细胞形态。
（2）选择性地进行物质交换，维持细胞内环境的相对稳定。
（3）细胞膜的受体功能。
（4）与细胞识别、细胞粘连和细胞运动等有关。

第二节 细胞质

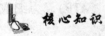核心知识

1. 对照模型，你能说出细胞质中主要细胞器的名称吗？

2. 试一试，你能否描述细胞质中主要细胞器的形态与结构吗？

3. 想一想，各细胞器的主要功能是什么？

细胞质是位于细胞膜和细胞核之间的结构，主要包括细胞器、基质和包含物。

一、细胞器

细胞器是指悬浮于细胞基质内，具有特定的形态结构并执行一定生理功能的微型小体。在光学显微镜下可见的有：线粒体、高尔基复合体、中心体等；在电镜下还可见的有：内质网、核蛋白体、溶酶体、微丝、微管等微细结构（图 1-2）。

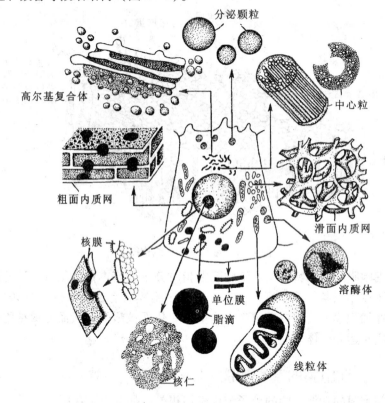

图 1-2　电镜下的细胞结构示意图

（一）线粒体

在光学显微镜下线粒体呈粗线状、杆状或颗粒状结构，在电子显微镜下线粒体是由内、外双层单位膜包围而成的封闭状椭圆形结构。外膜表面光滑，内膜向内部突出并折叠形成许多线粒体嵴，是线粒体的标志性结构。线粒体内有多种酶，能将细胞摄入的蛋白质、脂肪、糖等物质分解、氧化，并产生高能磷酸化合物——三磷酸腺苷（ATP），为细胞活动提供能量，因此线粒体常被称为细胞的"能量工厂"。

（二）核糖体

核糖体又称核蛋白体。它附着在内质网的表面或游离于基质中，是细胞内合成蛋白质的场所。在电镜下是一种近似球形的致密颗粒，主要由 RNA 和蛋白质组成。核糖体以两种形式存在，一种游离于细胞质内，称为游离核糖体，主要合成细胞"内源性"结构蛋白，供细胞自身的代谢、生长和增殖需要；另一种附着于内质网和外膜上，称附着核糖体，主要参与合成向细胞外输出的分泌性蛋白质。

（三）内质网

内质网只能在电镜下才可见到。它是由大小不等的管、囊、泡状互相连接相通的膜相结构。它的膜与细胞膜、核膜相通。内质网根据其表面有无核糖体附着分为两类。

1. 粗面内质网

大多为扁平囊状，由平行排列的扁囊和附着在膜外表面的核糖体构成，其主要功能是合成和分泌蛋白质。

2. 滑面内质网

大多呈分支小管状，由分支小管和小囊构成，膜外表面光滑，无核糖体附着，其功能多样，随所在细胞而异。如在肝细胞中与肝糖原的合成和解毒等有关，在脂肪细胞中与合成脂类有关。总之，滑面内质网是一种多功能的结构。

（四）高尔基复合体

高尔基复合体几乎存在于所有细胞中，为单位膜组成的网状结构，也称内网器。常呈小泡及网状。高尔基复合体位于细胞核的一侧，中心体附近。电镜下可分为三部分，即扁平囊泡、小泡和大泡，故称复合体。它是细胞内的运输和加工系统，对内质网中合成的蛋白质进一步加工、浓缩，形成分泌颗粒。此外，还参与多糖的合成和溶酶体的形成。

（五）溶酶体

溶酶体普遍存在于各种细胞中，白细胞和巨噬细胞含量更多。溶酶体为一层单位膜围成的囊状小体或小泡，内含多种水解酶，能对细胞本身损坏或衰老的细胞器（如破损的线粒体、内质网等）进行消化分解，此作用称自溶作用；能消化分解被细胞吞噬的病原微生物及其细胞碎片，此作用称异溶作用。可见溶酶体是细胞的"消化器官"。

除此之外，细胞质内还有微体，中心粒等细胞器。

各种细胞器的形态结构和功能简表如下（表1-1）。

表 1-1　几种主要细胞器的形态结构和功能

名　称		形　态	结　构	功　能
线粒体		光镜下呈粗线状、颗粒状、杆状；电镜下呈长椭圆形	由内外两层单位膜构成，内膜形成许多线粒体嵴	为细胞活动提供能量
核糖体	游离核糖体	近似球形的致密颗粒状	核糖核酸和蛋白质组成	合成细胞"内源性"结构蛋白
	附着核糖体			参与合成分泌性蛋白质
内质网	粗面内质网	扁平囊状	由扁囊和表面的核糖体构成	合成蛋白质的部位
	滑面内质网	分支小管和小囊	由分支小管及小囊构成	多功能的结构
高尔基复合体		常呈小泡及网状	由扁平囊泡、小泡和大泡构成	与细胞的分泌和溶酶体的形成有关
溶酶体		囊状小体或小泡	由一层单位膜围成	具有极强的消化分解物质的能力

二、基质和包含物

基质在活体细胞中为透明胶状物，其中有许多具有一定形态结构的细胞器。基质成分复杂，包括水、无机盐、多种酶、脂类、糖类，等等。基质是细胞进行多种物质代谢的重要场所。

在基质中还有一些不固定的有形成分，统称为包含物。这些物质有的是细胞的代谢产物，有的则为细胞储存的营养物质。

第三节　细胞核

 核心知识

1. 你能说出细胞核由哪几部分构成吗？
2. 比较染色质和染色体，找出两者的异同点。

细胞核是细胞遗传和代谢活动的控制中心。除成熟的红细胞外，构成人体的细胞都有细胞核，多数细胞为一个细胞核，位于细胞的中央，呈圆形或椭圆形。在电镜下观察，细胞核包括核膜、染色质、核仁与核基质等结构。

一、核膜

核膜是围绕在核表面的界膜，在电镜下观察由两层单位膜构成，分别称为外膜和内膜。两层膜之间有 15～30nm 的腔隙，称为核周隙。外膜表面常附着核糖体，在形态上与粗面内质网相连，核周隙与粗面内质网腔相通。核的内、外膜在某些部位融合形成核孔，这是核与细胞质之间进行大分子物质交换的通道。

核膜的主要作用是将核内容物包围在一定区域，从而起到保护作用，同时也控制细胞核内、外的物质交换。在细胞分裂时，核膜逐渐消失，分裂结束前又重新形成。

二、染色质与染色体

在光镜下见到的核内被碱性染料着色的块状或颗粒状物质，称为染色质。结构较稀疏，染色较淡的部分称常染色质；结构较密集，染色较深的部分称异染色质。细胞进行有丝分裂时，染色质细丝螺旋状盘曲缠绕形成具有特定形态结构的染色体，此时在光镜下清晰可见。分裂结束后，染色体解除螺旋化，分散于核内又重新形成染色质。可见，染色质和染色体是同一物质在细胞不同时期的两种表现形式。

（一）染色体的化学组成

染色体的主要化学成分是脱氧核糖核酸（DNA）和组蛋白，也有少量的核糖核酸（RNA）和其他蛋白质，全部遗传基因均存在于 DNA 分子中。

（二）染色体的数目

染色体的数目是恒定的。人类体细胞有 46 条染色体，两两成对，共 23 对，称双倍体，其中常染色体 22 对，性染色体 1 对。而成熟的生殖细胞只有 23 条染色体，不成对，称单倍体，其中常染色体 22 条，性染色体 1 条。每对常染色体的两条染色单体在结构和功能上完全一致；而性染色体则因性别不同而不同，女性两条均为 X 染色体，男性则一条为 X 染色体，另一条为 Y 染色体，这就是男女性别不同的本质。染色体是遗传物质的载体，如染色体的数目或结构有变异，将导致遗传性疾病。

（三）染色体的形态结构

每条染色体由两条染色单体组成。单体之间借一个狭窄的浅染色部分（称着丝粒）彼此连接。根据着丝粒的位置不同，染色体的两条单体可区分出长臂和短臂。

三、核仁与核基质

在光镜下，核仁一般呈球形，具有较强的折光性，其数量多为一个，大小变化随细胞类型而异。电镜下观察到核仁是一个表面无膜的海绵球状体，其主要化学成分是 RNA、DNA 和蛋白质。在细胞进行有丝分裂时，核仁与核膜一样，先消失再重建。核仁是合成核糖体的场所。

核基质一般认为是核内透明的液态胶状物质，又称核液。主要由水、无机盐及蛋白质等组成。它为核内的代谢活动提供适宜的环境。

细胞的发现

第一个发现细胞的是英国学者胡克（Rorbert Hooke），相隔170多年后，德国植物学家施来登（Mathias Schleiden）和动物学家施旺（Theodor Schwann）创立了细胞学说。细胞学说的建立和发展与显微镜的出现和发展有着密不可分的联系。人类正是借助显微镜才进入到细胞的微观世界并开始逐步揭开细胞世界的神秘面纱。

 小结

细胞是人体的形态结构、生理功能和生长发育的基本单位。细胞的基本结构有细胞膜、细胞质、细胞核。液态镶嵌模型学说指出，细胞膜是可塑的、流动的嵌有蛋白质的类脂双分子层膜性结构。这一结构对于它完成各种生理功能非常重要。细胞质中有许多细胞器：线粒体常被称为细胞的"能量工厂"；核糖体是细胞内合成蛋白质的基地；内质网是胞浆内多功能的膜性小管系统；高尔基复合体是细胞内的运输和加工系统；溶酶体是细胞内的消化器；微体是细胞的防毒小体；微管、微丝、中间丝是细胞内的支架；中心体是细胞分裂的推进器。细胞核由核膜、核仁、染色质和核基质组成。

 练习题

一、名词解释

1. 细胞器

2. 染色质

二、填空

1. 细胞膜的分子结构以液态的_____为基架，其中镶嵌着各种不同生理功能的_____。

2. _____常被称为细胞的"能量工厂"，_____是细胞的"消化器官"。

3. _____是合成蛋白质的场所，_____是遗传物质的载体。

三、单项选择题

1. 与细胞有丝分裂有关的是（　　　）

　　A. 滑面内质网　　　B. 线粒体

　　C. 中心粒　　　　　D. 溶酶体　　　　　E. 核糖体

2. 人体细胞染色体的数目共有（　　　）

　　A. 48个　　　　　　B. 44个

C. 23 个   D. 46 个   E. 49 个

3. 细胞膜脂质是（ ）

　A. 胆固醇　　　　　B. 主要是磷脂和胆固醇

　C. 磷脂　　　　　　D. 体温下呈固态

　E. 体温下呈气态

四、简答题

1. 简述细胞质中主要细胞器的功能。

2. 简述染色体的性别差异。

参考答案（选择题）

1. C　　2. D　　3. C

（吉林卫生学校　宋效丹　于纪）

第二章 基本组织

记得在绪论学过的"组织"概念吗？它是这样描述的：许多形态相似和功能相近的细胞借细胞间质有机地结合在一起构成组织。由于细胞种类和功能的不同，组织也相应的分为上皮组织、结缔组织、肌组织和神经组织四种。本章将对四种基本组织展开深入讨论。通过学习，掌握被覆上皮的结构特点和分类，疏松结缔组织细胞、纤维的结构特点和功能，各种血细胞的正常值及功能，三种肌组织的一般结构，神经元的形态结构和分类，内皮、腺上皮、肌节、闰盘、突触、神经纤维、神经末梢的概念；熟悉腺体的分类，化学突触的结构，神经纤维和神经末梢的分类；了解致密结缔组织、脂肪组织、网状组织和软骨的一般结构和分类。

第一节 上皮组织

 核心知识

1. 你能说出上皮组织的结构特点及其分类吗？
2. 你知道被覆上皮的分类依据及各类上皮的主要分布吗？

上皮组织简称上皮，是由许多紧密而又规则排列的上皮细胞和少量的细胞间质构成的。根据其形态、功能和分布的不同，可分为被覆上皮、腺上皮和感觉上皮等。一般所称的上皮组织是指被覆上皮。

上皮组织具有保护、吸收、分泌、排泄和感觉等功能。

一、被覆上皮

（一）被覆上皮的结构和分类

被覆上皮覆盖于人体的外表面和衬于体内各管、腔、囊的内表面，其共同特点是：①细胞多，细胞间质少，细胞排列紧密呈层或膜状；②上皮细胞有极性，一极朝向体表或管、腔、囊的内表面，称游离面，另一极借一层很薄的基膜与深层的结缔组织相连，称基底面；③上皮组织无血管，其营养物质由深层结缔组织内的毛细血管透过基膜供给。

被覆上皮根据上皮细胞的层次，分为单层上皮和复层上皮两种。其分类、分布和功能如下（表2-1）。

表2-1　被覆上皮的分类、分布和功能

名　称	分　布	功　能
单层扁平上皮	心、血管和淋巴管内表面（内皮），体腔浆膜表面（间皮）等处	滑润等
单层立方上皮	肾小管、小叶间胆管等处	分泌、吸收
单层柱状上皮	胃、肠、胆囊、输卵管黏膜和子宫内膜等处	保护、吸收、分泌
假复层纤毛柱状上皮	呼吸道黏膜	保护、分泌等
复层扁平上皮	口腔、食管和阴道黏膜及皮肤表皮等处	保护
变移上皮	肾盂、输尿管和膀胱黏膜等处	保护

1. 单层扁平上皮

单层扁平（鳞状）上皮很薄，由一层扁平细胞构成。从游离面看，细胞呈不规则形或多边形，细胞边缘呈锯齿状，互相嵌合。细胞核椭圆，位于细胞中央；从侧面看，上皮细胞呈梭形连续呈线状，细胞核处稍厚（图2-1）。

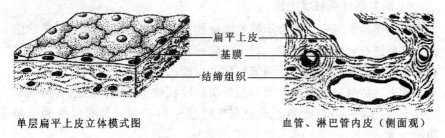

单层扁平上皮立体模式图　　　　　血管、淋巴管内皮（侧面观）

图2-1　单层扁平上皮模式图

单层扁平上皮依据其发生来源和分布部位的不同而有不同的名称。分布心脏、血管和淋巴管内表面的单层扁平上皮称内皮。内皮薄、游离面光滑，可减少血液或淋巴液流动时的阻力，有利于内皮细胞内、外的物质交换。分布于胸膜、腹膜和心包等处的单层扁平上皮称间皮。间皮也很薄，表面湿润光滑，有利于内脏器官的活动。

2. 单层立方上皮

由一层立方形细胞构成。细胞核呈圆形，位于细胞中央（图2-2）。主要分布于肾小管和肝脏的小叶间胆管等处，具有分泌和吸收功能。

3. 单层柱状上皮

由一层棱柱状细胞构成。细胞核呈椭圆形，多位于细胞的基底部（图2-3）。主要分布于胃、肠、子宫等处的内表面，具有保护、吸收和分泌等功能。

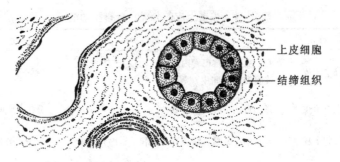

图 2-2 单层立方上皮

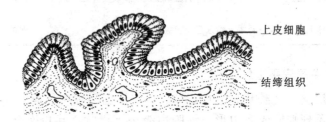

图 2-3 单层柱状上皮

4. 假复层纤毛柱状上皮

由一层形态不一、高矮不等的细胞构成，主要为柱状细胞、杯状细胞、锥形细胞和梭形细胞等。每个细胞的基底面均附着于基膜上，但只有柱状细胞和杯状细胞的顶端能达到上皮游离面。由于细胞核不在同一水平面上，故从垂直切面上看形似复层。柱状细胞的游离面上有可摆动的纤毛（图 2-4）。此类上皮分布于呼吸道内表面，具有保护和分泌功能。

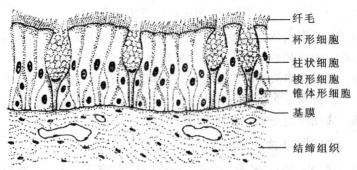

图 2-4 假复层纤毛柱状上皮

5. 复层扁平上皮

又称复层鳞状上皮，由多层细胞构成。从垂直切面看，大致可分为三层：浅层为数层扁平细胞，中层为数层多边形细胞，基底层为一层立方形或矮柱状细胞（图 2-5）。基底层细胞具有分裂增殖能力，能不断移向中层、表层，以补充表层脱落的细胞。此类上皮分布于表皮及口腔、咽、食管、肛管和阴道等处的内表面，能耐摩擦，具有很强的保护作用。

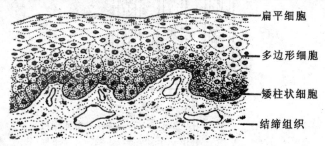

图2-5 复层扁平上皮

6. 变移上皮

又称移行上皮，衬于肾盂、输尿管和膀胱等器官的内表面。因随器官的充盈程度不同，细胞的层数和形态可随之发生变化，如膀胱空虚时，上皮变厚，表层细胞较大（图2-6）；当膀胱充盈时，上皮变薄，表层细胞呈扁平状（图2-7），故称此类上皮为变移上皮，具有保护功能。

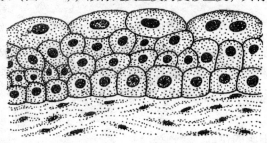

图2-6 变移上皮（膀胱空虚时）

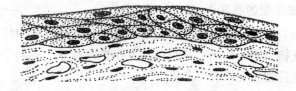

图2-7 变移上皮（膀胱充盈时）

（二）上皮细胞的特殊结构

上皮细胞为适应器官功能的需要，常分化出各种特殊的结构，如游离面有纤毛和微绒毛，基底面有基膜，侧面有多种形式的连接等。

1. 上皮细胞的游离面

（1）微绒毛 在电镜下才可辨认，是由上皮细胞的细胞膜和细胞质共同形成的细小指状突起（图2-8）。微绒毛扩大了细胞的表面积，有利于细胞对物质的吸收。主要分布于消化道的内表面。

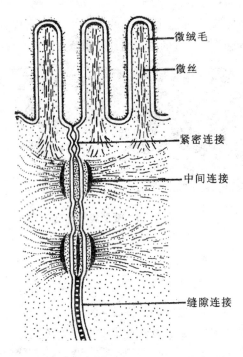

图2-8 上皮细胞游离面及侧面连接

（2）纤毛 也是由上皮细胞的细胞膜和细胞质共同构成的指状突起。但比微绒毛粗长，纤毛能有节律地朝向一个方向摆动，可将一些分泌物或附着在表面的灰尘颗粒、异物和细菌等加以清除。主要分布于呼吸道的腔面。

2. 上皮细胞的侧面

在电镜下可看到多种形式的连接，其中主要有紧密连接、中间连接，缝隙连接。

3. 上皮细胞的基底面

基底面有基膜，基膜是介于上皮细胞基底面和结缔组织之间的一层薄膜，起支持和连接作用。基膜还具有半透膜性质，有利于血液和上皮细胞之间进行物质交换。

二、腺上皮和腺

以分泌功能为主的上皮称腺上皮，以腺上皮为主要成分构成的器官，称为腺或腺体。

腺是在胚胎时期，由上皮细胞下陷到深面的结缔组织内生长、分化而成。在形成过程中，如果腺有导管与表面的上皮相连，其分泌物通过导管排到身体表面或器官的管腔内，这种腺称外分泌腺或有管腺（图2-9），如汗腺、唾液腺和胃腺等；在形成过程中，如果腺与表面的上皮脱离，无导管相连，其分泌物进入周围的毛细血管，通过血液运送到身体其他部位，这种腺称内分泌腺或无管腺，如甲状腺、肾上腺和脑垂体等。

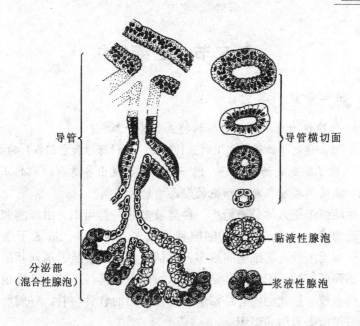

导管

导管横切面

分泌部
（混合性腺泡）

黏液性腺泡

浆液性腺泡

图2－9　外分泌腺的形态分类

外分泌腺分为单细胞腺和多细胞腺。人体唯一的单细胞腺就是分泌黏液的杯状细胞。多细胞腺一般由分泌部（腺泡）和导管两部分组成。分泌部产生分泌物，导管输送分泌物。外分泌腺的一般结构和分类简表如下（表2－2）。

表2－2　外分泌腺的结构和分类

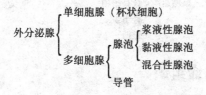

上皮组织的再生

上皮组织具有较强的再生能力。在生理状态下，上皮组织表面细胞不断死亡脱落，随即由上皮内分化程度较低的细胞通过有丝分裂的方式递补，以保持上皮细胞数量的恒定和上皮的完整。各器官上皮的更新（再生）速度不等，如小肠绒毛上皮全部更新一次只需2～5天；而胰腺上皮则需50天左右。

第二节 结缔组织

 核心知识

1. 你能说出结缔组织的结构特点及其分类吗？

2. 你知道疏松结缔组织中的五种细胞、三种纤维和它们各自的功能吗？

3. 你了解血液的组成吗？想一想，能否说出各类血细胞的正常值及功能？能简单描绘各种血细胞的形态结构特点吗？

结缔组织是人体分布最广、种类最多的一类组织。由细胞和大量细胞间质构成。其特点是：①细胞种类较多，数量少，散居于细胞间质内，分布无极性。②细胞间质多，包括无定形的基质、细丝状的纤维和不断循环更新的组织液。③结缔组织的形态多样，广义的结缔组织包括液状的血液、松软的固有结缔组织和较坚固的软骨与骨。一般所说的结缔组织仅指固有结缔组织。

结缔组织主要有支持、连接、营养、保护和修复等功能。

结缔组织按结构和功能分类如下（表2－3）。

表2－3 结缔组织分类

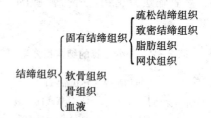

一、固有结缔组织

（一）疏松结缔组织

疏松结缔组织又称蜂窝组织（图2－10），广泛存在于器官之间、组织之间和细胞之间。由细胞和细胞间质构成。

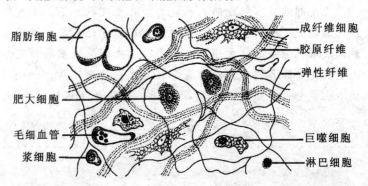

图2－10 疏松结缔组织

1. 细胞间质

有基质和纤维两种成分。

（1）基质　是一种黏稠的物质，它的主要化学成分是蛋白多糖和水等。

组织液：基质中含有的从毛细血管渗出的液体，称组织液。组织液是细胞与血液之间进行物质交换的媒介。

（2）纤维　分为三种。

1）胶原纤维　是结缔组织中的主要纤维。胶原纤维由很细的胶原原纤维构成，新鲜时略呈白色，故也称白纤维。胶原纤维成束排列成波纹状。胶原纤维的韧性大，抗拉力强。

2）弹性纤维　新鲜时略呈黄色，故也称黄纤维。弹性纤维比胶原纤维细，排列散乱，有较强的折光性。弹性纤维具有弹性。

3）网状纤维　很细，分支多，并互相交织成网。网状纤维在疏松结缔组织中的含量很少，它主要分布于不同组织的交界处。在造血器官和内分泌腺中，网状纤维构成它们的微细支架。

2. 细胞

（1）成纤维细胞　是疏松结缔组织中的主要细胞成分，细胞呈扁平星形或梭形，细胞核为椭圆形，染色淡。成纤维细胞能合成基质和纤维，与创伤的愈合有密切关系。

（2）脂肪细胞　细胞较大，呈圆形或卵圆形，细胞质内含有脂肪滴。当脂肪滴聚集增多时，细胞质的其余成分和细胞核即被脂肪滴挤到细胞的周缘部。脂肪细胞有贮存脂肪的功能。

（3）巨噬细胞　细胞呈圆形、椭圆形或有突起的不规则形。细胞核较小，呈圆形，染色较深。细胞质内含有很多的溶酶体、吞饮小泡和吞噬体等。巨噬细胞能吞噬进入结缔组织内的异物和细菌、逸出血管的红细胞以及组织内衰老死亡的细胞，并参与免疫反应。

（4）浆细胞　细胞呈圆形或卵圆形。细胞核呈圆形，偏居细胞的一侧，染色质粗大，呈辐射状排列于核的周边部，故核形似车轮状。细胞质嗜碱性。浆细胞能合成免疫球蛋白（抗体）。

（5）肥大细胞　细胞多呈圆形。细胞核较小，位于细胞的中央。细胞质内含有大量的粗大颗粒，颗粒中含有肝素、组胺及慢反应物质等。肝素有抗凝血作用，组胺和慢反应物质与过敏反应有关。

五种细胞的结构、功能特点比较如下（表2-4）。

表2-4 五种细胞的特点比较

名 称	结构特点	功能特点
成纤维细胞	呈扁平星形或梭形，细胞核为椭圆形，有突起	能合成基质和纤维
脂肪细胞	细胞较大，呈圆形或卵圆形，核在周缘	贮存脂肪
巨噬细胞	呈圆形或椭圆形，核较小，胞质内有溶酶体、吞噬体等	有强大的吞噬能力和免疫作用
浆细胞	呈圆形或卵圆形，核呈圆形似车轮，偏居细胞的一侧	能合成抗体
肥大细胞	呈圆形，核小，胞质含大量粗大颗粒	能合成肝素、组胺、慢反应物质

（二）致密结缔组织

致密结缔组织的组成成分与疏松结缔组织基本相同，分布于真皮和肌腱等处；具有强大的支持、连接和保护作用（图2-11）。

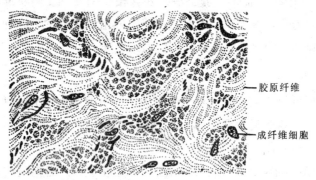

图2-11 致密结缔组织

（三）脂肪组织

脂肪组织由大量的脂肪细胞聚集而成，并被少量的疏松结缔组织分隔成若干脂肪小叶。主要分布于浅筋膜、网膜和肠系膜等处。具有贮存脂肪、支持保护、参与能量代谢和维持体温等作用（图2-12）。

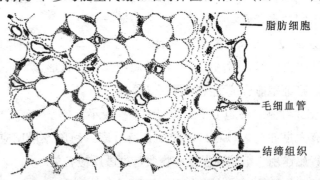

图2-12 脂肪组织

（四）网状组织

网状组织主要由网状细胞、网状纤维和基质构成。主要分布于骨髓、淋巴结、脾和淋巴组织等处，参与构成这些器官的支架。网状组织为血细胞发生和淋巴细胞发育提供适宜的微环境（图2－13）。

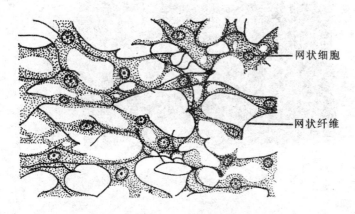

图2－13 网状组织

二、软骨组织和软骨

（一）软骨组织的一般结构

软骨组织由软骨细胞和细胞间质构成。

细胞间质 包括基质和纤维。基质呈凝胶状，主要由水和软骨黏蛋白构成。包埋在基质中的纤维主要为胶原纤维和弹性纤维。

软骨细胞 软骨细胞的形态与其发育的程度有关。位于软骨周围部的软骨细胞比较幼稚，细胞扁而小；靠近软骨中央部的软骨细胞圆而大，成群分布，称同源细胞群（图2－14）。

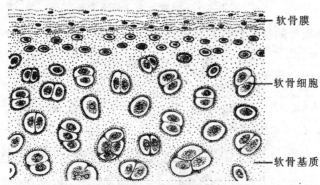

图2－14 软骨组织（透明软骨）

软骨膜 由致密结缔组织构成，被覆在软骨的表面。它除了对软骨有保护、营养作用外，在软骨的生长和修复过程中也具有十分重要的意义。

（二）软骨的分类及特点

软骨由软骨膜和软骨组织共同构成。可分为透明软骨、弹性软骨及纤维软骨三类（图2-15，图2-16）。

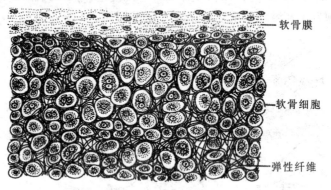

图2-15　软骨组织（弹性软骨）

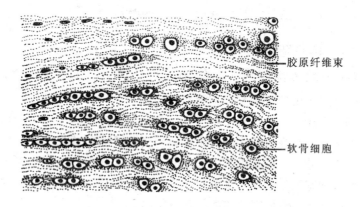

图2-16　软骨组织（纤维软骨）

三种软骨的结构特点和分布比较如下（表2-5）。

表2-5　三种软骨的比较

分　类	结构特点	分　布
透明软骨	基质中有大量胶原原纤维	鼻、咽、喉、肋软骨、关节软骨等
弹性软骨	基质中大量弹性纤维交织成网	耳廓、会厌等
纤维软骨	基质中有大量胶原纤维束平行或交叉排列	椎间盘、耻骨联合、关节盘等

三、骨组织

见运动系统。

四、血液

血液由血细胞和血浆构成。成人的血液总量占体重的7%～8%。体重60kg的人，其血液量为4.2～4.8L（4200～4800mL）。

（一）血浆

血浆为淡黄色的液体，相当于细胞间质。血浆中约90%～92%是水，其余是白蛋白、球蛋白、纤维蛋白原、酶、激素、糖、脂类、维生素、无机盐及代谢产物等。从血浆中移除纤维蛋白原后，所形成的淡黄色透明液体称为血清。

（二）血细胞

在循环血液中，血细胞的种类及正常值如下（表2－6）。

表2－6 血细胞的种类及正常值

血细胞
- 红细胞
  - 男性 $4.5 \times 10^{12}/L \sim 5.5 \times 10^{12}/L$（400万～550万/$mm^3$）
  - 女性 $3.5 \times 10^{12}/L \sim 5.0 \times 10^{12}/L$（350万～500万/$mm^3$）
- 白细胞 $4 \times 10^9/L \sim 10 \times 10^9/L$ 4000/mm^3～1万/mm^3
  - 有粒白细胞
    - 中性粒细胞 0.50～0.70（50%～70%）
    - 嗜酸性粒细胞 0.005～0.05（0.5%～5%）
    - 嗜碱性粒细胞 0.0～0.075（0～0.75%）
  - 无粒白细胞
    - 淋巴细胞 0.20～0.40（20%～40%）
    - 单核细胞 0.01～0.08（1%～8%）
- 血小板 $100 \times 10^9/L \sim 300 \times 10^9/L$（10万～30万/$mm^3$）

在光镜下观察血细胞，一般多采用瑞氏染色的血液涂片标本（图2－17）。

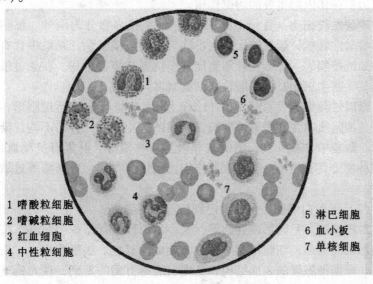

1 嗜酸粒细胞
2 嗜碱粒细胞
3 红血细胞
4 中性粒细胞
5 淋巴细胞
6 血小板
7 单核细胞

图2－17 血液涂片

1. 红细胞

成熟的红细胞呈双面微凹的圆盘状，直径约7.5μm，无细胞核及细胞器。细胞质内含有大量淡红色的血红蛋白，具有运输 O_2 及 CO_2 的功能。血红蛋白的正常含量：男性为120～160g/L（12～16g/100mL），女性为110～150g/L（11～15g/100mL）。红细胞的数量及血红蛋白的含量，可随生理及病理因素而改变，一般认为红细胞少于 $3.0 \times 10^{12}/L$（300万/mm³），血红蛋白浓度低于100g/L（10g/100mL），为贫血。

在正常人的血液中，存在着刚从骨髓进入血流尚未完全成熟的网织红细胞。网织红细胞占红细胞总数的 $0.005 \sim 0.015$（0.5% ~ 1.5%），新生儿可达 $0.03 \sim 0.06$（3% ~ 6%），反映了血液中衰老红细胞被新生红细胞代替的比率，也是骨髓生成红细胞能力的一种指标。网织红细胞离开骨髓后24小时，即完全成熟。

2. 白细胞

在血液中呈球形。它能以变形运动穿过毛细血管壁，进入结缔组织。白细胞分为两类：细胞质内有特殊颗粒的，称有粒白细胞；无特殊颗粒的，称无粒白细胞。

（1）有粒白细胞　根据其所含特殊颗粒的嗜色性，又可分为中性粒细胞、嗜酸性粒细胞和嗜碱性粒细胞。

中性粒细胞　直径 $10 \sim 12\mu m$，细胞核多数分为 $2 \sim 5$ 叶，核叶之间有细丝相连；也有少数细胞核呈腊肠形，称为杆状核。细胞核分叶少或不分叶的是比较幼稚的细胞；分叶多的是比较衰老的细胞。细胞质内有染成淡紫红色的颗粒，颗粒较小，分布均匀。颗粒至少可分为两类：一类是特殊颗粒，数量较多，有杀菌的作用；另一类是嗜天青颗粒，数量较少，能消化细胞所吞噬的异物。中性粒细胞具有变形运动和吞噬异物的能力，在体内起重要的防御作用。

嗜酸性粒细胞　直径 $10 \sim 15\mu m$，细胞核多数分为两叶。细胞质内含有嗜酸性颗粒，颗粒较大，大小均匀，染成橘红色。颗粒中含有多种酶，如组胺酶等。嗜酸性粒细胞能吞噬抗原抗体复合物。在患过敏性疾病或某些寄生虫病时，嗜酸性粒细胞增多。

嗜碱性粒细胞　直径 $10 \sim 11\mu m$，细胞核呈S形或不规则形，染色较淡。细胞质内含有嗜碱性颗粒，颗粒的大小不一，分布不均，染成紫蓝色。颗粒中含有肝素、组织胺和慢反应物质等。肝素有抗凝血作用；后两种物质具有使小血管扩张等作用，而引起哮喘、荨麻疹等过敏反应症状。

（2）无粒白细胞　包括淋巴细胞与单核细胞。

淋巴细胞　呈圆形或椭圆形，大小不一致，直径 $6 \sim 16\mu m$。细胞核呈圆形或椭圆形。细胞核相对较大，染成深蓝色。细胞质很少，染成天蓝色。根据细胞膜的表面结构和免疫功能等方面的差别，在光镜下形态基本一致的淋巴细胞，还可分为T淋巴细胞和B淋巴细胞等数种。T淋巴细胞能识别、攻击和杀灭异体细胞、肿瘤细胞、感染病毒的细胞等；B淋巴细胞能转化为浆细胞，产生抗体。

单核细胞　是血液中最大的细胞，直径 $14 \sim 20\mu m$。单核细胞呈圆形或椭圆形。细胞核呈肾形、蹄铁形或不规则形，染色浅淡。细胞质较多，染成淡灰蓝色。单核细胞具有活跃的变形运动和一定的吞噬能力。单核细胞在血液中存在的时间较短，即进入结缔组织，转化成巨噬细胞。

3. 血小板

呈双面微凸的圆盘状，直径 2～4μm。在血液涂片标本中，血小板多成群分布在血细胞之间，其外形不规则，中央部染成紫红色，周围部染成浅蓝色。血小板在凝血过程中有重要作用。

贫　血

贫血是指外周血中单位容积内红细胞数量、血红蛋白浓度等低于正常标准者的称为贫血。其中以血红蛋白浓度最为重要，成年男性低于 120g/L，成年女性低于 110g/L，一般可认为是贫血。贫血是临床最常见的表现之一，然而它不是一种独立的疾病，因此，一旦发现贫血，必须及时查明其发生原因。

第三节　肌组织

 核心知识

1. 你能说出平滑肌的一般结构特点及功能吗？

2. 想一想，骨骼肌和心肌的形态结构与功能有什么不同？

3. 比较平滑肌与骨骼肌，能否找出它们在结构与功能上的区别？

肌组织主要由肌细胞构成，肌细胞之间有少量结缔组织、血管、淋巴管及神经等。肌细胞呈细长的纤维状，又称肌纤维。肌细胞膜称肌膜，细胞质称肌浆。肌浆内有许多纤细的丝状结构，称肌原纤维。根据肌纤维的结构特点和功能，将肌组织分为平滑肌、骨骼肌和心肌。

一、平滑肌

平滑肌主要由平滑肌纤维构成。肌纤维呈长梭形，有一个椭圆形的细胞核，位于细胞中央（图 2 – 18）。肌层之间和肌纤维之间有结缔组织。平滑肌具有缓慢而不规则的自律性活动，属不随意肌，分布于血管和内脏器官等处。

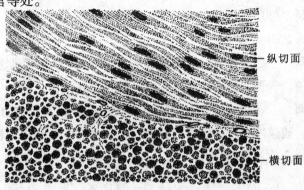

纵切面

横切面

图 2 – 18　平滑肌

二、骨骼肌

骨骼肌由平行排列的骨骼肌纤维组成，分布于躯干、头部和四肢。它收缩迅速而有力，一般受意识支配，属随意肌。

（一）骨骼肌的一般结构特点

骨骼肌主要由骨骼肌纤维构成。肌纤维呈长柱状，细胞核呈扁椭圆形，每条肌纤维内有多个细胞核，贴于肌膜的内表面。肌浆中有大量平行排列的肌原纤维，每一肌原纤维有许多明暗相间的带。由于所有肌原纤维的明、暗带对位整齐，故整条肌纤维亦呈现明暗相间的横纹。因此，骨骼肌也称为横纹肌（图 2－19）。

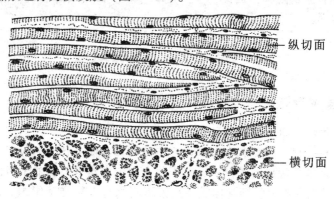

——纵切面

——横切面

图 2－19　骨骼肌

在暗带中部有一窄而明亮的 H 带，在 H 带中央有一色深的薄膜称 M 线。在明带中央也有一色深的薄膜称 Z 线。两条 Z 线之间的一段肌原纤维称肌节（图 2－20），它是骨骼肌收缩的基本结构单位。

（二）骨骼肌纤维的超微结构

肌原纤维　每条肌原纤维由许多粗肌丝和细肌丝构成。粗肌丝位于肌节的暗带中央，借 M 线固定，两端游离，两端向周围伸出许多小突起，称横桥。细肌丝位于 Z 膜两侧，一端固定于 Z 线上，另一端伸入粗肌丝之间，达 H 带边缘。

横小管　肌膜陷入肌纤维内形成横小管，是兴奋从肌膜传入肌纤维内的通道。骨骼肌的横小管在明、暗带相交处（图 2－21）。

肌浆网　在相邻横小管之间有许多纵行排列互相吻合的纵小管，即肌浆网。肌浆网在横小管附近扩大并互相吻合形成终池。横小管及其两侧的终池合称三联体。

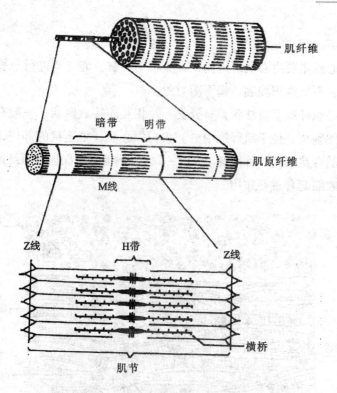

图2-20 骨骼肌纤维逐级放大模式图

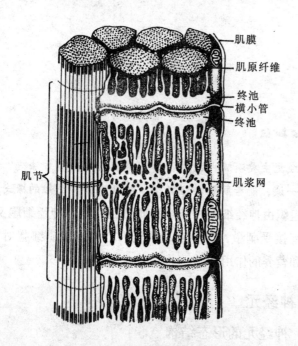

图2-21 骨骼肌纤维超微结构模式图

三、心肌

心肌主要由心肌纤维构成，分布于心脏，能自动进行节律性收缩和舒张，不受意识控制，属不随意肌。

心肌纤维呈短柱状，有分支，并相互连接成网状，一般有一个椭圆形的细胞核，位于肌纤维中央。在相邻心肌纤维连接的部位，有一染色较深的带状结构，称闰盘（图2-22）。闰盘对于保证心肌纤维的同步节律性收缩起着重要作用。

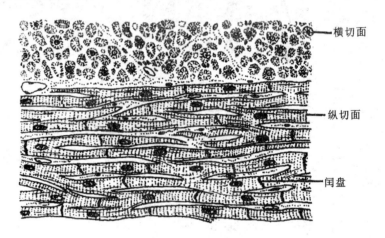

横切面

纵切面

闰盘

图2-22 心肌

第四节 神经组织

 核心知识

1. 神经元主要有哪些结构？你能说出它的分类方法吗？

2. 试一试，能否解释神经纤维、神经末梢和突触的概念？

神经组织由神经细胞和神经胶质细胞构成。神经细胞又称神经元。神经元具有接受刺激，传导冲动的能力；神经胶质细胞对神经元有支持、保护和营养的作用。

一、神经元

（一）神经元的形态结构

神经元的形态各异，每个神经元都可分为胞体和突起两部分（图2-23）。

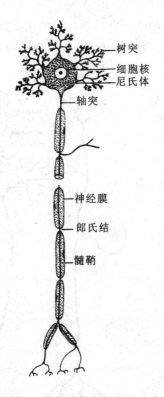

图 2-23 神经元模式图

树突
细胞核
尼氏体
轴突
神经膜
郎氏结
髓鞘

1. 胞体

胞体大小不一，形态多样，有圆形、梭形、星形和锥体形等。细胞核大而圆，位于细胞体中央，核异染色体少，着色浅，核仁大而明显。细胞质内含有多种细胞器，其中特殊的有嗜染质和神经原纤维。

（1）嗜染质　又称尼氏体，呈颗粒状或小块状，由粗面内质网和游离的核糖体构成，具有合成蛋白质和神经递质的功能。

（2）神经原纤维　呈细丝状，在胞体内交织成网并伸入突起内。神经原纤维对神经元起支持作用。

2. 突起

按其形态和功能，可分为树突和轴突。

（1）树突　每个神经元有一至多个树突，分支较短呈树枝状，表面有小棘，其内部结构与细胞体相似。树突的主要功能是接受刺激并传向细胞体。

（2）轴突　每个神经元只有一个轴突，其长短因神经元种类不同而有差异。轴突表面光滑，可有少数侧支及终末分支，内部无尼氏体。轴突能传导冲动。

（二）神经元的分类

1. 根据突起的多少分类（图 2-24）

（1）假单极神经元　自细胞体发出一个突起，随后分为两支，一支进入脑和脊髓，称中枢突；另一支分布于其他器官或组织，称周围突。

（2）双极神经元　有一个树突，一个轴突。

（3）多极神经元　有多个树突，一个轴突。

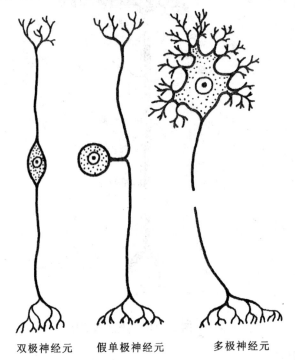

双极神经元　　假单极神经元　　　多极神经元

图 2 - 24　几种不同形态的神经元

2. 根据功能分类（图 2 - 25）

（1）感觉神经元（传入神经元）　能将内、外界环境刺激转化为神经冲动，并传至脊髓和脑。

（2）运动神经元（传出神经元）　能将脑和脊髓发出的神经冲动传至肌或腺，引起肌收缩或腺分泌。

（3）联络神经元（中间神经元）　介于感觉神经元和运动神经元之间，起联络作用。

（三）突触

神经元之间或神经元与效应细胞之间的接触点称突触。

1. 突触的分类

突触的种类很多，①根据神经元之间接触的部位不同，分为轴 - 体突触、轴 - 树突触、轴 - 轴突触；②按功能不同可分为兴奋性突触和抑制性突触；③按神经元之间传递的物质不同，又分为化学性突触和电突触。

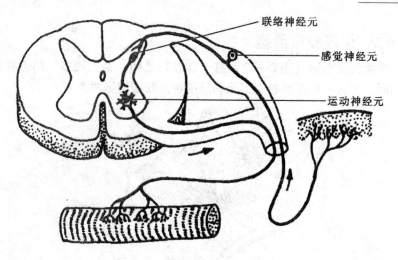

图 2 - 25　几种不同功能的神经元

2. 突触的结构（化学性突触）

电镜下观察，突触的结构分突触前膜、突触间隙和突触后膜三部分（图 2 - 26）。突触前膜的细胞质内含有大量的突触囊泡和线粒体。突触囊泡中含有多种神经递质。突触后膜的表面有多种受体，一种受体只能接受一种神经递质。

当神经冲动传导到突触前膜时，突触囊泡紧贴前膜，以出胞的方式释放神经递质到突触间隙内，神经递质与突触后膜特异性受体结合，将信息传递给后一个神经元，只能进行单向传递。

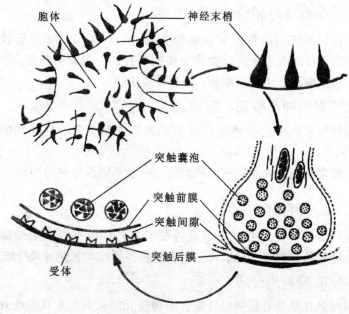

图 2 - 26　突触的超微结构示意图

二、神经胶质细胞

神经胶质细胞（图2－27）散于神经元之间，种类较多，形态功能不相同。分为中枢神经胶质细胞和周围神经胶质细胞两类。

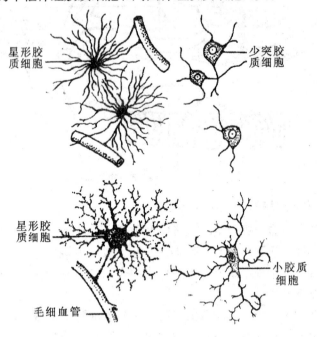

图2－27　神经胶质细胞

（一）中枢神经胶质细胞

中枢神经系统内的神经胶质细胞主要有三种类型，即星形胶质细胞，为神经元与血液之间进行物质交换的媒介；少突胶质细胞，参与形成神经纤维的髓鞘；小胶质细胞，具有吞噬功能。

（二）周围神经胶质细胞

周围神经系统中的神经胶质细胞称施万细胞，它沿神经元的突起分布。

神经胶质细胞的突起无树突和轴突之分，不能传导神经冲动。

三、神经纤维

神经纤维由神经元的长突起及包被于其外面的神经胶质细胞所构成，其功能是传导神经冲动。可分为有髓神经纤维和无髓神经纤维。

（一）有髓神经纤维

周围神经系统的有髓神经纤维，由神经元的长突起及其包在外面的髓鞘和神经膜构成（图2－28）。髓鞘和神经膜都呈节段性，相邻两节连接处缩窄，称神经纤维节（郎飞结），相邻两个神经纤维节之间的一段神经纤维则称为节间体。

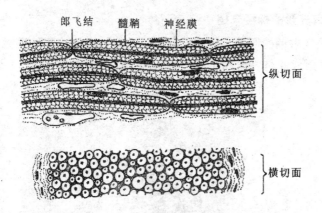

图2-28　有髓神经纤维

（二）无髓神经纤维

由神经元的突起和包在其外面的一层神经膜构成。其特点是直径较细，传导速度较慢。

四、神经末梢

周围神经纤维的终末部分终止于其他组织或器官内所形成的特殊结构，称为神经末梢。按功能可分为两类：感觉神经末梢和运动神经末梢。

（一）感觉神经末梢

感觉神经末梢是感觉神经纤维终末部分形成的具有接受刺激，并将其转化为神经冲动的结构，又称感受器。根据其结构和功能可分为两种。

1. 游离神经末梢

呈树枝状，分布于上皮组织和结缔组织中，能感受痛觉和冷、热觉的刺激(图2-29)。

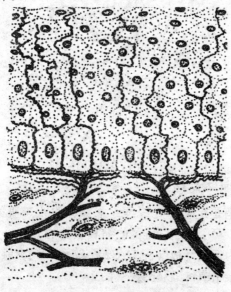

图2-29　游离神经末梢

2. 有被囊的神经末梢

在神经末梢的周围，包有结缔组织被囊，有如下几种类型。

（1）触觉小体　分布于真皮乳头层，能感受触觉（图2－30）。

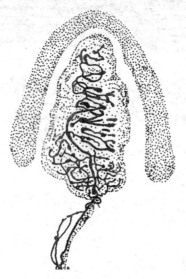

图2－30　触觉小体

（2）环层小体　分布于真皮深层等处，能感受压觉和振动觉（图2－31）。

（3）肌梭　分布于骨骼肌内，能感受肌的张力变化和运动的刺激。

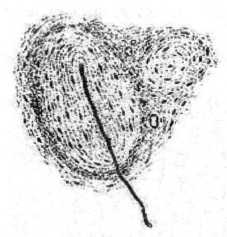

图2－31　环层小体

（二）运动神经末梢

运动神经末梢是运动神经纤维终末部分终止于肌或腺所形成的结构，又称效应器。可引起肌纤维的收缩和腺体的分泌。分布于骨骼肌的运动神经末梢称为运动终板（图2－32），其结构与突触相同，所以运动终板又称神经肌接头或神经肌突触（图2－33）。

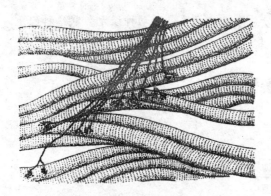

图 2 - 32　运动终板

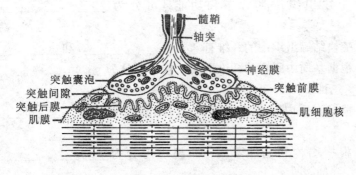

图 2 - 33　神经肌接头

神经递质

在神经系统突触传递过程中，起信息传递信使作用的特定的化学物质称为神经递质。神经递质的种类主要有氨基酸类的谷氨酸；胆碱类的乙酰胆碱；单胺类的去甲肾上腺素等。神经系统的信息传递可通过不同的方式进行。在突触部位，神经末梢通过释放神经递质而将信息专一地传给突触后膜细胞，这种突触传递的速度快，作用强。

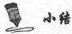 小结

人体的基本组织包括上皮组织、结缔组织、肌组织、神经组织。上皮组织包括被覆上皮、腺上皮，被覆上皮又分为单层和复层两类。疏松结缔组织中有成纤维细胞、脂肪细胞、巨噬细胞、浆细胞、肥大细胞，其纤维有胶原纤维、弹性纤维、网状纤维。血液由血浆和血细胞组成，血细胞分为红细胞、白细胞、血小板三类。肌组织分为平滑肌、骨骼肌、心肌三类。神经元按形态分为假单极神经元、双极神经元、多极神

经元，按功能分为感觉神经元、运动神经元、联络神经元。

练习题

一、名词解释

1. 内皮
2. 肌节
3. 闰盘
4. 突触

二、填空题

1. 构成人体的四大基本组织是 _____、_____、_____ 和_____。

2. 上皮组织按其分布和功能，可分为 _____、_____ 和 _____ 三大类。

3. 疏松结缔组织中的纤维有 _____、_____ 和_____。

4. 根据基质中所含的纤维不同，软骨可分为_____、_____ 和_____ 三种。

5. 根据胞质内有无特殊颗粒，白细胞可分为_____ 和 _____ 两类。

6. 根据结构和功能不同，肌组织可分为 _____、_____ 和 _____ 三种。

7. 神经组织主要由_____ 和_____ 组成。

8. 神经元的突起分_____ 和_____ 两种。

9. 神经元根据突起的多少，可分为_____、_____ 和 _____ 三类。

10. 神经纤维可分为_____ 和 _____ 两大类。

11. 根据结构感觉神经末梢可分为_____ 和 _____ 两类。

12. 化学突触的结构由_____、_____、_____ 三部分构成。

三、选择题

1. 下列哪项不是上皮组织的特点（　　　）。

    A. 细胞多　　　　　　　　B. 细胞排列紧密

    C. 分游离面和基底面　　　D. 细胞间质少

    E. 有毛细血管

2. 不属于单层上皮的是（　　　）。

    A. 内皮　　　　　　　　　B. 假复层纤毛柱状上皮

    C. 变移上皮　　　　　　　D. 单层柱状上皮

    E. 单层立方

3. 分布于胃肠道腔面的上皮是（　　　）。

    A. 假复层纤毛柱状上皮　　B. 单层柱状上皮

    C. 单层立方上皮　　　　　D. 复层扁平上皮

E. 单层扁平上皮

4. 分布于呼吸道内的上皮是（　　　）。

  A. 单层扁平上皮　　　　　　B. 单层立方上皮

  C. 假复层纤毛柱状上皮　　　D. 复层扁平上皮

  E. 单层柱状上皮

5. 能产生抗体的细胞是（　　　）。

  A. 肥大细胞　　　　　　　　B. 浆细胞

  C. 巨噬细胞　　　　　　　　D. 网状细胞

  E. 脂肪细胞

6. 含有肝素的细胞是（　　　）。

  A. 成纤维细胞　　　　　　　B. 肥大细胞

  C. 巨噬细胞　　　　　　　　D. 脂肪细胞

  E. 浆细胞

7. 结缔组织中的巨噬细胞来源于（　　　）。

  A. 中性粒细胞　　　　　　　B. 淋巴细胞

  C. 嗜酸性粒细胞　　　　　　D. 单核细胞

  E. 血小板

8. 既不是随意肌，又无横纹的肌是（　　　）。

  A. 心肌和骨骼肌　　　　　　B. 平滑肌

  C. 心肌　　　　　　　　　　D. 心肌和平滑肌

  E. 骨骼肌

9. 肾小管上皮属于（　　　）。

  A. 假复层柱状纤毛上皮　　　B. 单层立方上皮

  C. 单层柱状上皮　　　　　　D. 单层扁平上皮

  E. 变移上皮

四、简答题

1. 简述被覆上皮的种类和分布。

2. 比较上皮组织与结缔组织的结构特点。

3. 简述疏松结缔组织中细胞的结构特点和功能。

4. 简述血液的组成和各类血细胞的结构特点及功能。

5. 比较三种肌纤维的一般结构。

参考答案（选择题）

1. E　2. C　3. B　4. C　5. B　6. B　7. D　8. B　9. B

（湖北省黄冈卫生学校　王海燕）

第三章　运动系统

　　运动系统由骨、骨连结和骨骼肌三部分组成。骨是运动的杠杆，骨连结是运动的枢纽，骨骼肌则是运动的动力器官。骨和骨连结是运动系统的被动部分，骨骼肌是运动系统的主动部分。通过本章学习，掌握运动系统的组成，骨的分类和构造，关节的基本结构，躯干骨、四肢骨、颅骨的组成及颅骨的分部，全身骨主要的骨性标志，肩、肘、髋、膝各关节的组成及特点，骨盆、脊柱、胸廓的组成，骨骼肌的构造、分类及三角肌、臀大肌、胸锁乳突肌、肋间肌、膈、腹股沟韧带的形态特点；熟悉胸骨、肋、椎骨、颞骨、下颌骨的形态特点，颞下颌关节、腕关节、踝关节的组成，主要的肌性标志；了解骨的化学成分及特性，手骨、足骨的形态特点，全身肌的配布和作用等。

第一节　骨与骨连结

 核心知识

1. 你知道运动系统由什么组成吗？成人有多少块骨？
2. 试一试，能否在自己身上准确触摸到躯干骨的主要骨性标志？
3. 你能说出骨的分类、构造及躯干骨、四肢骨的组成吗？

一、概述

　　运动系统对人体具有运动、支持和保护作用。运动系统的骨和骨连结构成人体的支架，称骨骼（图3-1）。成人有206块骨，按部位可分为颅骨、躯干骨和四肢骨，其中颅骨、躯干骨合称中轴骨。

（一）骨

1. 骨的分类和形态

　　骨的形态不一，根据外形可分为长骨、短骨、扁骨和不规则骨四类。

　　（1）长骨　呈长管状，多分布于四肢，分一体两端。长骨中间较细的部分为骨体又称骨干，其内部的空腔（称髓腔）容纳骨髓。长骨两端的膨大部分称骺，其表面有光滑的关节面。骨干与骺相邻的部分称干骺端。

　　（2）短骨　呈立方形，有多个关节面，成群连结在一起，分布于连结牢固且较灵活的部位。如手的腕骨和足的跗骨。

　　（3）扁骨　呈板状，主要构成颅腔、胸腔和盆腔的壁，起保护作用。如颅的顶骨、胸部的胸骨等。

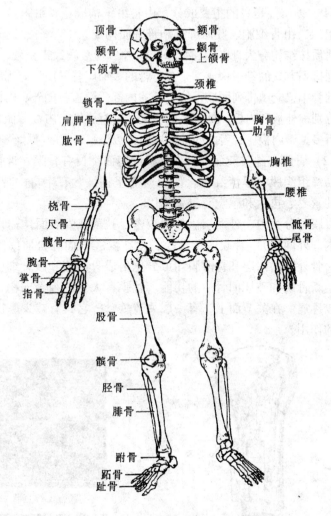

顶骨　　　　额骨
颞骨　　　　颧骨
　　　　　　上颌骨
下颌骨
　　　　　　颈椎
锁骨
肩胛骨　　　　胸骨
　　　　　　　肋骨
肱骨
　　　　　　　胸椎

　　　　　　　腰椎
桡骨
尺骨
髋骨　　　　　骶骨
　　　　　　　尾骨
腕骨
掌骨
指骨

股骨

髌骨

胫骨

腓骨

跗骨
跖骨
趾骨

图 3-1　全身骨骼

（4）不规则骨　形状不规则，功能各异。主要分布于躯干、颅底和面部，如躯干的椎骨、颅底的颞骨和面部的上颌骨等。有些不规则骨内含有与外界相通的空腔，称含气骨，如上颌骨和筛骨等，它们对发音起共鸣和减轻颅骨重量的作用（表 3-1）。

表 3-1　骨的分类和形态

分类	形态	功能	分布
长骨	长管状	在肌肉牵引下，起杠杆作用	四肢，如肱骨、股骨
短骨	立方形	能承受较大的压力	腕、踝部，如腕骨、跗骨等
扁骨	板状	围成骨腔，保护器官	头、胸部，如顶骨、肋骨
不规则骨	不规则形	功能各异	椎骨、颞骨、上颌骨

2. 骨的构造

骨由骨质、骨膜和骨髓三部分构成（图 3-2）。

（1）骨质　是骨的主要成分，由骨组织构成。骨组织是一种坚硬的结缔组织，由骨细胞、胶原纤维和骨基质构成。

骨质按结构分为骨密质和骨松质两种。骨密质致密坚硬，耐压性强，由不同排列方式的骨板构成，分布于骨的表面。骨松质呈海绵状，由大量片状的骨小梁交织排列而成，位于骨的内部。颅盖骨的外、内两层均为密质，分别称外板和内板，外板厚而坚韧，富有弹性，内板薄而松脆，故颅骨骨折多见于内板。二者之间的松质，称板障，有板障静脉经过。

（2）骨膜　除关节面外，新鲜骨的表面都覆有骨膜。骨膜是一层致密的结缔组织膜，呈淡红色，质地薄而坚韧，含有丰富的神经和血管，对骨的营养、再生和感觉有重要作用。

骨膜可分为内、外两层。外层致密，被覆在骨表面，称骨外膜（又分为内、外两层）。骨膜内层疏松，衬在髓腔内面和松质间隙内，称骨内膜。骨外膜的内层和骨内膜均可分化出成骨细胞和破骨细胞，分别具有产生新骨质和破坏旧骨质的功能。骨膜有大量的神经末梢，损伤或炎症时较疼痛。在关节面上，有一层关节软骨，它具有减少摩擦和增加灵活性的作用。

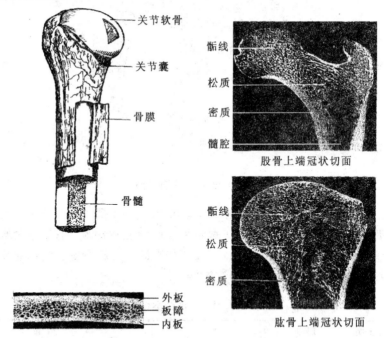

图 3-2　骨的构造

（3）骨髓　是充填在骨髓腔内和骨松质间隙内的软组织。胎儿和幼儿的骨髓内含不同发育阶段的红细胞和某些白细胞，称红骨髓，有造血功能。5 岁以后，长骨骨干内的红骨髓逐渐被脂肪组织代替，呈黄色，称黄骨髓，失去造血活力。但在慢性失血过多或重度贫血时，黄骨髓可转化为红骨髓，恢复造血功能。在椎骨、髂骨、肋骨、胸骨及肱骨和股骨的近侧端松质内的骨髓，终生都是红骨髓。因此，临床常选髂骨等处进行骨髓穿刺，检查骨髓象，帮助诊断血液系统疾病。

3. 骨的化学成分和物理特性

骨的化学成分分为有机质和无机质两种。无机质主要有磷酸钙和碳酸钙等，它使骨具有硬度；有机质主要是骨胶原纤维束和粘多糖蛋白等，使骨具有弹性和韧性。

骨的年龄差异

骨的两种化学成分的比例，随年龄的增长而发生变化。幼儿有机质和无机质各占一半，故弹性、韧性较大，易发生变形，在外力作用下不易骨折或折而不断；成年人骨有机质和无机质的比例约为3∶7，此比例使骨既有较大的硬度，又有一定的弹性和韧性，能承受较大的压力而不变形。老年人的骨无机质所占比例较大，骨的脆性较大，易发生骨折。

（二）骨连结

骨与骨之间的连结装置称骨连结。按骨连结的方式可分为直接连结和间接连结两大类。

1. 直接连结

骨与骨之间借致密结缔组织、软骨或骨直接相连，称为直接连结。其特点是运动性能很小或完全不能运动。依照连结组织的不同可分为三种。

（1）纤维连结　骨与骨之间借致密结缔组织直接相连，其间无间隙，称纤维连结。如椎骨之间的韧带连结、前臂骨之间的骨间膜和颅骨之间的缝等。

（2）软骨连结　骨与骨之间借软骨相连，其间无间隙，称软骨连结。如椎体之间的椎间盘、耻骨之间的耻骨联合等。

（3）骨性结合　两骨之间借骨组织相连，称骨性结合。一般由纤维连结或一些软骨连结经骨化而成，无活动性。如髂骨、坐骨、耻骨之间的结合等。

2. 间接连结

又称关节或滑膜关节，是骨连结的最高级形式，也是人体骨连结的主要形式。在相连的两骨之间，具有充以滑液的腔隙，仅借其周围的膜性结缔组织囊相连结，因而一般具有较大的活动性。

（1）关节的结构　包括基本结构和辅助结构两部分。

关节的基本结构包括关节面、关节囊和关节腔（图3-3）。

关节面　是参与组成关节的各相关骨的接触面。每一关节至少包括两个关节面，一般为一凸一凹，凸者称为关节头，凹者称为关节窝。关节面上覆有薄层透明软骨，称关节软骨，表面光滑，具有弹性，能承受压力，并减轻运动时的震荡和冲击。

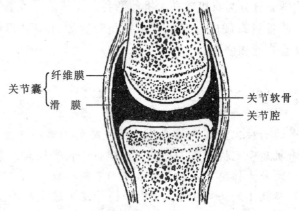

图 3-3　滑膜关节的结构

关节囊　包绕在关节周围的结缔组织囊。关节囊分内、外两层，外层称纤维层，由致密的纤维组织构成，厚而坚韧，为关节的主要连接装置。内层称滑膜层，由薄而柔软的疏松结缔组织构成，紧贴纤维层内面，并附于关节软骨周缘。滑膜能分泌少量滑液，营养关节软骨和润滑关节，减少关节运动时的摩擦。

关节腔　是关节软骨和关节囊滑膜层共同围成的密闭腔隙。腔内为负压，含少量滑液，对维持关节的稳固性具有一定作用。

关节的辅助结构有韧带、关节盘、关节唇等，辅助结构可增加关节的灵活性，增强关节的稳固性。

韧带　是连于相邻两骨之间的致密结缔组织束，有加强关节的稳固或限制其过度运动的作用。位于关节囊外的称囊外韧带，位于关节囊内的称囊内韧带。

关节盘　是位于两关节面之间的纤维软骨板，多呈盘状，其周缘附着于关节囊内面，将关节腔分为两部。关节盘可使关节面之间相互适应，以增加关节的稳固性和灵活性。

关节唇　为附着于关节窝周缘的纤维软骨环，具有加深关节窝，加大关节面，增强关节稳固性的作用。

（2）关节的运动　主要有以下几种运动形式。

屈和伸　是关节沿冠状轴的运动，构成关节的两骨角度变小为屈，反之为伸。

内收和外展　是关节沿矢状轴的运动，骨向正中面靠拢称内收，反之为外展。

旋内和旋外　是关节沿垂直轴的运动，骨的前面转向内侧称旋内，转向外侧称旋外。在前臂手背转向前方的运动称旋前，反之称旋后。

环转　是关节沿冠状轴和矢状轴的复合运动，骨的近端在原位转动，远端做圆周运动。

二、躯干骨及其连结

（一）躯干骨

躯干骨共 51 块，由 24 块椎骨、12 对肋、1 块胸骨、1 块骶骨和 1 块尾骨组成。它们分别参与脊柱、骨性胸廓和骨盆的构成。

1. 椎骨

幼年时椎骨有 33 块，即颈椎 7 块、胸椎 12 块、腰椎 5 块、骶椎 5 块和尾椎 4 块。成年后 5 块骶椎融合成 1 块骶骨，4 块尾椎融合成 1 块尾骨。

（1）椎骨的一般形态。椎骨为不规则骨，由前方的椎体和后方的椎弓组成（图 3－4）。

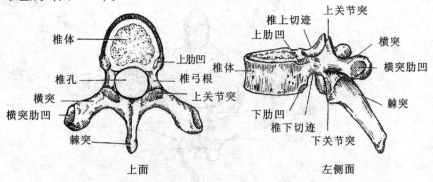

左侧面标注：椎上切迹、上肋凹、椎体、下肋凹、椎下切迹、上关节突、横突、横突肋凹、棘突、下关节突

上面标注：椎体、上肋凹、椎孔、椎弓根、横突、上关节突、横突肋凹、棘突

上面　　　　　　　　左侧面

图 3－4　椎骨的一般形态（胸椎）

椎体　位于椎骨的前方，呈矮圆柱形。椎体是椎骨负重的主要部分，内部充满松质，表面是极薄的密质。椎体后面与椎弓共同围成椎孔。各椎孔贯通，构成容纳脊髓的椎管。

椎弓　是附在椎体后方的弓状骨板，紧连椎体的缩窄部分，称椎弓根。根的上、下缘各有一切迹，相邻椎骨的上、下切迹共同围成椎间孔，有脊神经和血管通过。两侧椎弓根向后内伸展，称椎弓板。从椎弓板上发出 7 个突起：向上发出的一对称上关节突，向下发出的一对称下关节突，向两侧发出的一对称横突，向后或后下方发出的一个称棘突。

（2）各部椎骨的特点。

颈椎（C_1 ~ C_7）　椎体较小，呈椭圆形。椎孔较大，呈三角形。横突根部有一孔称横突孔，其中有椎动脉和椎静脉通过。第 2 ~ 6 颈椎棘突较短，末端分叉。

第 1 颈椎（C_1）　又称寰椎，呈环形，没有椎体、棘突和关节突，仅由前弓、后弓和两个侧块构成。前弓的正中后部，有一小关节面称齿突凹，与第 2 颈椎的齿突相关节（图 3－5）。

第 2 颈椎（C_2）　又称枢椎，椎体上方伸出一个指状突起称齿突，与寰椎相关节。

第 7 颈椎（C_7）　又称隆椎，棘突特长，末端不分叉，活体易于触及，常作为计数椎骨序数的标志。

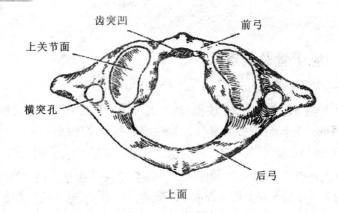

上面

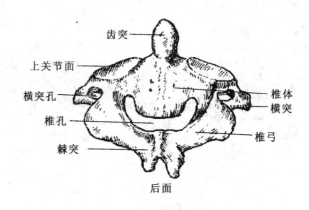

后面

图 3-5　寰椎和枢椎

胸椎（$T_1 \sim T_{12}$）　椎体呈心形，椎孔相对较小，呈圆形。椎体两侧上缘和下缘的后方和横突末端均有小的关节面，分别称上肋凹、下肋凹和横突肋凹。棘突细长并向后下方倾斜，呈叠瓦状排列。

腰椎（$L_1 \sim L_5$）　在全部椎骨中椎体最大，横断面呈肾形。椎弓发达，椎孔较大近似三角形。棘突宽而短，呈板状，水平伸向后方。各棘突的间隙较宽，临床上可在此处做腰椎穿刺术（图 3-6）。

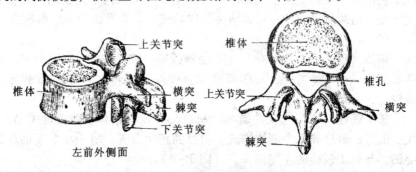

左前外侧面

图 3-6　腰椎

各部椎骨的特点（表 3-2）。

表3-2 各部椎骨的特点

名称	棘突	横突
颈椎	颈椎棘突短，末端分叉	横突根部有横突孔
胸椎	棘突细长并向后下方倾斜，呈叠瓦状排列	横突末端有横突肋凹
腰椎	棘突宽而短，呈板状，水平伸向后方	

骶骨 由5块骶椎融合而成，呈三角形，底向上，尖朝下。底的前缘中份向前突，称岬。骶骨前面光滑微凹，有4对骶前孔。背面隆凸粗糙，有4对骶后孔。骶骨内有纵行的骶管，与骶前孔、骶后孔相通，分别有神经通过。骶管上接椎管，下端的开口称骶管裂孔，裂孔两侧各有一向下的突起，称骶角，可在体表触及，是骶管麻醉时，确定进针部位的标志。骶骨两侧有耳状面与髂骨耳状面构成骶髂关节（图3-7）。

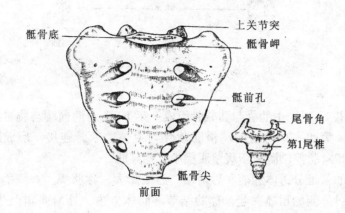

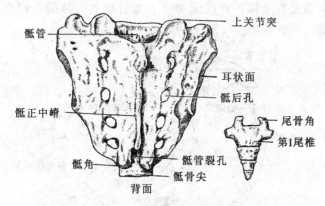

图3-7 骶骨和尾骨

尾骨 由4块退化的尾椎融合而成，上接骶骨，下端游离为尾骨尖。

2. 胸骨

位于胸前壁正中，自上而下由柄、体和剑突三部分组成。胸骨柄上缘中部凹陷为颈静脉切迹，两侧有锁切迹与锁骨相连结。柄与体连接处微向前突，称胸骨角，两侧平对第2肋，体表可触及，是计数肋的重要标志。胸骨体外侧缘接第2~7肋软骨。剑突扁而薄，下端游离（图3-8）。

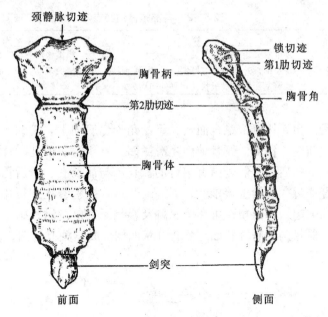

图 3 - 8　胸骨

3. 肋

共 12 对，由肋骨与肋软骨组成。第 1 ~ 7 对肋前端与胸骨连接，称真肋。第 8 ~ 10 对肋前端借肋软骨与上位肋软骨连接，形成肋弓。第 11 ~ 12 对肋前端游离于腹壁肌层中，称浮肋。

肋骨可分为体和前、后两端。后端膨大，称肋头。外侧稍细，称肋颈。颈外侧的粗糙突起，称肋结节。肋体分内、外两面和上、下两缘。内面近下缘处有肋沟，有肋间神经、血管经过。体的后份急转处称肋角。前端与肋软骨相接（图 3 - 9）。

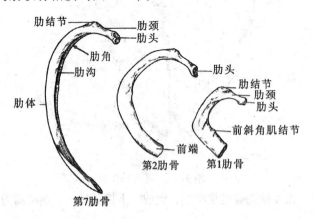

图 3 - 9　肋骨

第 1 肋骨扁宽，分上、下面和内、外缘，无肋角和肋沟。内缘前份有前斜角肌结节，为前斜角肌附着处。第 2 肋骨为过渡型。第 11、12 肋骨无肋结节、肋颈及肋角。

（二）躯干骨的连结

1. 脊柱

由全部椎骨、骶骨、尾骨以及它们之间的连结而构成。脊柱内有椎孔连成的椎管，容纳脊髓。两侧有 23 对椎间孔，为脊神经和血管的通道。脊柱是躯干的中轴和支柱，上承颅，下接下肢带骨，具有支持体重，传递压力，缓冲震动，保护脊髓和内脏器官以及运动等功能。

（1）椎骨间的连结　椎骨之间借椎间盘、韧带和关节相连（图3–10）。

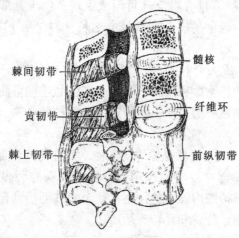

棘间韧带

髓核

黄韧带

纤维环

棘上韧带

前纵韧带

图3–10　椎骨间的连结

椎间盘　是连结相邻两个椎体之间的纤维软骨盘。由周围部的纤维环和中央部的髓核构成。纤维环为多层纤维软骨按同心圆排列构成，牢固连结相邻两个椎体，保护髓核并限制髓核向周围膨出。髓核为富有弹性的胶状物质，当脊柱运动时，髓核在纤维环内可发生轻微的变形和运动。椎间盘承受压力时变薄，去除压力后复原，具有弹簧垫样缓冲震荡的作用。各部椎间盘厚薄不一，腰部最厚，颈部次之，中胸部最薄，因此脊柱的腰、颈部活动度较大。

韧带　包括长韧带（前纵韧带、后纵韧带和棘上韧带）和短韧带（棘间韧带和黄韧带）两类。①前纵韧带是椎体前面延伸的一束坚固的纤维束，宽而坚韧，上自枕骨大孔前缘，下达第 1 或第 2 骶椎椎体。它牢固地附于椎体和椎间盘，有防止脊柱过度后伸和椎间盘向前脱出的作用。②后纵韧带位于椎管内椎体的后面，窄而坚韧。起自枢椎，下达骶骨。有限制脊柱过度前屈的作用。③棘上韧带是连于各棘突尖端的细长韧带，前方与棘间韧带融合，有限制脊柱过度前屈的作用。第 7 颈椎以上，棘上韧带从颈椎棘突尖向后扩展成三角形，形成项韧带。④棘间韧带为连结相邻两棘突之间的短韧带，前接黄韧带，后方移行为棘上韧带或项韧带。⑤黄韧带为连结相邻两椎弓板之间的短韧带，与椎弓板共同构成椎管后壁，有限制脊柱过度前屈并维持脊柱直立姿势的作用。

关节 相邻椎骨的上、下关节突构成关节突关节，运动幅度很小。寰椎和枢椎构成寰枢关节，可使头部做旋转运动。寰椎两侧块的上关节面和枕髁构成寰枕关节，左、右两侧寰枕关节联合运动，可使头部做前俯、后仰和侧屈运动。

（2）脊柱的整体观（图3-11）。

1）前面观 椎体自上而下逐渐增大，第2骶椎为最大，这与椎体承受的重力不断增加有关。自骶骨耳状面以下，由于重力经髋关节传至下肢骨，椎体已不负重，体积逐渐变小。

2）后面观 所有椎骨棘突连贯形成纵嵴，位于背部正中线上。颈椎棘突短而分叉，近水平位。胸椎棘突细长，斜向后下方，呈叠瓦状。腰椎棘突呈板状，水平伸向后方。

3）侧面观 成人脊柱有颈、胸、腰、骶4个生理性弯曲。其中，颈曲和腰曲凸向前，胸曲和骶曲凸向后。脊柱的这些弯曲增大了脊柱的弹性，对维持人体重心的平衡，缓冲震荡，保护脑和胸、腹、盆腔器官有着重要的意义。

（3）脊柱的功能 脊柱是躯干的支柱，具有支持体重、传递重力的作用；保护脊髓和脊神经根的作用；脊柱参与胸腔、腹腔和盆腔的构成，具有支持和保护腔内器官的作用；整个脊柱的活动范围较大，可做前屈、后伸、侧屈、旋转和环转等运动。

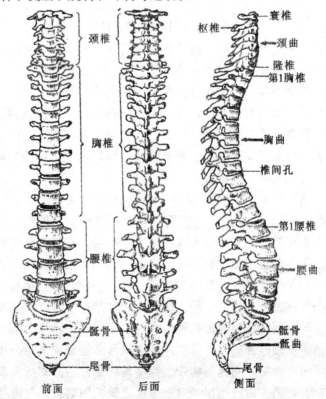

图3-11 脊柱的整体观

2. 胸廓

由12块胸椎、12对肋、1块胸骨和它们之间的连结共同构成。构成胸廓的主要关节有肋椎关节和胸肋关节（图3-12）。

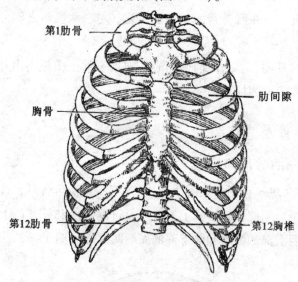

第1肋骨

肋间隙

胸骨

第12肋骨

第12胸椎

图3-12　胸廓（前面观）

（1）肋椎关节　肋骨的后端与椎骨的连结，包括肋头和椎体的连结（称为肋头关节）以及肋结节和横突的连结（称为肋横突关节）。

（2）胸肋关节　由第2～7肋软骨与胸骨相应的肋切迹构成。第8～10肋软骨的前端不直接与胸骨相连，而依次与上位肋软骨形成软骨连结。

（3）胸廓的整体观及其运动　成人胸廓呈前后略扁圆锥形，上窄下宽，前后径小于横径。胸廓有上、下两口和前、后、外侧壁。胸廓上口较小，由胸骨柄上缘、第1肋和第1胸椎椎体围成，是胸腔与颈部的通道。胸廓下口宽，由第12胸椎、第11及12对肋前端、肋弓和剑突围成，膈肌封闭胸腔底。两侧肋弓在中线构成向下开放的胸骨下角。胸廓前壁最短，后壁较长。

胸廓容纳和保护心、肺、大血管，并覆盖肝、脾等重要器官。胸廓是呼吸运动的主要装置。吸气时，在肌肉作用下，肋上提，胸骨前移，增大胸廓的前后径和左右径，胸腔容积扩大，肺也随之扩大。呼气时，肋与胸骨恢复原位，胸腔容积变小、肺也随之缩小。

（三）躯干骨主要骨性标志及临床意义

颈静脉切迹　在胸骨柄上缘，左、右锁骨内侧端之间，与第2胸椎体下缘平齐。

胸骨角　是胸骨柄与胸骨体相连结处微向前凸的角，两侧接第2肋软骨，是计数肋骨的重要标志。

肋弓　由第8~10肋软骨依次连于上位肋软骨，形成左右肋弓。

骶管裂孔　在骶骨背面正中的下端，左右两骶角之间，为骶管向下的开口。

第7颈椎棘突　头向前俯屈时，在项下部正中最突出处，可作为确定椎骨棘突序数的标志。

三、颅骨及其连结

（一）颅的分部与组成

颅骨共29块（包括6块听小骨），除下颌骨及舌骨外，彼此借缝或软骨牢固连结。颅位于脊柱的上方，以通过眶上缘和外耳门上缘的连线为界，分为后上部的脑颅和前下部的面颅两部分（图3-13，表3-3）。

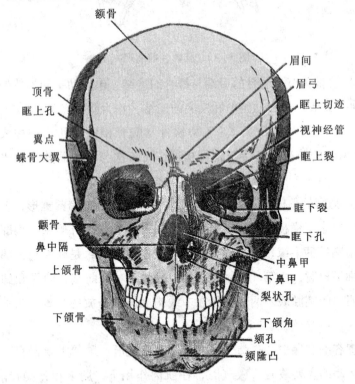

图3-13　颅骨（前面）

脑颅骨共8块，包括成对的顶骨和颞骨，不成对的额骨、蝶骨、枕骨和筛骨，它们共同围成颅腔，容纳脑。颅腔的顶称颅盖，由前方的额骨，后方的枕骨和两者间的顶骨构成。颅腔的底称颅底，由位于中央的蝶骨、其前方的额骨和筛骨、后方的枕骨以及两侧的颞骨构成。

面颅骨共 15 块，包括成对的上颌骨、颧骨、鼻骨、泪骨、腭骨及下鼻甲，不成对的犁骨、下颌骨及舌骨，构成眶、鼻腔、口腔和面部的骨性支架。上颌骨位于面颅的中央部。上颌骨的内上方，内侧接鼻骨，后接泪骨。上颌骨的外上方是颧骨，后内方是腭骨。上颌骨和腭骨的内侧面附有下鼻甲。下鼻甲的内侧有犁骨。两侧上颌骨的下方是下颌骨。下颌骨的后下方是舌骨。

表 3-3 颅的分部与组成

颅骨	脑颅骨	成对　顶骨、颞骨
		不成对　额骨、蝶骨、枕骨、筛骨
	面颅骨	成对　上颌骨、颧骨、鼻骨、泪骨、腭骨、下鼻甲
		不成对　犁骨、下颌骨、舌骨

颞骨　位于颅骨两侧，并延至颅底，可分为颞鳞、鼓部和岩部 3 部分。颞鳞呈鳞片状，内面有脑膜中动脉沟，外面光滑。前部下方有颧突，颧突水平伸向前，与颧骨的颞突相接形成颧弓。颧突后端下方有椭圆形的浅窝称下颌窝，窝的前缘隆起，称关节结节。鼓部是围绕外耳道前、下、后面的弯曲骨板。岩部略呈三棱锥形。在外耳门的后下方，岩部伸出近似圆锥形的突起，称乳突。乳突内含蜂房状的空腔，称乳突小房。

下颌骨　位于面颅的前下部，呈蹄铁形，分为一体两支（图 3-14）。下颌体位于前部，它的上缘形成牙槽弓，牙槽弓有一列深窝称牙槽窝，容纳牙根。下颌体的前外侧面有一对小孔，称颏孔。下颌支位于后部，略呈长方形，向上有两个突起，前方的称冠突，后方的称髁突。髁突上端膨大称下颌头。下颌支后缘与下颌体下缘相接处形成下颌角。下颌支内面的中部有下颌孔，由此孔通入下颌管。下颌管行向前下方，与颏孔相通。

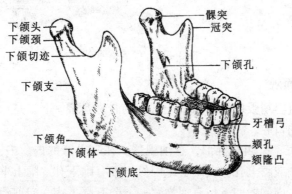

图 3-14 下颌骨

（二）颅的整体观

1. 顶面观

呈卵圆形，前宽后窄。颅的上面称颅盖（颅顶）。有三条缝，额骨与两侧顶骨之间为冠状缝，两顶骨之间为矢状缝以及两侧顶骨与枕骨之间为人字缝。新生儿颅顶各骨尚未完全发育，骨缝间充满纤维组织膜，在多骨交接处，间隙的膜较大，称颅囟。前囟（额囟）最大，呈菱形，位于矢状缝与冠状缝相接处。后囟（枕囟），位于矢状缝与人字缝会合处，呈三角形。前囟在生后 1～2 岁时闭合，其余各囟都在生后不久闭合。

2. 侧面观

中部有外耳门，通外耳道。外耳门后下方的突起即乳突，前方的横行弓形突起称颧弓。颧弓上方大而浅的窝称颞窝，窝内额、顶、颞、蝶四骨的会合处呈 H 形，骨质薄弱，称翼点。翼点内面有脑膜中动脉前支通过，此处骨折时该血管易被损伤，引起颅内出血（图 3－15）。

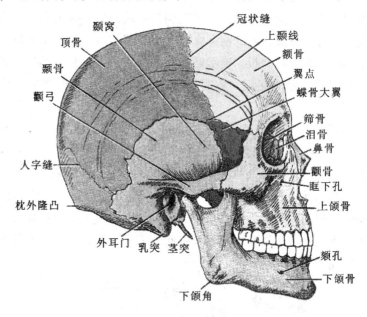

图 3－15 颅的侧面观

3. 前面观

有一对容纳眼球的眶和位于其间的骨性鼻腔，下方是由上颌骨、下颌骨围成的口腔。

（1）眶 呈四棱锥形，容纳视器。在眶上缘的内、中 1/3 交界处，有眶上切迹或眶上孔。在眶下缘中份下方有眶下孔。眶上壁的前外侧份有泪腺窝；内侧壁前下份有泪囊窝；下壁有眶下沟，向前经眶下管通眶下孔；外侧壁较厚，与上、下壁交界处的后部分别有眶上裂和眶下裂。

（2）骨性鼻腔 位于面颅中央，正中有骨鼻中隔将其分为左、右两半。骨性鼻腔的顶为筛板，底为骨腭，外侧壁有向下卷曲的三个骨片，自上而下分别称为上鼻甲、中鼻甲和下鼻甲。各鼻甲下方的间隙，分别称为上鼻道、中鼻道和下鼻道。骨性鼻腔前方的开口称梨状孔，后方有一对鼻后孔。上鼻甲后方与蝶骨之间的小间隙为蝶筛隐窝。

（3）鼻旁窦 鼻旁窦为额骨、筛骨、蝶骨和上颌骨内的含气空腔，在鼻腔周围并与其相通。其中额窦、上颌窦和前筛窦、中筛窦开口于中鼻道；后筛窦开口于上鼻道；蝶窦开口于蝶筛隐窝。

4. 颅底内面观

高低不平，呈阶梯状，可分为颅前、中、后窝（图3-16）。

颅前窝最浅，颅后窝最深。颅前窝中部是筛骨的筛板，筛板上有许多筛孔，向下通骨性鼻腔；颅中窝中部隆起，由蝶骨体构成。其中部的凹窝称垂体窝，窝的前外侧有与眶相通的视神经管。在视神经管的外侧，有眶上裂通眶。在眶上裂内侧端的下方，自前内向后外依次有圆孔、卵圆孔和棘孔。颅中窝外侧部与颅后窝之间的三棱锥形隆起为颞骨岩部，其前面骨质较薄的部分称鼓室盖；后面的中份有内耳门，通内耳道。颅后窝中部有枕骨大孔，向下通椎管。枕骨大孔后上方十字形隆起的交汇处称枕内隆凸，在隆凸的两侧各有一条横窦沟。继而转向前下接续乙状窦沟，其末端终于颈静脉孔。

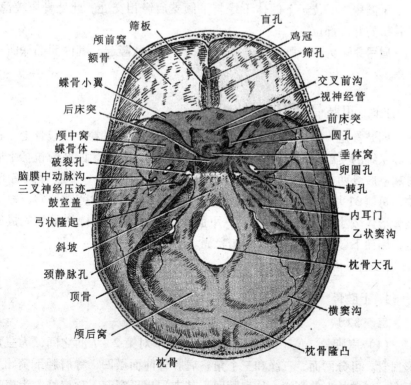

图3-16 颅底内面

5. 颅底外面观

颅底外面前部由上颌骨和腭骨水平板围成的部分称骨腭，中部是蝶骨的翼突，后部正中有一大孔，称枕骨大孔，其前外方分别有破裂孔、颈静脉孔、颈动脉管外口等结构。

（三）颅骨的连结

颞下颌关节　又称下颌关节，由下颌骨的下颌头与颞骨的下颌窝和关节结节构成。关节囊较松弛，外侧有韧带加强。关节囊内有纤维软骨构成的关节盘，将关节腔分为上、下两部分。关节结节位于关节囊内。两侧颞下颌关节必须同时运动，可使下颌骨上提、下降、前移、后退和向侧方移动。当张口过大且关节囊过分松弛时，下颌头可滑至关节结节前下方，造成颞下颌关节脱位。

（四）颅骨的主要骨性标志及临床意义

颧弓　由颧骨颞突与颞骨颧突结合而成。在弓的上缘线后端即耳屏前方可触及颞浅动脉的搏动。弓的下方一横指处，腮腺导管横过咬肌表面。

乳突　在外耳门的后下方，内有乳突小房。胸锁乳突肌连接于此。

枕外隆凸　是枕骨外面中部的一个显著隆起，与颅内面的窦汇相对。

下颌角　位于下颌体下缘与下颌支后缘相交处。此处骨质较薄，是骨折的好发部位。

眉弓　为位于眶上缘，额结节下方的弓状隆起，其内侧部深面有额窦。

四、四肢骨及其连结

四肢骨是人体运动系统的重要组成部分，肌肉附着于四肢骨上，在神经系统的支配下进行收缩，牵动骨来完成运动功能。四肢骨包括上肢骨和下肢骨两个部分。上肢骨共有64块，每侧32块。下肢骨共有62块，每侧31块。人类由于身体直立，上肢成为灵活的劳动器官，故上肢骨形体较小，关节运动灵活；下肢的功能主要是支持体重和完成行走，因而下肢骨粗壮，关节较为稳固。

（一）上肢骨及其连结

1. 上肢骨

每侧32块。

（1）肩胛骨　位于胸廓后外侧，通常平对第2~7肋之间，为三角形扁骨。可分两面、三缘和三个角。肩胛骨前面微凹，称肩胛下窝。后面有一斜向外上的高峰，称肩胛冈，其末端扁平突起，称肩峰，为肩部的最高点。肩胛冈的上、下各有一窝，分别称冈上窝和冈下窝。肩胛骨的内侧缘较薄；外侧缘肥厚；上缘最短，其外侧端有一弯向前外方的指状突起，称喙突。上角在内上方，与第 2 肋相对应。下角对应第 7 肋，易于摸到，它是确定肋序数的体表标志。外侧角膨大，有一梨形的关节面，称关节盂，与肱骨头构成肩关节（图 3－17）。

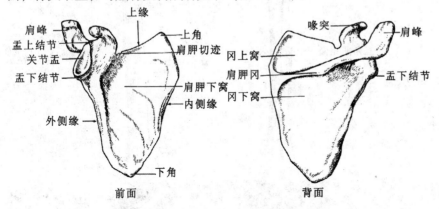

前面　　　　　　　　　　背面

图 3－17　肩胛骨

（2）锁骨　位于颈、胸交界处，略呈"～"形。全长均可在体表摸到，是重要的骨性标志。锁骨上面平滑，下面粗糙，分一体两端。锁骨的内侧端钝圆称胸骨端，与胸骨柄构成胸锁关节；外侧端扁平称肩峰端，与肩胛骨的肩峰构成肩锁关节。锁骨内侧 2/3 凸向前，外侧 1/3 凸向后（图 3－18）。

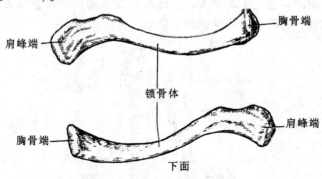

图 3－18　锁骨

（3）肱骨　位于臂部，是典型的长骨，分一体和两端（图 3－19）。上端膨大，其内上部呈半球状，称肱骨头，与肩胛骨关节盂相关节。肱骨头的前外侧有两个隆起，前方的称小结节；外侧的称大结节。上端与体交界处较细，称外科颈，是易发生骨折的部位。肱骨体中部的前外侧面有一粗糙微隆区，称三角肌粗隆，其后方有一条自内上斜向外下的浅沟，称桡神经沟。肱骨下端较宽扁，外侧部有呈半球形的肱骨小头，内侧部有肱骨滑车。下端两侧各有一个突起，分别称内上髁和外上髁。

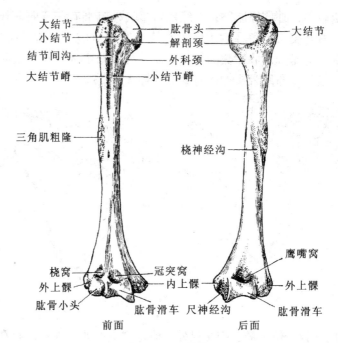

大结节 —— 肱骨头
小结节 —— 解剖颈
结节间沟 —— 外科颈
大结节嵴 —— 小结节嵴
大结节
三角肌粗隆
桡神经沟
桡窝 —— 冠突窝
外上髁 —— 内上髁
肱骨小头 —— 肱骨滑车
尺神经沟 肱骨滑车
鹰嘴窝
外上髁
前面 后面

图 3 – 19 肱骨

（4）桡骨　位于前臂外侧部，上端小，下端大，中部为桡骨体（图3 –20）。上端有略膨大的桡骨头，其上面有关节凹，与肱骨小头相关节；周围有环状关节面。头下方略细，称桡骨颈。桡骨颈的下内侧有突起的桡骨粗隆。桡骨下端膨大，下面有腕关节面，与腕骨相关节；内侧面有一凹面，称尺切迹；外侧向下突起，称为茎突。

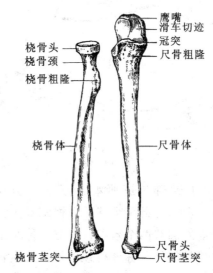

鹰嘴
滑车切迹
冠突
尺骨粗隆
桡骨头
桡骨颈
桡骨粗隆
桡骨体 —— 尺骨体
桡骨茎突
尺骨头
尺骨茎突

图 3 – 20 桡骨和尺骨

（5）尺骨　位于前臂内侧部。上端大、下端小，中部为尺骨体。上端前面有一半月形切迹，称滑车切迹，与肱骨滑车相关节。滑车切迹后上方的突起，称鹰嘴；前下方的突起称冠突。冠突外侧面有桡切迹，与桡骨头环状关节面相关节。冠突下方的粗糙隆起称尺骨粗隆。尺骨下端有球形的尺骨头，与桡骨的尺切迹相关节。尺骨头的后内侧向下突起，称茎突。此突形成腕部后内侧的明显突起，是重要的体表标志。

（6）手骨　手骨包括腕骨、掌骨和指骨（图3-21）。

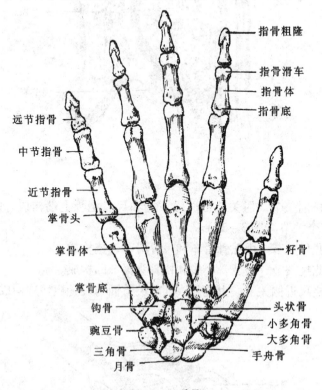

图 3 – 21　手骨

腕骨　每侧8块，属短骨，排成近侧和远侧两列。由桡侧向尺侧，近侧列依次是手舟骨、月骨、三角骨和豌豆骨；远侧列依次是大多角骨、小多角骨、头状骨和钩骨。

掌骨　每侧5块，属长骨，由桡侧向尺侧，依次为第1~5掌骨。各掌骨的上端（近侧）为底、中部为体、下端（远侧）为头。

指骨　每侧14块，属长骨。拇指为2块，其余各指均3块，分别称为近节指骨、中节指骨和远节指骨。

2. 上肢骨的连结

除胸锁关节和肩锁关节外，主要有以下几种。

（1）肩关节　由肱骨头与肩胛骨的关节盂构成肩关节。其形态特点为肱骨头大，关节盂小而浅，关节囊薄而松弛。囊内有肱二头肌长头腱从肱骨头前上方跨过。关节囊的前、后、上壁都有肌和腱加强，而下壁相对薄弱，肩关节脱位时，肱骨头常从下壁脱出（图3-22）。

肩关节是人体活动范围最大、最灵活的关节，沿冠状轴可做屈、伸运动；沿矢状轴可做收、展运动；沿垂直轴可旋内、旋外。此外，还可作环转运动。

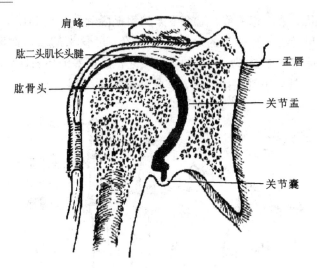

图 3 - 22　肩关节

（2）肘关节　肘关节由肱骨下端和尺、桡骨上端构成。关节囊内包含有三个关节（图 3 - 23）。

1）肱尺关节　由肱骨滑车和尺骨滑车切迹构成。

2）肱桡关节　由肱骨小头和桡骨头关节凹构成。

3）桡尺近侧关节　由桡骨头环状关节面与尺骨桡切迹构成。

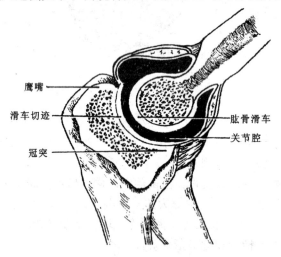

图 3 - 23　肘关节

肘关节关节囊的前、后壁薄而松弛，两侧壁厚而紧张，并有尺侧和桡侧副韧带加强。此外，在桡骨环状关节面周围有一桡骨环状韧带围绕，它使桡骨头在旋转时不易脱出。但在幼儿，桡骨头尚未发育完全，环状韧带较松弛，因此在伸直位用力牵拉幼儿前臂时，桡骨头可被环状韧带卡住而出现桡骨头半脱位。

肘关节可做屈、伸运动，并参与旋前、旋后运动。

（3）手骨的连结　手部关节甚多，皆以相邻骨的名称命名，如桡腕关节、腕掌关节、掌指关节和指骨间关节。

桡腕关节 又称腕关节，由桡骨下端的腕关节面、尺骨下端的关节盘组成关节窝，手舟骨、月骨和三角骨共同组成关节头。可做屈、伸、收、展和环转运动。

（二）下肢骨及其连结

1. 下肢骨

每侧31块。

（1）髋骨 位于盆部，属不规则骨。髋骨由髂骨、耻骨和坐骨组成（图3－24），一般在16岁前三骨之间由软骨结合，16岁后软骨逐渐骨化才融合为一骨。三骨的体融合处为一大而深的窝，称髋臼。髋臼内有一半月形关节面，与股骨头相关节。髋臼前下方的卵圆形大孔，称闭孔。

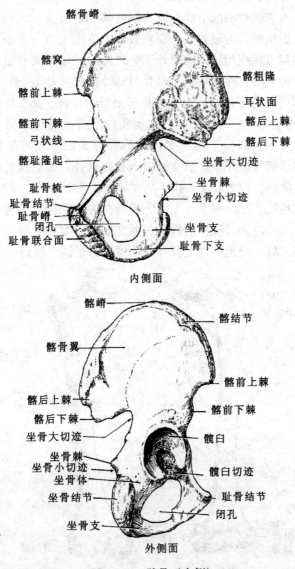

图3－24 髋骨（右侧）

髂骨 构成髋骨的上部,分为髂骨体和髂骨翼。髂骨翼的上缘肥厚,称髂嵴。两侧髂嵴最高点的连线,平对第4腰椎棘突,临床上腰椎穿刺或麻醉多用此法定位,也可作为计数椎骨的标志。髂嵴前、后端的突出部,分别称为髂前上棘和髂后上棘。在髂前上棘的后上方,髂嵴向外侧突出,形成髂结节。在髂前、后上棘的下方,各有一突起,分别称为髂前下棘和髂后下棘。髂骨翼的内面微凹,称髂窝;其后下方有粗糙的耳状面,与骶骨的耳状面相关节。髂窝下界的圆钝骨嵴,称弓状线。

坐骨 构成髋骨的后下部,分为坐骨体和坐骨支,两者移行处的后下为粗大的坐骨结节。坐骨结节后上方的三角形突起称坐骨棘,棘的上、下方各有一切迹,分别称坐骨大切迹和坐骨小切迹。此二切迹分别参与构成坐骨大孔和坐骨小孔。

耻骨 构成髋骨的前下部,分为耻骨体和耻骨支。耻骨上、下支连接处的内侧面粗糙,为耻骨联合面。耻骨上支上面有一条锐嵴,称耻骨梳,其后端与弓状线相续,前端终于耻骨结节。耻骨结节至耻骨联合面上缘有一粗钝骨嵴,称耻骨嵴。耻骨与坐骨围成的大孔,称闭孔。

(2) 股骨 位于股部,是人体最长最粗的长骨,其长度约占身高的1/4,可分体及上、下两端。上端有朝向内上方的球形股骨头,与髋臼相关节。股骨头中部稍下为一小凹,称股骨头凹,股骨头韧带附于此凹。头下缩细部称股骨颈,股骨颈以下为股骨体。股骨颈与股骨体连接部上外方的隆起,称大转子;内下方的隆起,称小转子。股骨体后面的纵行骨嵴称粗线,此线向上外延续为粗糙的臀肌粗隆。股骨下端膨大并向后突出,形成内侧髁和外侧髁,两髁之间的深窝称髁间窝。内、外侧髁侧面最突出处,分别称内上髁和外上髁,易于体表摸到(图3-25)。

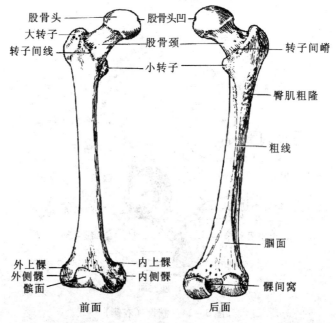

图3-25 股骨

（3）髌骨　位于股骨下端的前方，包于股四头肌腱内，略呈上宽下尖的扁椭圆形。髌骨参与构成膝关节，在体表可清晰摸到（图3－26）。

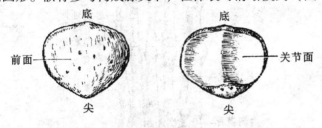

图3－26　髌骨

（4）胫骨　粗壮，位于小腿内侧部。上端膨大，向两侧突出，形成内侧髁和外侧髁，两髁上面均有微凹的关节面，分别与股骨的内、外侧髁相关节。外侧髁后下方有腓关节面，与腓骨头相关节。上端与体移行处的前面有胫骨粗隆。胫骨体锐利的前缘和内侧面均位于皮下，易于触及。胫骨下端略膨大，其内侧部向下突起，形成内踝（图3－27）。

（5）腓骨　细长，位于小腿外侧部。上端略膨大称腓骨头，其前内侧有关节面与胫骨的腓关节面相关节。下端膨大部称外踝。

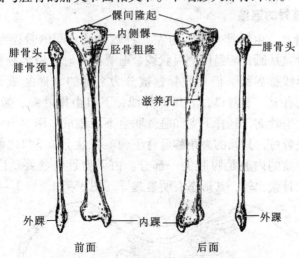

图3－27　胫骨和腓骨

（6）足骨　包括跗骨、跖骨和趾骨（图3－28）。

跗骨　每侧7块，属短骨。位于上方的为距骨，内侧为足舟骨，前方由内向外分别为内侧楔骨、中间楔骨和外侧楔骨，以及骰骨，后下方为跟骨，其向后下突出的粗大部分称跟结节。

跖骨　每侧5块，属长骨。自内侧向外侧，依次为第1～5跖骨。跖骨的近侧端为底，接跗骨；中部为体；远侧端为头，与趾骨相关节。

趾骨　每侧14块，属长骨。趾为2块，其余各趾均3块。趾骨的命名原则与指骨相同。

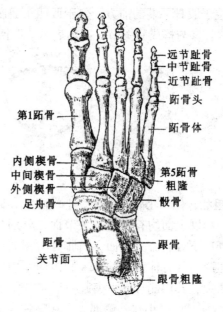

图 3-28 足骨

2. 下肢骨的连结

（1）**骨盆** 由骶骨、尾骨与左、右髋骨及其间的骨连结构成（图3-29）。骨盆从骶骨岬经两侧弓状线、耻骨梳、耻骨嵴至耻骨联合上缘连成的环形线称界线。借界线骨盆被分为上部的大骨盆和下部的小骨盆。小骨盆有上、下两口，上口即界线，下口由尾骨尖、骶结节韧带、坐骨结节、坐骨支、耻骨下支和耻骨联合下缘围成。两侧坐骨支和耻骨下支连成耻骨弓，其间的夹角称耻骨下角。骨盆上、下口之间的腔称骨盆腔。大骨盆的内腔是腹腔的一部分。由于女性骨盆要适应妊娠和分娩，与男性骨盆比较，其形态有明显差异（图3-30，表3-4）。

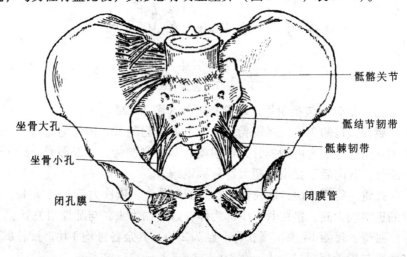

图 3-29 骨盆（前面）

表 3 – 4　男、女骨盆形态的差异

项目	男性	女性
骨盆外形	窄而长	宽而短
骨盆上口	心形、较小	椭圆形、较大
小骨盆腔	漏斗状	圆桶状
骨盆下口	较狭小	较宽大
耻骨下角	70°~75°	80°~100°

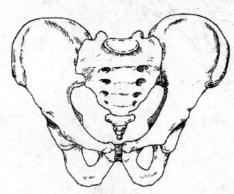

(a)男性骨盆

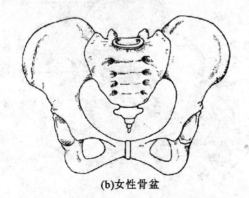

(b)女性骨盆

图 3 – 30　男性、女性骨盆比较

（2）髋关节　由髋臼与股骨头构成（图 3 – 31）。

髋关节的特点：①髋臼深，周缘附有髋臼唇。②股骨头大。③关节囊厚而坚韧，股骨颈的前面全部包在囊内，后面仅内侧 2/3 包在囊内，外侧 1/3 露于囊外，故股骨颈骨折有囊内骨折和囊外骨折之分。④关节囊周围有韧带加强，其中以前方的髂股韧带最为强厚，可限制髋关节过伸；关节囊后下部相对薄弱，故髋关节发生脱位时，股骨头大多脱向后下方。⑤关节囊内有股骨头韧带，起自髋臼横韧带，止于股骨头凹，营养股骨头的部分血管经此韧带进入。

髋关节可做屈、伸、收、展、旋内、旋外和环转运动，具有较大的稳固性，以适应下肢负重行走功能的需要。

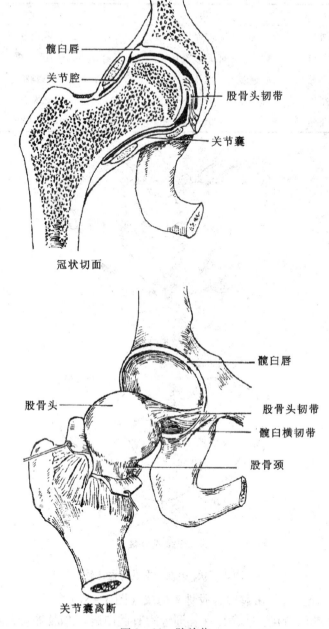

髋臼唇

关节腔

股骨头韧带

关节囊

冠状切面

髋臼唇

股骨头

股骨头韧带

髋臼横韧带

股骨颈

关节囊离断

图 3-31 髋关节

（3）膝关节 是人体最大最复杂的关节，由股骨下端、胫骨上端和髌骨构成（图 3-32）。

膝关节周围有许多韧带加强，关节前方有股四头肌腱及其延续而成的髌韧带。髌韧带厚而强韧，从髌骨下缘止于胫骨粗隆。外侧有腓侧副韧带，内侧有胫侧副韧带。关节囊内有前、后膝交叉韧带，将股骨与胫骨牢固相连。前交叉韧带从股骨髁间窝外侧壁连至胫骨髁间隆起前方，可防止胫骨前移。后交叉韧带从髁间窝内侧壁连至髁间隆起后方，可防止胫骨后移。

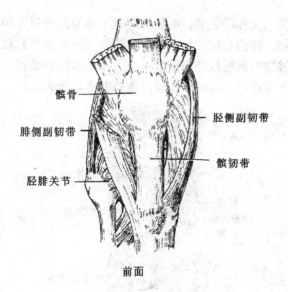

髌骨

腓侧副韧带

胫腓关节

胫侧副韧带

髌韧带

前面

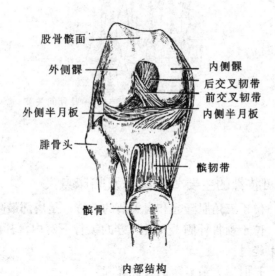

股骨髌面

外侧髁

外侧半月板

腓骨头

髌骨

内侧髁

后交叉韧带

前交叉韧带

内侧半月板

髌韧带

内部结构

图 3 – 32 膝关节

在股骨与胫骨的关节面之间垫有两块半月板，分别称内侧半月板和外侧半月板。内侧半月板呈"C"形，外侧半月板呈"O"形，均由纤维软骨构成；它们的上面微凹，下面平坦，外缘厚，内缘薄，使股、胫两骨的关节面更为适应，并能缓冲压力，吸收震荡，起弹性垫的作用。

膝关节可做屈、伸运动；当膝关节处于半屈位时，还可做小幅度的旋内和旋外运动。

（4）胫腓骨连结 胫骨与腓骨的连结包括三部分；胫骨的腓关节面与腓骨头构成胫腓关节；两骨干之间借小腿骨间膜相连，两骨下端借韧带相连，胫腓骨之间活动度甚小。

（5）足关节 包括距小腿关节、跗骨间关节、跗跖关节、跖趾关节和趾骨间关节（图 3 –33）。

距小腿关节又称踝关节，由胫腓两骨下端与距骨滑车构成。关节囊前、后壁宽松，两侧有韧带加强，内侧韧带（三角韧带）较厚，外侧韧带薄弱。足过度内翻可致外侧韧带损伤。踝关节的运动即足尖向上为背屈，足尖向下为跖屈，高度跖屈时可做轻度侧方运动。

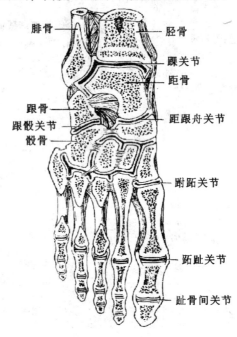

图 3-33　足关节

（三）四肢骨的主要骨性标志及临床意义

肩峰　　位于三角肌隆起和肩关节的上方，是肩部最高点。

喙突　　位于锁骨外侧1/3段下方的锁骨下窝内，其内下方有腋血管和臂丛各束经过。

鹰嘴　　是肘后方最显著的骨性隆起。

髂嵴　　髂骨翼上缘称髂嵴，两侧髂嵴最高点的连线约平对第4腰椎棘突，是腰椎穿刺时的定位标志。

第二节　骨骼肌

 核心知识

1. 骨骼肌由什么构成？依据其形态可分几类？

2. 对照模型，你能说出胸锁乳突肌、三角肌和臀大肌的起止点吗？

3. 比较浅筋膜和深筋膜，说出两者有何不同？

一、概述

骨骼肌是运动系统的动力部分，约 600 余块，多附着于骨骼，约占体重的40%。每块肌都有一定的形态结构和生理功能，因此，每块肌都可视为一个器官。

（一）肌的分类、构造、起止与配布

1. 肌的分类

骨骼肌的形态多种多样，概括可分为长肌、短肌、扁肌和轮匝肌（图 3 - 34）。

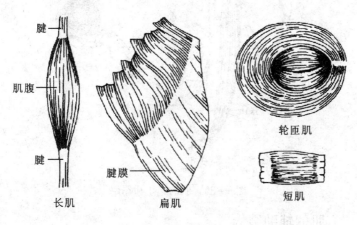

图 3 - 34　肌的形态

长肌呈长梭形或带状，主要分布于四肢；短肌短小，主要分布于躯干部的深层；扁肌扁薄而宽阔，多分布于躯干浅部，收缩时除运动躯干外，还对内脏起保护作用；轮匝肌呈环形，位于孔、裂的周围，收缩时可关闭孔、裂。

2. 肌的构造

肌由肌腹和肌腱构成。肌腹位于肌的中部，呈红色，质地柔软，主要由骨骼肌纤维构成，许多骨骼肌纤维聚集成肌束，许多肌束合成肌腹，有收缩功能，是产生力的部分。肌腱位于肌的两端并附着于骨，呈银白色，质地坚韧，由致密结缔组织构成，肌腱无收缩功能，只起力的传递作用。长肌的腱多呈条索状，扁肌的腱呈薄膜状，称为腱膜。

3. 肌的起止

骨骼肌通常以两端附于两块或两块以上的骨上，中间跨过一个或几个关节。肌在固定骨上的附着点称起点，在移动骨上的附着点称止点。通常把接近身体正中矢状面或四肢近侧端的附着点看做是起点，把远离身体正中矢状面或四肢远侧端的附着点看做是止点。肌收缩时，一般是止点向起点靠拢而产生运动（图 3 - 35）。

4. 肌的配布

肌大多配布在关节周围，与关节的运动轴密切相关。其规律是在一个运动轴相对的两侧有两组作用相反的肌或肌群，这两组作用相反的肌互称为拮抗肌。例如：肘关节前方的屈肌群和后方的伸肌群，两者既互相拮抗，又互相依存，在神经系统支配下，彼此协调，使动作准确有序。在运动轴的同一侧作用相同的肌，称为协同肌。如肘关节前面的各屈肌。

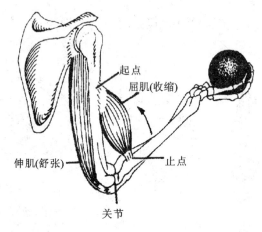

图 3 - 35　肌的起止和作用

(二) 肌的辅助结构

肌的辅助结构有筋膜、滑膜囊和滑膜鞘等。

1. 筋膜

分浅筋膜和深筋膜两种（图 3 - 36）。

（1）浅筋膜　位于皮下，又称皮下筋膜，包被身体各部，由疏松结缔组织构成。浅筋膜内含脂肪、血管、淋巴管和神经等。脂肪的多少因身体部位、性别和营养状况而不同。

（2）深筋膜　位于浅筋膜深面，包裹肌肉，又称固有筋膜，由致密结缔组织构成。它呈鞘状包裹肌、肌群、血管和神经，除有保护和约束肌的作用外，还有利于肌群的活动。

2. 滑膜囊

为结缔组织构成的密闭小囊，形扁壁薄，内含少量滑液，多存在于肌、韧带与皮肤或骨面之间，具有减少摩擦的作用。

3. 腱鞘

主要分布于手、足等活动性较大的部位，是包在长肌腱周围的结缔组织鞘，分内、外两部分。外部是深筋膜增厚形成的腱纤维鞘；内部是滑膜构成的双层圆筒形的腱滑膜鞘。腱滑膜鞘外层贴在腱纤维鞘的内面，内层包在肌腱的表面，两层相互移行，形成一个封闭的鞘管，内含少量的滑液，使肌腱能在鞘内自由滑动，运动时可减少肌腱与骨面之间的摩擦。

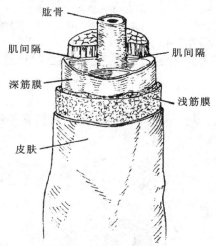

图 3 - 36 筋膜

二、躯干肌

躯干肌分为颈肌、胸肌、背肌、膈、腹肌和会阴肌。

（一）颈肌

颈肌位于颅和胸廓之间，主要有颈阔肌、胸锁乳突肌、舌骨上肌群和舌骨下肌群（图 3 -37，表 3 -5）。

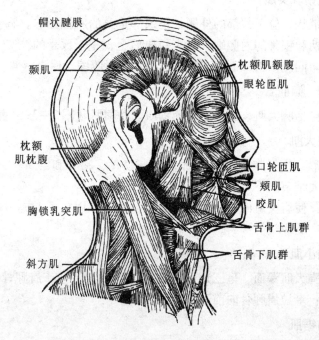

图 3 -37 头颈肌

表 3 - 5　颈肌的名称、位置、作用

肌肉名称	位置	作用
颈阔肌	浅筋膜内	紧张颈部皮肤和下拉口角
胸锁乳突肌	颈部的外侧	一侧收缩使头向同侧侧屈，两侧收缩使头向后仰
舌骨上肌群	下颌骨和舌骨之间	上提舌骨，若舌骨固定，则可下降下颌骨
舌骨下肌群	舌骨和胸骨柄之间	可下降舌骨，协助完成吞咽运动

1. 颈阔肌

位于浅筋膜内，是一对非常薄的扁肌，有紧张颈部皮肤和下拉口角等作用（图 3 - 38）。

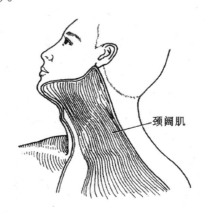

图 3 - 38　颈阔肌

2. 胸锁乳突肌

呈长带状，位于颈部的外侧，是颈部重要的肌性标志。胸锁乳突肌起自胸骨柄和锁骨的内侧端，肌束斜向后上，止于颞骨的乳突。一侧收缩，使头向同侧倾斜，面转向对侧。两侧同时收缩，使头后仰。

（二）胸肌

胸肌包括胸大肌、胸小肌、前锯肌、肋间肌（图 3 - 39，表 3 - 6）。

1. 胸大肌

呈扇形，位于胸廓的前上部，起自锁骨、胸骨和第 1 ~ 6 肋软骨，止于肱骨大结节的下方。

作用：使肩关节内收、旋内和前屈，如上肢固定可上提躯干，还可使肋上提，助吸气。

2. 胸小肌

位于胸大肌深面，呈三角形，起自第 3 ~ 5 肋，止于肩胛骨喙突。

作用：牵拉肩胛骨向前下方。

3. 前锯肌

紧贴于胸廓外侧壁，为锯齿状扁肌，起自第 1 ~ 8 肋，止于肩胛骨。

作用：拉肩胛骨向前，下部肌束可使肩胛骨下角旋外，助臂上举。

4. 肋间肌

分浅、深两层，位于肋间隙内。浅层的称肋间外肌，起自上位肋骨下缘，肌束行向前下，止于下位肋骨上缘。收缩时可提肋，助吸气。深层的称肋间内肌，肌束行向前上方与肋间外肌交叉。收缩时可降肋，助呼气。

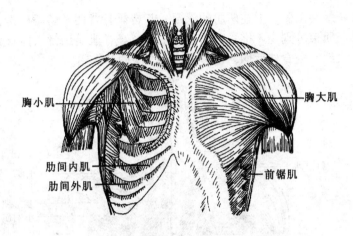

图 3 - 39　胸肌

表 3 - 6　胸肌的名称、位置、起止、作用

肌肉名称	位置	起点	止点	作用
胸大肌	胸前壁的浅层	锁骨、胸骨和第 1 ~ 6 肋软骨	肱骨大结节下方	使肩关节内收、旋内和前屈，还可提肋助吸气
胸小肌	胸大肌深面	第 3 ~ 5 肋	肩胛骨喙突	牵拉肩胛骨向前下方
前锯肌	胸廓外侧壁	第 1 ~ 8 肋	肩胛骨	拉肩胛骨向前，助臂上举
肋间外肌	肋间隙内浅层	肋间隙浅层，肋骨下缘	下位肋骨上缘	提肋助吸气
肋间内肌	肋间隙内深层	肋间外肌深面，肋骨上缘	上位肋骨下缘	降肋助呼气

（三）背肌

背肌位于躯干背面，主要有浅层的斜方肌、背阔肌和深层的竖脊肌（图 3 - 40）。

1. 斜方肌

位于项部和背部的浅层，为三角形的扁肌，两侧相合呈斜方形。斜方肌起自枕骨、项韧带和全部胸椎棘突，止于锁骨外侧1/3部分、肩峰、肩胛冈等处。其不同部位的肌束收缩，可使肩胛骨上提、下降、靠拢脊柱。如肩胛骨固定，可使头后仰。斜方肌瘫痪时，出现"塌肩"。

2. 背阔肌

为全身最大的扁肌，位于背下部和胸部的后外侧部。它起自髂嵴、腰椎和下部胸椎棘突，止于肱骨头前下方。该肌收缩，可使臂内收、旋内和后伸；若上肢上举并固定，可引体向上。

3. 竖脊肌

位于棘突两侧，上述两肌的深部，起自骶骨背面及髂嵴后份，向上分出多条肌束分别止于椎骨、肋骨及枕骨。竖脊肌是维持人体直立的重要肌，收缩时使脊柱后伸，也可有仰头、降肋的作用。

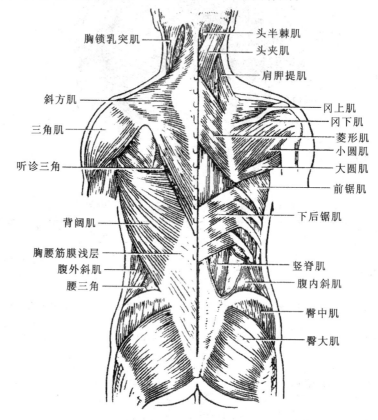

图 3-40 背肌

（四）膈

膈位于胸、腹腔之间，为一块向上膨隆的扁肌，呈穹窿状（图3-41，表3-7）。膈周围部为肌部，附于胸廓下口周缘及其附近骨面，肌束向上移行为中央部的腱膜，称中心腱。膈有三个裂孔：位于第12胸椎前方的为主动脉裂孔，有主动脉和胸导管通过；主动脉裂孔的左前方，约在第10胸椎水平，有食管裂孔，有食管和迷走神经通过；在食管裂孔的右前方，约在第8胸椎水平，位于中心腱内的是腔静脉孔，有下腔静脉通过。膈是重要的呼吸肌。收缩时，膈的顶部下降，胸腔容积扩大，助吸气。舒张时，膈的顶部上升，胸腔容积缩小，助呼气。膈与腹肌同时收缩，使腹压增加，有助排便及分娩等。

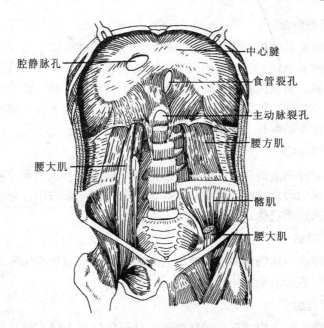

图 3 - 41 膈

表 3 - 7 膈的三个裂孔及通过的结构

名称	位置	通过的结构
主动脉裂孔	位于第 12 胸椎前方	主动脉和胸导管
食管裂孔	约在第 10 胸椎水平	食管和迷走神经
腔静脉孔	约在第 8 胸椎水平	下腔静脉

（五）腹肌

腹肌位于胸廓下缘与骨盆上缘之间，是腹壁的主要组成部分。包括位于腹前外侧壁的三块扁肌和腹直肌（图 3 - 42，表 3 - 8），以及位于腹后壁的腰方肌。

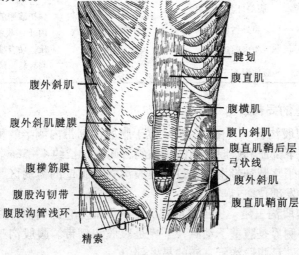

图 3 - 42 腹肌

1. 腹外斜肌

位于腹前外侧壁浅层，为一宽阔的扁肌。大部分肌束由外上斜向前下方，至腹前壁移行为广阔的腱膜，经腹直肌前方至腹正中线，与对侧腱膜相交织，构成白线。腹外斜肌腱膜的下缘增厚卷曲，张于髂前上棘和耻骨结节之间，称为腹股沟韧带。在耻骨结节的外上方，腱膜上有一个略呈三角形的裂孔，称腹股沟管浅（皮下）环。

2. 腹内斜肌

位于腹外斜肌的深面。肌束自后向前呈扇形散开，大部分肌束在腹直肌外侧缘的附近移行为腱膜。腱膜向内分为前、后两层，分别经腹直肌前、后面止于白线。

3. 腹横肌

位于腹内斜肌的深面。肌束横向内侧，在腹直肌外侧缘附近移行为腱膜，经腹直肌后面终止于腹白线。

4. 腹直肌

呈带状，位于腹前壁正中线两侧。其周围包有上述三对扁肌腱膜形成的腹直肌鞘。腹直肌的肌束方向呈纵行，全长有 3～4 条横行的腱性结构，称为腱划。

5. 腰方肌

呈长方形，位于腹后壁脊柱的外侧。

腹前外侧肌群具有保护、固定腹腔器官的作用，收缩时缩小腹腔，增加腹压，协助排便、排尿、呕吐和分娩。腹压增加还可使膈穹窿上升，协助呼气和咳嗽。腹肌又是背部伸肌的拮抗肌，收缩时可使脊柱前屈、侧屈和旋转。

表3－8　腹前外侧壁肌的层次、肌纤维方向及作用

肌肉名称	层次	肌纤维方向	作用
腹外斜肌	腹前外侧壁浅层	外上斜向前下方	保护腹腔脏器，维持腹内压，收缩时增加腹压，使脊柱前屈、侧屈与旋转，降肋助呼气
腹内斜肌	腹外斜肌深面	后向前扇形散开	
腹横肌	腹内斜肌深面	横行	
腹直肌	腹前壁正中线两侧	纵行	

6. 腹壁的局部结构

（1）腹股沟管　（图3－43）位于腹股沟韧带内侧半的稍上方，为腹前外侧壁下部肌和腱膜之间的一条斜行间隙，长约4～5cm。男性的精索或女性的子宫圆韧带由此通过。腹股沟管是腹壁的薄弱区，是腹股沟管斜疝的易发部位。

（2）腹股沟三角　位于腹前外侧壁的下部。它的内侧界是腹直肌的外侧缘，外侧界是腹壁下动脉，下界是腹股沟韧带。腹股沟三角也是腹壁的薄弱区，是腹股沟管直疝的易发部位。

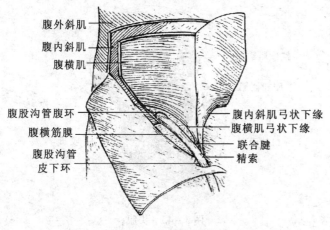

图 3 - 43　腹股沟管

（六）会阴肌

会阴肌主要包括肛提肌和会阴深横肌、尿道括约肌等。肛提肌及覆盖其上、下面的筋膜构成盆膈，它形似一个前壁缺损的漏斗，其中部有直肠穿过；会阴深横肌和尿道括约肌以及覆盖在它们上、下面的筋膜构成尿生殖膈，它呈三角形，其中部有尿道穿过，在女性尿道的后方还有阴道穿过。盆膈封闭骨盆下口的大部分，尿生殖膈位于盆膈的前下方（图 3 - 44）。

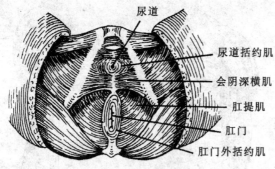

图 3 - 44　会阴肌

三、头肌

头肌分为表情肌和咀嚼肌（图 3 - 45）。

（一）表情肌

表情肌位于面部和颅顶皮下，大多起自颅骨，止于面部皮肤。表情肌主要有枕额肌、眼轮匝肌、口轮匝肌、颊肌等。收缩时可改变面部皮肤的外形，显示各种表情，并有协助咀嚼、吸吮的作用。

（二）咀嚼肌

咀嚼肌位于颞下颌关节的周围，主要有咬肌和颞肌。咬肌位于下颌支的外面，颞肌位于颞窝内。咀嚼肌的作用是运动颞下颌关节，参与咀嚼运动。

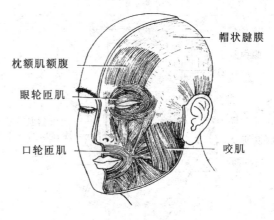

图 3－45　头肌

四、四肢肌

四肢肌分上肢肌和下肢肌。因上肢执行复杂、精细的劳动功能，故上肢肌细小，数目较多，动作灵敏。而下肢肌数目较少，但粗壮有力，与下肢支持体重和行走的功能相适应。

（一）上肢肌

上肢肌按部位分为肩肌、臂肌、前臂肌和手肌（图 3－46，图 3－47）。

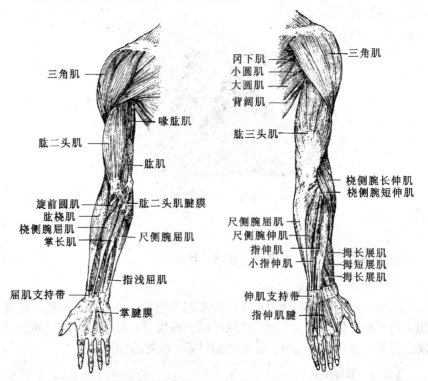

图 3－46　上肢前面浅层肌（右侧）　　图 3－47　上肢后面浅层肌（右侧）

1. 肩肌

配布在肩关节周围，主要有三角肌（图 3－48，图 3－49）。

三角肌位于肩外侧部，略呈三角形，起自于锁骨的外侧份、肩峰和肩胛冈，肌束从前、后和外侧三面包围肩关节，集中止于肱骨的三角肌粗隆。它与肱骨大结节共同形成肩部圆隆的外形。在肩关节脱位时，此圆隆即消失。此肌收缩，可使肩关节外展。三角肌的外上 1/3 部，肌质丰厚，且无重要的血管、神经经过，是临床选用的肌肉注射部位。

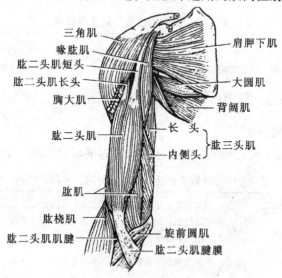

图 3 - 48　肩肌、臂肌前群（右侧）

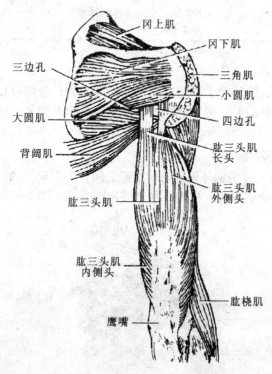

图 3 - 49　肩肌、臂肌后群（右侧）

此外，在肩关节周围还有肩胛下肌、冈上肌、冈下肌、小圆肌、大圆肌等，它们都有运动肩关节的作用。

2. 臂肌

位于肱骨周围，分前、后两群，前群主要有肱二头肌；后群主要有肱三头肌（表3-9）。

表3-9 臂肌的位置、起止与作用

肌群	肌肉名称	位置	起点	止点	主要作用
前群	肱二头肌	臂前部浅层	长头起自关节盂上方，短头起自肩胛骨喙突	桡骨粗隆	屈肘关节
后群	肱三头肌	臂的后部	关节盂下方和肱骨的后面	尺骨鹰嘴	伸肘关节

3. 前臂肌

配布在桡、尺骨周围，数目较多，分为前、后两群（表3-10）。

表3-10 前臂肌位置、组成、分布、名称、作用

组成	位置	分布	名称	作用
前群	前臂骨前面	浅层	肱桡肌、旋前圆肌、桡侧腕屈肌、掌长肌、指浅屈肌、尺侧腕屈肌	屈腕、屈指、使前臂旋前（手背转向前）
		深层	拇长屈肌、指深屈肌、旋前方肌	
后群	前臂骨后面	浅层	桡侧腕长伸肌、桡侧腕短伸肌、指伸肌、小指伸肌、尺侧腕伸肌	伸腕、伸指、使前臂旋后（手背转向后）
		深层	旋后肌、拇长展肌、拇短伸肌、拇长伸肌、示指伸肌	

4. 手肌

位于手掌，为运动手指的短肌，可分为三群：外侧群较发达，在手掌形成隆起，称鱼际；内侧群较小，在手掌也形成隆起，称小鱼际；中间群包括蚓状肌和骨间肌。

5. 上肢的局部结构

（1）腋窝 位于胸外侧壁与臂上部之间，为尖向上的四棱锥体形的腔隙，腋窝内含有血管、神经、淋巴结和脂肪等（图3-50）。

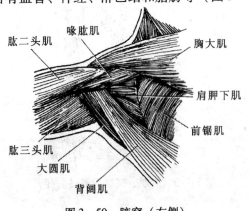

图3-50 腋窝（右侧）

（2）肘窝　位于肘关节前方，为底向上、尖向下的三角形浅窝，内有血管、神经和肱二头肌腱等结构（图3－51）。

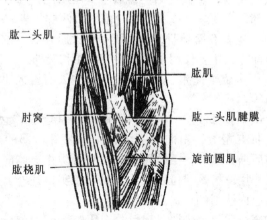

图3－51　肘窝（右侧）

（二）下肢肌

下肢肌按部位分为髋肌、大腿肌、小腿肌和足肌四部分（图3－52，图3－53）。

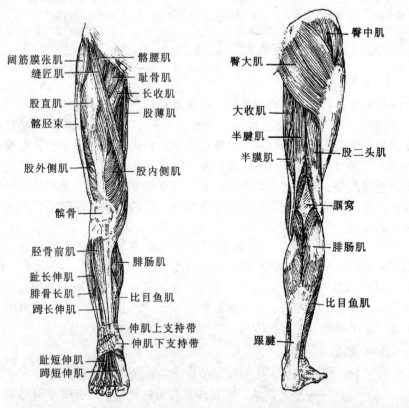

图3－52　下肢前面浅层肌（右侧）　　图3－53　下肢后面浅层肌（右侧）

1. 髋肌

位于髋关节周围，多数起自骨盆侧壁的内面或外面，跨过髋关节，止于股骨的上部，主要运动髋关节。分前、后两群（表3－11）。

（1）前群　主要有髂腰肌，由髂肌和腰大肌合成。位于脊柱腰段的外侧和髋关节前方，主要作用是使髋关节前屈和旋外。

（2）后群　多位于臀部，故又称臀肌，主要有臀大肌、臀中肌、臀小肌、梨状肌等。

臀大肌　位于臀部浅层，略呈四边形，大而肥厚，起自髂骨外面和骶骨的后面，肌束粗大，斜向外下方，止于股骨上部的后面，该肌收缩，可使大腿后伸并旋外；下肢固定时，则可防止身体前倾，对维持人体直立有重要作用。臀大肌位置表浅，肌质厚实，其外上部无重要的神经和血管，为肌内注射的首选部位。

臀中肌和臀小肌　臀中肌呈扇形分布于臀部外上侧份，其下部为臀大肌所掩盖，它的深面为臀小肌，两肌都可使髋关节外展。

表3－11　髋肌的名称、位置、作用

名称	位置	作用
髂腰肌	脊柱腰段的外侧和髋关节前方	使髋关节前屈和旋外
臀大肌	臀部浅层	髋关节后伸、旋外等
臀中肌	臀部外上侧份，下部为臀大肌所掩盖	髋关节旋内和外展
臀小肌	臀中肌深面	髋关节旋内和外展
梨状肌	臀大肌的深面和臀中肌的下方	髋关节旋外

2. 大腿肌

分布在股骨周围，可分前群、内侧群和后群（表3－12）。

（1）前群　位于大腿前部，有缝匠肌和股四头肌。缝匠肌呈长带状，是人体肌纤维最长的肌，自髂前上棘斜向内下方，止于胫骨上端内侧面，可屈髋关节和膝关节。股四头肌特别发达，是人体中体积最大的肌。起端有四个头，起自髂骨和股骨，四个头向下形成一条肌腱，包绕髌骨，向下延续为髌韧带，止于胫骨粗隆。股四头肌有屈髋关节和伸膝关节的作用。

（2）内侧群　位于大腿内侧部，共有5块。其中重要的肌有长收肌、耻骨肌等。此肌群作用是使髋关节内收。

（3）后群　位于大腿后部，共有3块，其中位于大腿后外侧的是股二头肌，有长、短两头，分别起自坐骨和股骨，止于腓骨头。内侧的是半腱肌和半膜肌。后群肌均具有屈膝关节、伸髋关节的作用。

3. 小腿肌

位于胫、腓骨周围，依所在部位分为前群、外侧群和后群。

（1）前群　有胫骨前肌、趾长伸肌和踇长伸肌。胫骨前肌紧贴胫骨前外侧面，其外侧上方有趾长伸肌，下方有踇长伸肌。它们都经过距小腿关节的前方到足背或趾背面。作用是使距小腿关节伸（背屈）、伸趾及足内翻。

（2）外侧群 位于腓骨外侧，由浅层的腓骨长肌和深层的腓骨短肌组成。二肌腱经外踝后方到足底，能使距小腿关节屈（跖屈）和使足外翻。

（3）后群 位于小腿后方，分浅、深两层。浅层有小腿三头肌，由浅层的腓肠肌和其深层的比目鱼肌合成。腓肠肌起自股骨，比目鱼肌起自腓骨后上部。肌腹膨大，形成小腿后部的丰隆外形，俗称"小腿肚"。向下形成一条强大的跟腱，止于跟骨。小腿三头肌可使足跖屈和屈膝。深层有胫骨后肌、趾长屈肌和蹈长屈肌，三肌的腱均经内踝后方达足底。作用是使距小腿关节跖屈、屈趾和足内翻。

表3－12 大、小腿主要肌的位置、起止与作用

肌肉名称	位置	起点	止点	作用
缝匠肌	大腿前部	髂前上棘	胫骨上端内侧面	屈髋和屈膝
股四头肌	大腿前部	髂骨和股骨	胫骨粗隆	屈髋和伸膝
股二头肌	大腿后外侧	坐骨和股骨	腓骨头	屈膝和伸髋
小腿三头肌	小腿后方浅层	腓肠肌起自股骨，比目鱼肌起自腓骨后上部	跟骨	足跖屈和屈膝

4. 足肌

足肌位于足底，分内侧群、外侧群和中间群。主要作用是屈趾和支持足弓。

5. 下肢的局部结构

（1）股三角 位于股前面的上部。由腹股沟韧带、缝匠肌内侧缘和长收肌内侧缘围成。股三角在腹股沟韧带下方处，由内向外依次排列有股静脉、股动脉和股神经。

（2）腘窝 位于膝关节后方，为菱形的深窝，内有血管、神经、淋巴结和脂肪等（图3－54）。

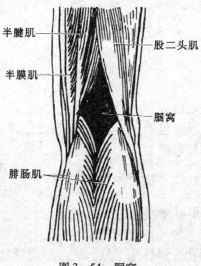

图3－54 腘窝

肌内注射

　　肌内注射是护理工作中最常用的操作技术。由于骨骼肌毛细血管丰富，对药物吸收较快，所以是较理想的给药途径之一。但并非人体的每一块肌肉都可以进行肌内注射。选择注射用的肌肉必须具备操作方便、位置表浅、肌腹丰满而厚、神经分布少、离大的血管神经和重要脏器较远等条件。临床上常用的肌内注射部位有臀大肌、三角肌等。

 小结

　　运动系统由骨、骨连结和骨骼肌三部分组成，约占人体体重的60%，形成人体的基本轮廓。全身各骨借骨连结相连构成人体的支架，即骨骼。在运动过程中，骨是运动的杠杆，共有206块，包括颅骨29块、躯干骨51块、上肢骨64块、下肢骨62块；骨连结是运动的枢纽，骨连结包括直接连结和间接连结两种，间接连接又称关节，人体重要的关节有肩关节、肘关节、髋关节、膝关节等；骨骼肌是运动的动力器官，骨骼肌附着于骨的表面，在神经系统支配下收缩和舒张，牵引骨骼产生运动。人体重要的骨骼肌有胸锁乳突肌、膈、肋间肌、三角肌、臀大肌等。

 练习题

一、名词解释

1. 翼点

2. 胸骨角

3. 肋弓

4. 腹股沟韧带

5. 腹股沟三角

二、填空

1. 鼻旁窦的组成包括_____、_____、_____和_____。

2. 不成对的面颅骨包括_____、_____和_____。

3. 关节基本结构包括_____、_____和_____三部分

4. 肘关节由_____、_____和_____组成。

5. 膝关节由_____、_____和_____组成。

6. 根据肌的外形可分为_____、_____、_____和_____。

7. 肌由_____和_____构成。

8. 膈的三个裂孔分别是_____、_____和_____。

三、选择题

1. 属于躯干骨的是（   ）。
   A. 锁骨   B. 肩胛骨
   C. 髋骨   D. 胸骨   E. 股骨

2. 属于上肢骨的是（   ）。
   A. 肩胛骨   B. 胸骨
   C. 腓骨   D. 椎骨   E. 肋骨

3. 颈椎（   ）。
   A. 均有椎体
   B. 无横突孔
   C. 棘突末端无分叉
   D. 第 7 颈椎棘突最长   E. 没有椎体

4. 胸骨（   ）。
   A. 属于不规则骨
   B. 分胸骨柄和胸骨体两部分
   C. 外侧缘与上八对肋相连结
   D. 胸骨角平对第二肋软骨
   E. 以上均不对

5. 枢椎是指（   ）。
   A. 第一颈椎   B. 第二颈椎
   C. 第六颈椎   D. 第七颈椎   E. 第一胸椎

6. 连结上、下位椎弓板之间的韧带是（   ）。
   A. 前纵韧带   B. 后纵韧带
   C. 棘上韧带   D. 黄韧带   E. 项韧带

7. 胸锁乳突肌的作用是（   ）。
   A. 收缩使头向对侧侧屈
   B. 一侧收缩使面转向同侧
   C. 一侧收缩使头向同侧侧屈，面转向对侧
   D. 两侧收缩使头前屈
   E. 以上均不对

8. 膈（   ）。
   A. 收缩时，膈穹上升，助吸气
   B. 收缩时，膈穹下降，助呼气
   C. 舒张时，膈穹上升，助吸气
   D. 收缩时，膈穹下降，助吸气
   E. 以上均不对

9. 三角肌（   ）。
   A. 止于尺骨鹰嘴
   B. 止于桡神经沟

C. 起于锁骨外侧份、肩峰、肩胛冈

D. 作用是旋转肩关节

E. 作用是引体向上

四、简答题

1. 简述颅骨的组成。

2. 简述肩关节的组成及特点。

3. 简述髋关节的组成及特点。

4. 列举胸锁乳突肌、肋间肌、膈的位置、起止、作用。

5. 说出三角肌、臀大肌的形态、位置、起止及临床意义。

参考答案（选择题）

1. D 2. A 3. D 4. D 5. B 6. D 7. C 8. D 9. C

（吉林卫生学校 刘东方 秦辰）

第四章　消化系统

　　消化系统的主要功能是摄取食物，并对食物进行消化，经消化管黏膜上皮细胞吸收食物中的营养成分，最后将食物残渣形成粪便排出体外。通过本章学习，掌握消化系统的组成和基本功能，牙的名称、构造，食管、胃、小肠、阑尾、肛管、口腔腺和肝的位置与形态结构，阑尾和肝的体表投影，输胆管道的组成，腹膜和腹膜腔的概念；熟悉消化管的微细结构，胃壁的结构特点，肝和小肠黏膜的微细结构，盲肠和胰的形态、位置，腹膜与器官的关系；了解胸腹部标志线和分区，口腔、咽、结肠、直肠，口腔腺的形态和导管开口部位，胰的微细结构。

第一节　概述

 核心知识

　　1. 想一想，消化系统由哪些器官组成？

　　2. 你知道消化系统的主要功能有哪些吗？

　　3. 试一试，用什么方法能快速记住人体胸腹部标志线及腹部的分区？

　　消化系统的大部分器官位于胸腔和腹腔内，为了便于描述各器官的正常位置和体表投影，常在胸腹部体表确定若干标志线和分区（图4 - 1）。

一、胸部标志线

前正中线　　沿身体前面正中线所做的垂直线。

胸骨线　　沿胸骨最宽处的外侧缘所做的垂直线。

锁骨中线　　通过锁骨中点所做的垂直线。

胸骨旁线　　通过胸骨线与锁骨中线之间连线中点所做的垂直线。

腋前线　　通过腋前襞所做的垂直线。

腋后线　　通过腋后襞所做的垂直线。

腋中线　　通过腋前、后线之间中点所做的垂直线。

肩胛线　　通过肩胛骨下角所做的垂直线。

后正中线　　沿身体后面正中线所做的垂直线。

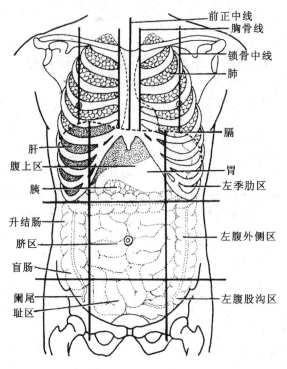

前正中线
胸骨线
锁骨中线
肺
膈
胃
左季肋区
左腹外侧区
左腹股沟区

肝
腹上区
胰
升结肠
脐区
盲肠
阑尾
耻区

图4-1　胸部标志线及腹部分区

二、腹部标志线和分区

在腹部前面，通常用两条横线和两条纵线将腹部分成九个区。上横线一般采用通过两侧肋弓最低点的连线，下横线多采用通过两侧髂结节的连线；两条纵线为通过两侧腹股沟韧带中点所做的垂直线。上述四条线相交将腹部分为九个区：即右季肋区、左季肋区、腹上区、右外侧区、左外侧区、脐区、右腹股沟区、左腹股沟区和腹下区。临床上，有时通过脐做一横线和一垂直线，将腹部分为右上腹、左上腹、右下腹和左下腹四个区。

三、消化系统的组成和功能

消化系统由消化管和消化腺两部分组成（图4-2，表4-1），主要功能是消化食物、吸收营养和排出食物残渣。咽和口腔还参与呼吸和语言的活动。

消化管是从口腔到肛门之间一条粗细不等的连续管道，包括口腔、咽、食管、胃、小肠（十二指肠、空肠、回肠）和大肠（盲肠、阑尾、结肠、直肠、肛管）。临床上通常把口腔到十二指肠的消化管称为上消化道，把空肠以下的部分称为下消化道。

消化腺有大、小消化腺两种。大消化腺包括唾液腺、肝和胰，它们都以导管和消化管道。小消化腺是消化管壁内的许多小腺体，如胃腺和肠腺等，其分泌的消化液直接排入消化管道内，对食物进行化学性消化。

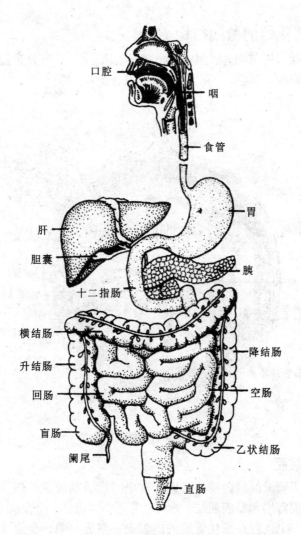

图 4 - 2　消化系统的组成

表 4 - 1　消化系统的组成

消化系统 { 消化管：口腔、咽、食管、胃、小肠（十二指肠、空肠、回肠）、大肠（盲肠、阑尾、结肠、直肠、肛管）
消化腺：口腔腺、肝、胰及一些小腺体

第二节　消化管

核心知识

1. 试一试，能否说出牙的形态构造和牙式的概念？

2. 你知道食管的位置及三个狭窄的部位吗？

3. 能否描述胃的形态、分部、位置及胃壁的结构特点？

4. 试一试，你能说出小肠、大肠的形态和构造上的主要特点吗？

一、消化管的微细结构

消化管除口腔与咽外，其余器官的管壁结构一般可分为四层，由内到外依次为黏膜、黏膜下层、肌层和外膜（图4-3）。

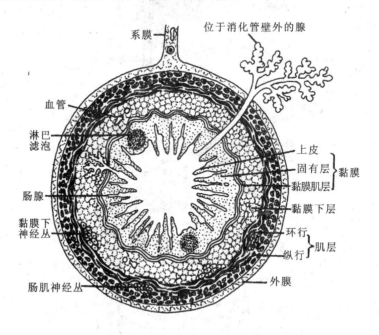

图4-3　消化管微细结构模式

（一）黏膜

黏膜位于管壁的最内层，是进行消化吸收活动的重要部位。黏膜可分为上皮、固有层和黏膜肌层。

上皮　上皮衬在消化管腔的内表面。口腔、咽、食管及肛管的上皮为复层扁平上皮，能耐受食物和残渣的摩擦；胃肠道的上皮均为单层柱状上皮，以消化吸收功能为主。

固有层　由疏松结缔组织构成，内有小腺体、血管、神经、淋巴管和淋巴组织。

黏膜肌层　黏膜肌层由薄层平滑肌构成，黏膜肌层收缩时，使黏膜微弱地运动，有助于血液运行、腺体分泌物的排出和营养物质的吸收。

（二）黏膜下层

由疏松结缔组织构成，结构疏松有利于黏膜和肌层的活动。黏膜和黏膜下层共同突入管腔内，形成环行或纵行的皱襞，扩大了黏膜的表面积。

（三）肌层

除口腔、咽、食管上段和肛门的肌层为骨骼肌外，其余部分均为平滑肌。肌层一般分内环行、外纵行两层。肌层的收缩与舒张，使消化管产生多种形式的运动，将消化管中的内容物向下推进，并与消化液充分混合，促进消化和吸收。

（四）外膜

咽、食管、直肠下段的外膜由薄层结缔组织构成，称纤维膜。胃、小肠和部分大肠的外膜由薄层结缔组织和间皮共同构成，称浆膜。浆膜表面光滑，可减少器官运动时相互之间的摩擦。

二、口腔

口腔是消化管的起始部，向前经口裂通外界，向后经咽峡与咽交通。口腔前为上、下唇，两侧为颊，上为腭，下为口底。口腔以上、下牙弓（包括牙槽突、牙龈和牙列）分为口腔前庭和固有口腔两部分。当上、下牙列咬合时，口腔前庭可经第三磨牙后方的间隙与固有口腔相通，临床病人牙关紧闭时可经此插管或注入营养物质。

（一）唇、腭、舌

1. 唇

唇和颊均由皮肤、皮下组织、肌（口轮匝肌、颊肌等）及黏膜组成。上、下唇间的裂隙称口裂，其左右结合处称口角。上唇两侧以弧形的鼻唇沟与颊部分界，在上唇外面正中线处有一纵行浅沟称为人中，是人类特有的结构，昏迷病人急救时常在此处进行指压或针刺。在与上颌第二磨牙相对的颊黏膜处，有腮腺管的开口。

2. 腭

构成口腔的上壁，分隔鼻腔和口腔，腭分前2/3的硬腭及后1/3的软腭。硬腭以骨腭为基础，表面覆以黏膜，黏膜与骨紧密结合。软腭是硬腭向后延伸的柔软部分，由横纹肌和黏膜构成。软腭后部中央有一向下突起称腭垂或称悬雍垂。自腭垂向两侧各有两条弓形皱襞，前方一对向下延续于舌根，称腭舌弓，后方一对向下延至咽侧壁，称腭咽弓。腭垂、左右腭舌弓及舌根共同围成咽峡，是口腔和咽的分界处（图4-4）。

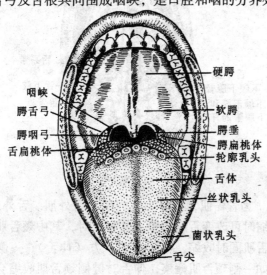

图4-4 口腔与咽峡

3. 舌

位于口腔底，是肌性器官，表面覆有黏膜。具有协助咀嚼、吞咽食物，感受味觉和辅助发音的功能。

(1) 舌的形态　舌分舌尖、舌体和舌根三部分。舌有上、下两面，上面称舌背，其后部可见"∧"形的界沟将舌分为前2/3的舌体和后1/3的舌根，舌体的前端称舌尖。

(2) 舌的黏膜　淡红色，覆于舌的表面。在舌背黏膜上有许多小突起，称舌乳头，舌乳头内有触觉和味觉感受器，能感受触觉和味觉。舌根的黏膜内有淋巴组织构成的舌扁桃体（图4-5）。

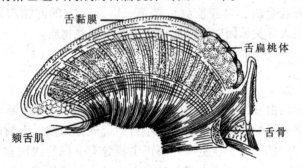

图4-5　舌扁桃体

舌下面的黏膜在舌的中线处有连于口腔底的黏膜皱襞，称舌系带。在舌系带根部的两侧有一对小圆形隆起，称舌下阜，是下颌下腺管和舌下腺大管的开口处。由舌下阜向后外侧延续成舌下襞，舌下腺位于其深面，舌下腺小管开口于舌下襞的表面（图4-6）。

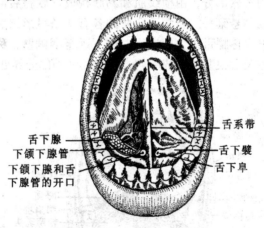

图4-6　口腔底和舌下面

(3) 舌肌　为骨骼肌，可分为舌内肌和舌外肌。舌外肌起自舌外，止于舌内，收缩时可改变舌的位置，共有4对，其中颏舌肌在临床上较重要，两侧颏舌肌同时收缩，拉舌向前下方（伸舌）；一侧收缩时使舌尖伸向对侧。如一侧颏舌肌瘫痪，伸舌时健侧颏舌肌收缩会使舌尖歪向瘫痪侧。

（二）牙

牙嵌于上、下颌骨的牙槽内，是人体最坚硬的器官。

1. 牙的形态和构造

牙在外形上可分为牙冠、牙颈和牙根三部分。暴露在口腔内的称牙冠，嵌于牙槽内的称牙根，介于牙冠与牙根交界部分称牙颈（图4-7）。

牙由牙质、釉质、牙骨质和牙髓构成。牙质构成牙的主体，牙冠的表面覆有釉质，在牙颈和牙根表面包有牙骨质。牙内空腔，称为牙腔，包括位于牙冠内的牙冠腔和牙根内的牙根管。牙腔内有牙髓。牙髓由结缔组织、神经、血管和淋巴管构成。牙髓发炎时，可压迫神经引起剧烈疼痛。

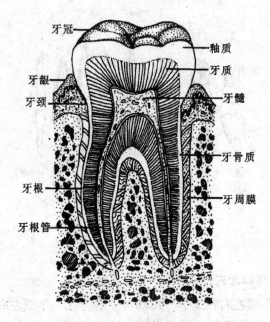

图4-7 牙的形态和构造

2. 牙的分类和萌出

牙是对食物进行机械加工的器官，并有协助发音等作用。根据牙的形态和功能，可分为切牙、尖牙、前磨牙和磨牙（图4-8，图4-9）。

人的一生中先后长两套牙，第一套牙称乳牙，一般在出生后6个月开始萌出，3岁左右出全，共20个；第二套牙称恒牙，6岁左右，乳牙开始脱落，恒牙中的第一磨牙首先长出，至12~14岁逐步出全并替换全部乳牙。而第三磨牙萌出最迟，故称迟牙，通常在17~25岁间长出，有的甚至终生不出。因此恒牙数在28~32个之间均属正常。

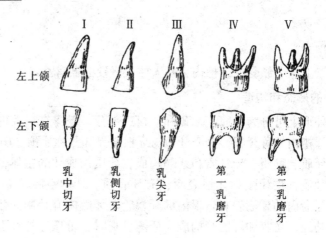

图4-8 乳牙的名称及符号

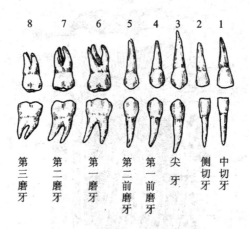

图4-9 恒牙的名称及符号

3. 牙的排列和牙式

乳牙上、下颌左右各5个，共20个。恒牙上、下颌左右各8个，共32个。临床上为便于记录牙的位置，常以被检查者的方位为准，以"+"符号划分四区，表示左、右侧及上、下颌的牙位，并以罗马数字Ⅰ～Ⅴ表示乳牙（表4-2），用阿拉伯数字1～8表示恒牙（表4-3）。这种采用符号记录牙位置的方式，称牙式。

表4-2 乳牙的名称和符号

右上颌	Ⅴ	Ⅳ	Ⅲ	Ⅱ	Ⅰ	Ⅰ	Ⅱ	Ⅲ	Ⅳ	Ⅴ	左上颌
右下颌	Ⅴ	Ⅳ	Ⅲ	Ⅱ	Ⅰ	Ⅰ	Ⅱ	Ⅲ	Ⅳ	Ⅴ	左下颌
	第二乳磨牙	第一乳磨牙	乳尖牙	乳侧切牙	乳中切牙						

表4-3　恒牙的名称和符号

右上颌	8	7	6	5	4	3	2	1	1	2	3	4	5	6	7	8	左上颌
右下颌	8	7	6	5	4	3	2	1	1	2	3	4	5	6	7	8	左下颌
	第三磨牙	第二磨牙	第一磨牙	第二前磨牙	第一前磨牙	尖牙	侧切牙	中切牙	中切牙	侧切牙	尖牙	第一前磨牙	第二前磨牙	第一磨牙	第二磨牙	第三磨牙	

4. 牙周组织

包括牙周膜、牙槽骨和牙龈三部分，对牙起保护、固定和支持的作用。牙周膜是介于牙根和牙槽骨之间的致密结缔组织，固定牙根，并可缓冲咀嚼时的压力。牙龈是口腔黏膜的一部分，血管丰富，包被牙颈，与牙槽骨的骨膜紧密相连。

三、咽

咽是一个前后略扁的漏斗形肌性管道，位于1~6颈椎的前方，上起颅底，下达第6颈椎下缘移行于食管。咽的前壁不完整，分别与鼻腔、口腔和喉腔相通。咽腔是消化道与呼吸道的共同通道，以软腭与会厌上缘为界，分为鼻咽、口咽和喉咽（图4-10）。

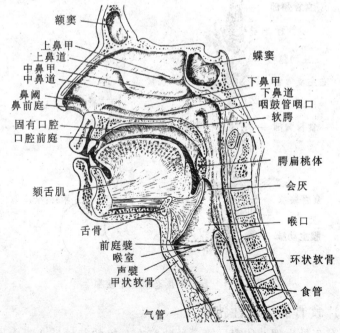

图4-10　鼻腔、口腔、咽正中矢状切面

（一）鼻咽

鼻咽位于鼻腔的后方，介于颅底与软腭之间，向前经鼻后孔与鼻腔相通。

在鼻咽的两侧壁相当于下鼻甲后方 1.5cm 处各有一个咽鼓管咽口，借咽鼓管通中耳鼓室。该口的前、上和后方有明显的半环形隆起，称咽鼓管圆枕，咽鼓管圆枕的后上方有一凹陷，称咽隐窝，是鼻咽癌的好发部位。

（二）口咽

口咽位于口腔的后方，介于软腭与会厌上缘之间，向上通鼻咽，向下通喉咽，向前经咽峡通口腔。口咽外侧壁在腭舌弓与腭咽弓之间的凹陷称扁桃体窝，窝内容纳腭扁桃体。腭扁桃体发炎时常有红肿疼痛。

（三）喉咽

喉咽位于喉的后方，上起会厌上缘，下至第 6 颈椎体下缘平面移行于食管。向前经喉口通喉腔。喉咽是咽腔中最狭窄的部分。

四、食管

（一）食管的位置和形态

食管为前后扁窄的肌性管，上端于第 6 颈椎体下缘平面续于咽，下行穿过膈的食管裂孔，下端约在第 11 胸椎左侧与胃连接，全长约 25cm。按其行程可分为颈部、胸部和腹部三部（图 4－11）。

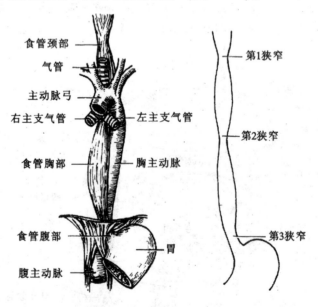

图 4－11　食管的形态及三个狭窄

（二）食管的生理性狭窄

食管有三处生理性狭窄：第一处狭窄在食管的起始处，距中切牙约 15cm；第二处狭窄在食管与左主支气管交叉处，距中切牙约 25cm；第三处狭窄为食管穿过膈的食管裂孔处，距中切牙约 40cm。三处狭窄常为食管损伤、异物滞留和食管癌的好发部位。

五、胃

胃是消化管中最膨大的部分，上接食管，下续十二指肠。胃有容纳食物、分泌胃液和初步消化食物的功能。成人胃的容量约 1500mL。新生儿的胃容量约为 30mL。

（一）胃的位置和毗邻

胃大部分位于左季肋区，小部分位于腹上区。贲门位于第 11 胸椎体左侧，幽门在第 1 腰椎体右侧。胃前壁在右侧与肝左叶靠近；在左侧与膈相邻，为左肋弓所遮盖；在剑突下方的胃前壁直接与腹前壁相贴，该处是胃的触诊部位。胃后壁与胰、横结肠、左肾和左肾上腺相邻。胃底与膈和脾相邻。

（二）胃的形态和分部

胃有前、后两壁，大、小两弯和上、下二口。上缘凹而短，朝向右上，称胃小弯，胃钡餐造影时，在胃小弯的最低处，可明显见到一切迹，称角切迹，它是胃体与幽门部在胃小弯的分界。下缘凸而长，朝向左下，称胃大弯。胃的上口称贲门，接食管。下口称幽门，通十二指肠（图 4－12）。

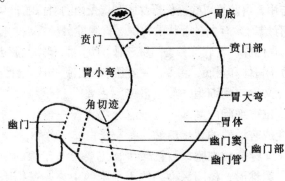

图 4－12 胃的形态与分部

胃可分为四部，位于贲门附近的部分称贲门部；位于贲门平面向左上方凸出的部分称胃底；胃的中间部分称胃体；位于角切迹与幽门之间的部分称幽门部。在幽门部大弯侧有一不太明显的浅沟，称中间沟，此沟将幽门部分为右侧呈管状的幽门管和左侧较为扩大的幽门窦。胃溃疡和胃癌多发生于胃的幽门窦近胃小弯处。

（三）胃壁的结构特点

胃壁的四层结构由内向外依次为黏膜层、黏膜下层、肌层和外膜。

1. 黏膜

胃空虚时黏膜形成许多纵行皱襞，充盈时皱襞减少、变低。胃黏膜表面有许多小窝，称胃小凹。胃小凹的底部是胃腺的开口处（图 4－13）。

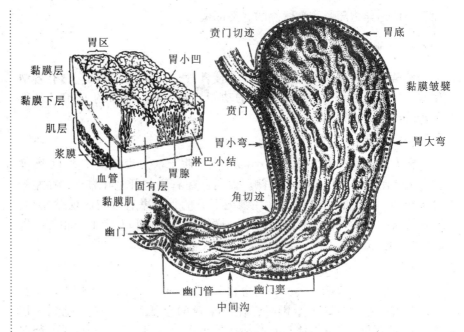

图 4 - 13　胃的黏膜与分部

（1）上皮　为单层柱状上皮，能分泌黏液。黏液覆盖在胃黏膜表面，有重要保护作用，可防止胃酸损伤胃黏膜和胃蛋白酶对胃的自身消化。

（2）固有层　含有大量管状的胃腺。胃腺能分泌胃液，按它的分布部位不同，分为贲门腺、胃底腺和幽门腺三种。贲门腺和幽门腺以分泌黏液为主；胃底腺位于胃体和胃底，主要由主细胞和壁细胞构成。（图4 - 14）

主细胞　又称胃酶细胞，数量最多，主要分布于腺底部。细胞呈柱状，核圆形，位于细胞的基部。主细胞分泌胃蛋白酶原，胃蛋白酶原经盐酸激活转变成有活性的胃蛋白酶，参与蛋白质的分解。

壁细胞　又称盐酸细胞，数量较少，主要分布于腺的中、上部。细胞较大，多呈圆锥形，核圆深染，位于细胞的中央。壁细胞能分泌盐酸及内因子。盐酸有激活胃蛋白酶原和杀菌等作用。内因子有助于肠上皮对维生素 B_{12} 的吸收。维生素 B_{12} 是红细胞促成熟因子。内因子缺乏时，维生素 B_{12} 吸收障碍，红细胞不能成熟，可出现巨幼红细胞性贫血。

（3）黏膜肌层　由内环行与外纵行两薄层平滑肌组成。

2. 黏膜下层

为致密的结缔组织，内含较粗的血管、淋巴和神经，尚可见成群的脂肪细胞。

3. 肌层

较厚，由内斜、中环、外纵三层平滑肌构成。环形肌在贲门和幽门部增厚，分别形成贲门括约肌和幽门括约肌。

4. 外膜

为浆膜，故表面光滑。

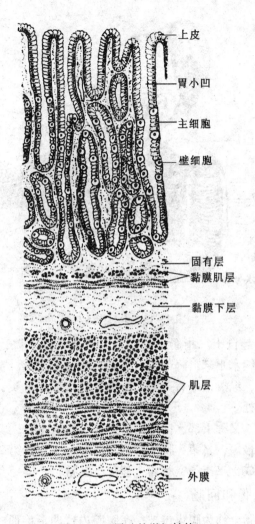

上皮

胃小凹

主细胞

壁细胞

固有层
黏膜肌层

黏膜下层

肌层

外膜

图 4 - 14　胃壁的微细结构

六、小肠

小肠是消化、吸收的重要部分，成人全长约 5～7m，是消化管中最长的一段。它上接幽门，下续盲肠，从上向下依次分为十二指肠、空肠和回肠三部分。

（一）十二指肠

十二指肠介于胃与空肠之间，成人长约 25cm，呈 "C" 形包绕胰头，按其位置不同可分为上部、降部、水平部和升部四部分（图 4 - 15）。

上部　起自胃的幽门，行向右后方，至肝门下方急转向下移行为降部。上部与幽门相接处约 2.5cm 的一段肠管，壁较薄，黏膜面较光滑，无环状襞，称十二指肠球，是十二指肠溃疡的好发部位。

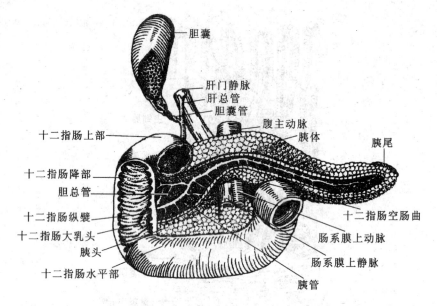

图4-15 十二指肠与胰

降部 起自十二指肠上曲，沿右肾内侧缘下降，至第3腰椎水平、弯向左侧续水平部。降部内面黏膜环状皱襞发达，在其后内侧襞上有一纵行皱襞，纵襞下端有一突起，称十二指肠大乳头，是胆总管和胰管的共同开口处。

水平部 又称下部，向左横行达第3腰椎左侧，续于升部。

升部 最短，自第3腰椎左侧斜向左上方，达第2腰椎左侧急转向前下方，形成十二指肠空肠曲，移行于空肠。

（二）空肠和回肠

空肠和回肠全部为腹膜包被，在腹腔内迂曲盘旋形成小肠袢，并由肠系膜连于腹后壁，活动度较大。空、回肠之间无明显界限，两部分的主要区别简表如下（表4-4）。

表4-4 空肠与回肠的比较

项目	空肠	回肠
位置	腹腔的左上部	腹腔的右下部
长度	占空、回肠全长的2/5	占空、回肠全长的3/5
管径	较大	较小
管壁	较厚	较薄
血管	丰富	较少
环状襞	密而高	疏而低
淋巴小结	孤立	集合、孤立

（三）小肠黏膜的微细结构特点

小肠黏膜的结构特点，主要是腔面有许多环形皱襞、细小的绒毛和微绒毛（图4-16）。皱襞是由黏膜层和部分黏膜下层向肠腔突出形成。绒毛则由上皮和固有层向肠腔突起而成，上皮覆盖在绒毛的表面，固有层形成绒毛的中轴，其内有1~2条纵行的毛细淋巴管，称中央乳糜管。在中央乳糜管周围有丰富的毛细血管网和纵行排列的平滑肌。平滑肌舒缩可使绒毛产生伸缩运动而推动淋巴和血液运行，有利于营养物质的吸收。绒毛上皮为单层柱状上皮，由大量柱状细胞和杯状细胞构成。柱状细胞游离面有许多微绒毛。

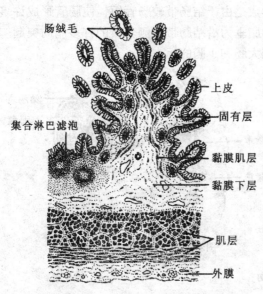

图4-16　回肠壁的微细结构纵切面

环行皱襞、绒毛、微绒毛使小肠黏膜表面积比原来扩大约600倍，极大地增加了小肠黏膜与食糜的接触面积，有利于营养物质的吸收（图4-17）。

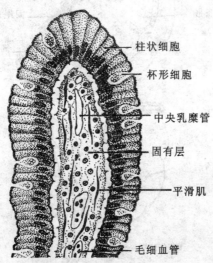

图4-17　小肠绒毛

七、大肠

大肠全长约 1.5m，分盲肠、阑尾、结肠、直肠和肛管。大肠的功能是吸收水分，分泌黏液，使食物残渣形成粪便排出体外。

大肠口径较粗，除直肠、肛管与阑尾外，结肠和盲肠具有三种特征性结构，即结肠带、结肠袋和肠脂垂（图 4-18）。结肠带有三条，由肠壁的纵行肌增厚而成，沿肠的纵轴排列，三条结肠带均汇集于阑尾根部。结肠袋的形成是由于结肠带较肠管短，使肠管形成许多由横沟隔开的囊状突出。肠脂垂为沿结肠带两侧分布的许多脂肪突起。这三个形态特点可作为区别大肠和小肠的标志。

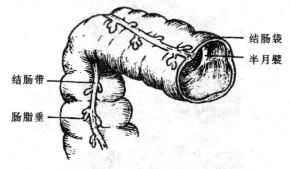

图 4-18 结肠的特征性结构

（一）盲肠

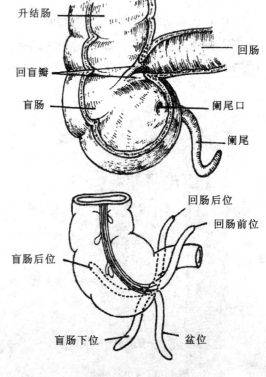

图 4-19 盲肠与阑尾

盲肠位于右髂窝内，是大肠的起始部，下端呈盲囊状，左接回肠，长约6~8cm，向上与升结肠相续。回肠末端开口于盲肠，开口处有上、下两片唇样黏膜皱襞，称回盲瓣。此瓣既可控制小肠内容物进入盲肠的速度，使食物在小肠内充分消化吸收，又可防止大肠内容物逆流到回肠。在回盲瓣下方约2cm处，有阑尾的开口（图4-19）。

（二）阑尾

阑尾为一蚓状突起，根部连于盲肠的后内侧壁，远端游离，一般长6~8cm。阑尾的位置变化很大，根据国人身体调查统计，阑尾以回肠后位和盲肠后位较多见。三条结肠带汇集于阑尾根部，临床做阑尾手术时，可沿结肠带向下寻找阑尾。

阑尾根部的体表投影，通常位于脐与右髂前上棘连线的外、中1/3交点处，此处称麦氏点。急性阑尾炎时，此处常有明显压痛。

（三）结肠

结肠围绕在小肠周围，始于盲肠，终于直肠。可分为升结肠、横结肠、降结肠和乙状结肠四部（图4-20）。

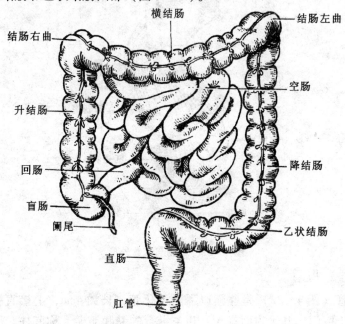

图4-20 小肠和大肠

升结肠　在右髂窝起于盲肠，沿右侧腹后壁上升，至肝右叶下方，转向左形成结肠右曲或称肝曲，移行于横结肠。

横结肠　起自结肠右曲，向左横行至脾下方转折向下形成结肠左曲或称脾曲，续于降结肠。横结肠由横结肠系膜连于腹后壁，活动度大，常形成一下垂的弓形弯曲。

降结肠　起自结肠左曲，沿左侧腹后壁向下，至左髂嵴处移行于乙状结肠。

乙状结肠　　呈乙字形弯曲，于左髂嵴处上接降结肠，沿左髂窝转入盆腔内，至第3骶椎平面续于直肠。乙状结肠借乙状结肠系膜连于骨盆侧壁，系膜较长，易造成乙状结肠扭转。

（四）直肠

直肠长约10~14cm，位于小骨盆腔的后部，骶骨的前方。其上端在第3骶椎前方续于乙状结肠，沿骶骨和尾骨前面下行穿过盆膈，移行于肛管。直肠并不直，在矢状面上有两个弯曲，即骶曲和会阴曲。骶曲是由于直肠在骶、尾骨前面下降，而形成凸向后的弯曲；会阴曲是直肠绕过尾骨尖形成凸向前的弯曲（图4-21）。临床上进行直肠镜或乙状结肠镜检查时，必须注意这些弯曲，以免损伤肠壁。直肠下段肠腔膨大，称直肠壶腹。直肠内面常有三个半月形直肠横襞。男性直肠的前方有膀胱、前列腺、精囊腺；女性直肠的前方有子宫及阴道。直肠指诊可触到这些器官。

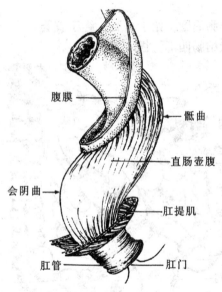

图4-21　直肠与肛管外形

（五）肛管

肛管（图4-22）是盆膈以下的消化管，长约4cm，上接直肠，末端终止于肛门。肛管内面有6~10条纵行的黏膜皱襞，称肛柱。肛柱下端之间有半月状的黏膜皱襞相连，称肛瓣。肛瓣与相邻肛柱下端共同围成的小隐窝，称肛窦，粪屑易积存在窦内，如发生感染可引起肛窦炎。

肛瓣与肛柱下端共同连成锯齿状的环形线，称齿状线，此线以上为黏膜，以下为皮肤。在肛管的黏膜下和皮下有丰富的静脉丛，病理情况下曲张并向肠腔内膨出形成痔。发生在齿状线以上的称内痔，齿状线以下的为外痔。

肛管周围有内、外括约肌环绕。肛门内括约肌属平滑肌，是肠壁环行肌增厚而成，有协助排便的作用。肛门外括约肌为骨骼肌，围绕在肛门内括约肌周围，可随意括约肛门，控制排便。手术时应防止损伤，以免造成大便失禁。

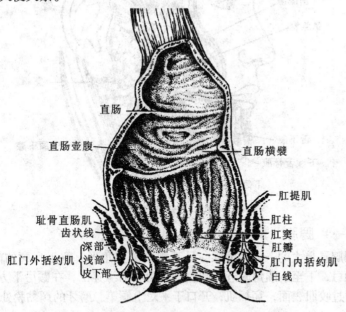

图 4-22 直肠和肛管的内面观

食管癌治疗新进展

食管癌治疗进展有几方面：一是早期发现，早期治疗。可以不用开胸手术，通过胃镜就可以把早期的食管癌切除；二是引进了微创技术，用胸腔镜做食管癌。但没有明确的定位，时间较常规手术长，清扫的范围有限。三是提倡综合治疗，原来食管癌就是外科治疗，现在提倡做完手术以后，还配合放疗、化疗。

第三节 消化腺

 核心知识

1. 你知道各种消化液分别由哪个器官分泌吗？
2. 对照模型，你能否准确描述肝的形态和位置？
3. 试一试，能否说出胆汁的分泌及排入十二指肠的途径？

一、口腔腺

口腔腺又称唾液腺，包括腮腺、下颌下腺和舌下腺。它们可分泌唾液，有清洁口腔和帮助消化食物的功能（图 4-23）。

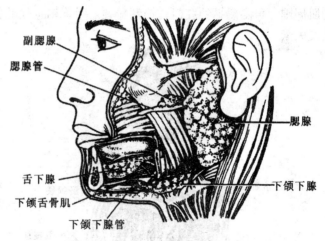

图 4 – 23 口腔腺

（一）腮腺

腮腺是最大的一对唾液腺，呈不规则的三角形，位于耳廓的前下方，上达颧弓，下至下颌角附近。腮腺管自腮腺前缘穿出，在颧弓下方一横指处，横过咬肌表面，穿颊肌，开口于平对上颌第二磨牙的颊黏膜处。

（二）下颌下腺

下颌下腺呈卵圆形，位于下颌骨体内面的下颌下腺凹处，其导管沿腺内侧前行，开口于舌下阜。

（三）舌下腺

舌下腺为最小的一对唾液腺，位于口底舌下襞深面。腺管分大、小两种，舌下腺小管约 10 条，开口于舌下襞；舌下腺大管 1 条，与下颌下腺管共同开口于舌下阜。

二、肝

肝是人体最大的腺体，成人肝重约 1500g，呈红褐色，质软而脆。肝的功能极为复杂，具有分泌胆汁、参与代谢、贮存糖原、解毒和吞噬防御等功能，在胚胎时期还有造血功能。

（一）肝的形态、位置及体表投影

1. 形态

肝呈楔形，分上下两面、前后两缘。上面隆凸，贴于膈下（图 4 –24），又称膈面。膈面的前部由镰状韧带分为大而厚的肝右叶和小而薄的肝左叶。膈面的后部没有腹膜被覆的部分称裸区，裸区的左侧有一较宽的沟，称腔静脉沟，有下腔静脉通过。

肝的下面朝向下后方，凹凸不平，与腹腔器官邻接，又称脏面（图 4 –25）。脏面有一近似 "H" 形的沟，左纵沟的前部有肝圆韧带，是胎儿时期脐静脉闭锁后的遗迹；左纵沟的后部有静脉韧带，是胎儿时期静脉导管的遗迹。右纵沟的前部为一凹窝，称胆囊窝，容纳胆囊；右纵沟的后部为腔静脉沟，有下腔静脉经过。横沟称为肝门，是肝固有动脉、肝门静脉、肝管以及神经和淋巴管的出入之处。肝的脏面借 H 形沟分为四叶，右纵沟右侧为右叶；左纵沟左侧为左叶；左、右纵沟之间在横沟前方为方叶；横沟后方为尾状叶。

肝的前缘锐利；肝的后缘钝圆，与脊柱相贴。

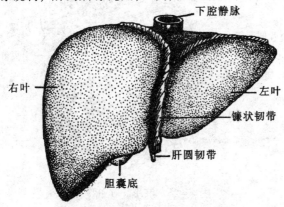

图 4 - 24 肝的膈面

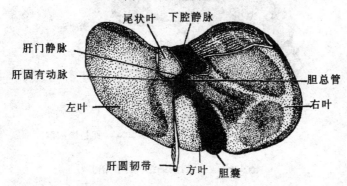

图 4 - 25 肝的脏面

2. 位置和体表投影

肝位于腹腔内，大部分位于右季肋区及腹上区，小部分位于左季肋区。肝的上界与膈穹窿一致，在右侧锁骨中线处平第 5 肋或第 5 肋间，正中线处平胸骨体下端，向左至左锁骨中线附近平第 5 肋间。肝的下界，右侧大致与右肋弓一致，在腹上区居剑突下约 3cm。7 岁以下儿童，由于腹腔的容积较小，而肝体积相对较大，肝下界常低于右肋弓下缘 1~2cm。肝可随膈上下移动，平静呼吸时，肝上下移动 2~3cm。

（二）肝的微细结构

肝表面覆以结缔组织被膜，在肝门处随门静脉、肝动脉、肝静脉和肝管的分支伸入肝实质，将实质分成许多肝小叶（图 4 - 26）。

1. 肝小叶

肝小叶是肝的基本结构单位，呈多角棱柱体，长约 2mm，宽约 1mm，成人肝有 50 万~100 万个肝小叶。人的相邻肝小叶常连成一片，分界不清。肝小叶中央有一条沿其长轴走行的中央静脉。以中央静脉为中心肝细胞呈放射状排列形成肝板。肝板横断面呈索状，又称肝索。肝板之间为肝血窦（肝窦），肝板内有胆小管（图4-27）。

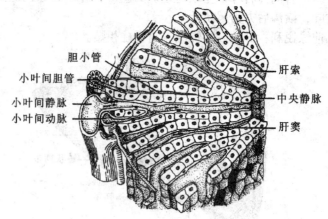

图4-26　肝小叶（低倍）

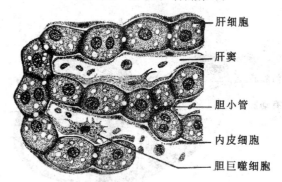

图4-27　肝的微细结构（高倍）

（1）肝细胞　体积较大，呈多边形，细胞核位于中央，核仁明显。肝细胞分泌胆汁、合成多种血浆蛋白，还参与糖、脂类、激素、药物等的代谢。

（2）肝血窦　位于肝板之间，形状不规则，是肝小叶内血液流通的管道，血液自肝小叶的周边经肝血窦汇入中央静脉。

（3）窦周隙　为肝血窦内皮与肝板之间的狭小间隙。由于肝血窦内皮通透性大，故窦周隙充满血浆，肝细胞血窦面的微绒毛直接浸泡在血浆内，可以和血浆进行充分而高效的物质交换。

（4）胆小管　是相邻肝细胞的质膜局部凹陷而成的微细管道，在肝板内连接成网。肝细胞分泌的胆汁直接进入胆小管。

2. 门管区

相邻肝小叶之间呈三角形或椭圆形的结缔组织小区，称门管区，每个肝小叶周围有3~4个门管区。其中可见三种伴行的管道，即小叶间动脉、小叶间静脉和小叶间胆管。小叶间动脉是肝动脉的分支，管腔小，管壁相对较厚；小叶间静脉是门静脉的分支，管腔较大而不规则，管壁薄；小叶间胆管管壁为单层立方上皮，它们向肝门方向汇集，最后形成左、右肝管出肝。

（三）胆囊与输胆管道

输胆管道又称胆道，包括胆小管、小叶间胆管、肝左管和肝右管、肝总管、胆囊管、胆囊与胆总管等。

1. 胆囊

位于肝的胆囊窝内，似长茄形，为贮存和浓缩胆汁的器官，容量40～60mL。胆囊上面借结缔组织与肝相连。胆囊分底、体、颈、管四部分（图4－28）。前端钝圆称胆囊底，中间称胆囊体，后端变细的是胆囊颈，颈移行于胆囊管。

胆囊底露出于肝下缘，并与腹前壁相贴。胆囊底的体表投影在右锁骨中线与右肋弓相交处。当胆囊病变时，此处常出现明显压痛点。

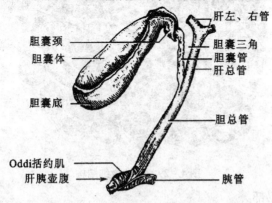

图4－28　胆囊及输胆管道

2. 胆总管

由肝总管与胆囊管汇合而成。胆总管在肝十二指肠韧带内下降，经十二指肠上部的后方，至胰头与十二指肠降部之间与胰管汇合，形成略膨大的肝胰壶腹，共同斜穿十二指肠降部的后内侧壁，开口于十二指肠大乳头。肝胰壶腹周围有增厚的环行平滑肌，称肝胰壶腹括约肌（Oddi括约肌）。平时肝胰壶腹括约肌保持收缩状态，而胆囊舒张，肝细胞分泌的胆汁经肝左、右管，肝总管，胆囊管进入胆囊储存和浓缩。进食后，尤其是高脂肪食物，由于食物和消化液的刺激，反射性地引起胆囊收缩，肝胰壶腹括约肌舒张，使胆囊内的胆汁经胆囊管、胆总管排入十二指肠（表4－5），参与消化食物。

表4－5　胆汁的排出途径

胆汁→胆小管→小叶间胆管→肝左、右管→肝总管→胆总管→肝胰壶腹→十二指肠大乳头→十二指肠

胆囊 ⇌ 胆囊管

三、胰

（一）胰的形态、位置和分部

胰是人体第二大腺体，呈长条形，质软，色灰红，全长14～20cm，重量为80～115g，位于胃的后方，位置较深，在第1～2腰椎水平横贴

于腹后壁。分头、体、尾三部分，各部间无明显界限。胰头较膨大，被十二指肠"C"形包绕；胰体位于胰头和胰尾之间，占胰的大部分；胰尾为伸向左上方较细的部分，紧贴脾门。胰管位于胰的实质内，贯穿胰的全长，它与胆总管汇合成肝胰壶腹，开口于十二指肠大乳头。

（二）胰的微细结构

胰表面覆以薄层结缔组织被膜，深面的实质由外分泌部和内分泌部组成（图4-29）。

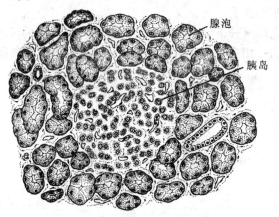

图4-29 胰的微细结构

1. 外分泌部

占胰的大部分，包括腺泡和导管。每个腺泡由40~50个腺泡细胞组成，腺泡细胞分泌胰液。胰液中含胰淀粉酶、胰脂肪酶、胰蛋白酶和糜蛋白酶多种消化酶，在食物消化中起重要作用。导管起始于腺泡腔，逐级汇合成一条胰管。

2. 内分泌部

由胰岛构成，胰岛是散在于胰腺腺泡之间的内分泌细胞团。根据胰岛细胞形态和染色特点，主要分为A、B细胞等。A细胞数量较少，胞体较大，分泌胰高血糖素；B细胞数量最多，约占胰岛细胞总数的60%~70%，胞体较小，分泌胰岛素，它们共同参与糖代谢的调节。

各种消化液的作用

唾液中唾液淀粉酶，能将部分淀粉分解为麦芽糖；胃液中的胃蛋白酶能将蛋白质分解为氨基酸，盐酸有杀菌作用，内因子可促进维生素B_{12}的吸收；胆汁中的胆盐，能将脂肪乳化成小颗粒；胰液中胰淀粉酶能将淀粉分解为麦芽糖，胰脂肪酶能将脂肪微粒分解为甘油和脂肪酸，胰蛋白酶和糜蛋白酶能将蛋白质分解为多肽；小肠液中二糖酶能将二糖分解为单糖，肠肽酶能将多肽分解为氨基酸。

第四节　腹膜

核心知识

1. 试一试，能否准确描述腹膜腔的形成？
2. 你能举例说出腹膜和器官之间的关系吗？

一、腹膜和腹膜腔

腹膜由浆膜构成，薄而光滑，广泛被于腹、盆腔壁的内面和腹、盆腔器官的外面，其衬于腹壁和盆壁内面的部分称壁腹膜；覆于器官外面的部分称脏腹膜。脏腹膜和壁腹膜相互移行所围成的潜在性间隙，称腹膜腔（图4-30）。男性的腹膜腔是封闭的；女性的腹膜腔则由于输卵管开口于腹膜腔，故可借输卵管、子宫和阴道与体外相通。

腹膜具有支持固定器官、分泌浆液、吸收和修复等功能。正常腹膜分泌少量浆液，起润滑作用，可减少器官在运动时相互摩擦。腹膜上部的吸收作用最强，下部较弱。因此，腹膜炎患者多采取半卧位，以减少对积液毒素的吸收。

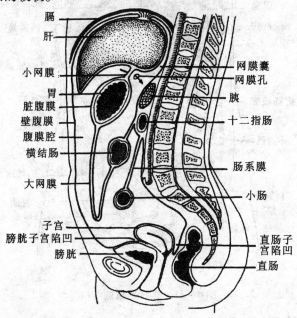

图4-30　腹膜的配布（矢状切面）

二、腹膜与器官的关系

根据器官被腹膜包被的程度，可将腹、盆腔器官分为三种类型。

（一）腹膜内位器官

各面几乎都有腹膜包被的器官，称腹膜内位器官。这类器官活动性较大，如胃、空肠、回肠、盲肠、阑尾、横结肠、乙状结肠和脾等。

（二）腹膜间位器官

大部分或三面包有腹膜的器官称腹膜间位器官。这类器官活动性较小，如升结肠、降结肠、肝、膀胱和子宫等。

（三）腹膜外位器官

只有一面被腹膜覆盖者，称腹膜外位器官，其位置固定，几乎不能活动。如十二指肠降部和水平部、胰、肾、肾上腺和输尿管等。

三、腹膜形成的结构

腹膜在器官与腹壁或盆壁之间，以及器官与器官之间，互相移行，形成韧带、系膜、网膜等结构（图4-31）。

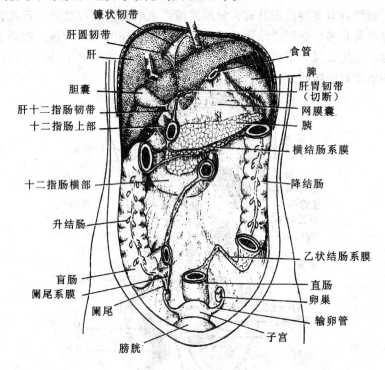

图4-31 腹膜形成的结构

（一）韧带

主要的韧带有以下几种。

镰状韧带 呈矢状位，是腹膜自腹前壁上部移行至膈与肝的膈面之间的双层腹膜皱襞，其游离缘内包有肝圆韧带。

冠状韧带 呈冠状位，位于肝的后上方，连于肝和膈之间，由前、后两层腹膜构成。前层与镰状韧带相移行。在韧带的左、右两端，前、后两层相贴；其余部分，两层分离。

胃脾韧带 连于胃底和脾门之间的双层腹膜皱襞。

脾肾韧带 连于脾门与左肾之间的双层腹膜皱襞。

（二）系膜

主要是指将肠管连于腹后壁的双层腹膜结构。两层腹膜之间，夹有血管、神经、淋巴管和淋巴结等。

肠系膜 指空、回肠的系膜。肠系膜将空肠和回肠连于腹后壁，面积广阔，呈裙扇状，其根部附于腹后壁，称肠系膜根。肠系膜根自第2腰椎体的左侧斜向右下，至右侧骶髂关节的前方。肠系膜较长，因而空、回肠的活动范围较大。

横结肠系膜 连于横结肠与腹后壁之间，其中份较长，因而横结肠中份呈悬垂状。

乙状结肠系膜 位于腹腔左下部，将乙状结肠连于盆壁。儿童时期，该系膜较长，因而乙状结肠的活动度也较大，易于发生肠扭转。

阑尾系膜 是阑尾与回肠末端之间的三角形腹膜皱襞，其游离缘内有阑尾动、静脉。

（三）网膜及网膜囊

网膜包括大网膜和小网膜（图4－32）。

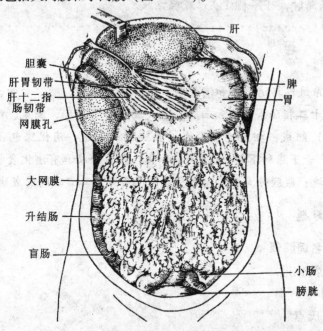

图4－32 网膜

小网膜 是肝门至胃小弯和十二指肠上部的双层腹膜。它分为两部分：连于肝门和胃小弯之间的，称肝胃韧带；连于肝门和十二指肠上部之间的，称肝十二指肠韧带。

大网膜 是连于胃大弯和横结肠之间的腹膜结构，呈围裙状悬垂于横结肠和小肠的前方，内有脂肪、血管和淋巴管等。大网膜有重要的防御功能，当腹腔器官有炎症时，可向病变处移动，并将病灶包裹，以限制炎症蔓延。因此，在腹部手术时，可根据大网膜的移位情况，探查病变的部位。小儿的大网膜较短，当下腹部器官，如阑尾发炎穿孔时，不易被大网膜包裹局限，因而炎症扩散的机会较多。

（四）陷凹

盆腔的腹膜在器官之间，形成深浅不等的陷凹。男性在膀胱与直肠之间，有直肠膀胱陷凹；女性有子宫前方的膀胱子宫陷凹和子宫后方的直肠子宫陷凹。这些陷凹是腹膜腔的最低部位，腹膜腔内如有积液时易在这些陷凹内积存。

腹腔穿刺术

　　腹腔穿刺术用于采集腹水标本作常规化验、细菌培养及脱落细胞检查，以明确腹水的性质，亦可作腹腔内注药。当大量腹水（肝癌、肝硬化、肝肾综合征）引起呼吸困难或腹部胀痛时，可穿刺放液以减轻症状。

 小结

消化系统包括消化管和消化腺。消化管由口腔、咽、食管、胃、小肠（分为十二指肠、空肠和回肠）和大肠（分为盲肠、阑尾、结肠、直肠和肛管）组成，相互连接形成一条连续的管道；消化腺包括唾液腺（如腮腺、舌下腺和下颌下腺）、肝和胰，各自分泌具有消化食物作用的重要消化液；腹膜分为脏腹膜和壁腹膜两部分，二者之间围成腹膜腔。

 练习题

一、名词解释

1. 上消化道
2. 咽峡
3. 麦氏点
4. 齿状线
5. 腹膜腔

二、填空

1. 消化系统由_____和_____两部分组成。
2. 牙在外形上可分为_____、_____和_____三部分。

3. 咽可分为_____、_____和_____三部分。

4. 胃可分为四部分，包括_____、_____、_____和_____。

5. 结肠表面的特征性结构是_____、_____和_____。

6. 胃底腺中的主细胞能分泌_____，壁细胞能分泌_____。

7. 口腔中的大唾液腺包括_____、_____和_____。

8. 胃大部分位于_____，小部分位于_____。

9. 肝大部分位于_____和_____，小部分位于_____。

10. 消化管壁由内向外依次有_____、_____、_____和_____四层结构。

11. 胆囊可分为_____、_____、_____和_____四部分。

三、选择题

1. 属于下消化道的器官是（   ）。
   A. 咽　　　　　　B. 食管
   C. 胃　　　　　　D. 十二指肠　　　　E. 空肠

2. 胃的入口称为（   ）。
   A. 幽门　　　　　B. 贲门
   C. 胃底　　　　　D. 胃体　　　　　　E. 胃小弯

3. 大肠的起始段是（   ）。
   A. 盲肠　　　　　B. 阑尾
   C. 结肠　　　　　D. 直肠　　　　　　E. 肛管

4. 分泌胆汁的器官是（   ）。
   A. 腮腺　　　　　B. 胆囊
   C. 肝　　　　　　D. 胰　　　　　　　E. 小肠

5. 能分泌胰岛素的细胞是（   ）。
   A. 主细胞　　　　B. 壁细胞
   C. A 细胞　　　　D. B 细胞　　　　　E. D 细胞

6. 最大的消化腺是（   ）。
   A. 腮腺　　　　　B. 胰
   C. 胃腺　　　　　D. 肝　　　　　　　E. 小肠腺

7. 肝门管区的结构有（   ）。
   A. 胆小管　　　　B. 中央静脉
   C. 肝血窦　　　　D. 小叶间动脉　　　E. 肝静脉

8. 腮腺导管开口于（   ）。
   A. 平对下颌第二磨牙颊黏膜处
   B. 平对上颌第二磨牙颊黏膜处
   C. 舌下襞

D. 舌下阜

E. 舌乳头

9. 属于腹膜间位的器官是（　　　）。

A. 胃　　　　　　　　B. 阑尾

C. 空肠　　　　　　　D. 回肠　　　　　　E. 肝

四、简答题

1. 简述消化系统的组成。

2. 说出食管的三处生理性狭窄的位置。

3. 腹部手术时怎样区别结肠和小肠？

4. 试述胆汁的产生及排入十二指肠的途径。

5. 举例说明腹膜与腹腔器官的关系。

参考答案（选择题）

1. E　2. B　3. A　4. C　5. D　6. D　7. D　8. B　9. E

（黑龙江省卫生学校　马德全）

第五章　呼吸系统

机体与外界环境之间的气体交换过程，称为呼吸。通过呼吸，机体从大气摄取新陈代谢所需要的 O_2，排出所产生的 CO_2。因此，呼吸是维持机体新陈代谢和其他功能活动所必需的基本生理过程之一，呼吸一旦停止，生命也将终止。

人类赖以生存的大气，看上去是透明、洁净的，实际上肉眼看不见的微生物、有害粉尘无处不在，它们也成为疾病的诱因，呼吸系统可及时清除这些致病因子。通过本章的学习，掌握呼吸系统的组成，上、下呼吸道和胸膜腔的概念，鼻旁窦的位置及特点，气管的组成、位置和结构，左、右主支气管的形态特点，肺的形态、位置和分叶，肺下缘和胸膜下缘的体表投影；熟悉呼吸膜、纵隔的概念，肺的微细结构；了解鼻、咽、喉的位置和结构等。

第一节　呼吸道

 核心知识

1. 你能说出呼吸系统的组成及主要功能吗？
2. 比较左、右主支气管，其形态上有何不同？
3. 能否准确解释上、下呼吸道和鼻旁窦的概念？

呼吸系统由呼吸道和肺组成（图 5-1）。呼吸道包括鼻、咽、喉、气管和各级支气管。临床上通常将鼻、咽、喉称为上呼吸道，气管和各级支气管称为下呼吸道。肺由实质组织和间质组成，前者包括支气管树和肺泡；后者包括结缔组织、血管、淋巴管、淋巴结和神经等。呼吸系统的主要功能是进行气体交换，即吸入氧，排出二氧化碳。

一、鼻、咽、喉

（一）鼻

鼻是呼吸道的起始部分，能净化吸入的空气并调节其温度和湿度，它也是嗅觉器官，还可以辅助发音。鼻包括外鼻、鼻腔和鼻旁窦三部分。

1. 外鼻

外鼻是指突出于面部的部分，由骨和软骨为支架、外面覆以皮肤构成。可分为鼻根、鼻背、鼻尖、鼻翼。

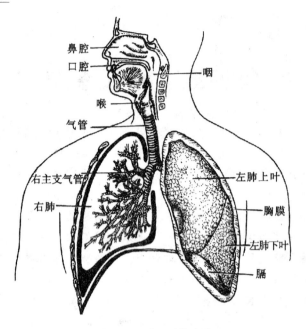

图 5-1 呼吸系统全貌

2. 鼻腔

鼻腔以骨性鼻腔和软骨为基础，表面衬以黏膜和皮肤而构成。鼻腔被鼻中隔分为左右两半，鼻中隔由筛骨垂直板、犁骨和鼻中隔软骨构成。每侧可分为鼻前庭和固有鼻腔。鼻前庭生有鼻毛，具有净化空气的作用。此处也是疖肿好发的部位。固有鼻腔内侧壁为鼻中隔，由骨性鼻中隔和鼻中隔软骨共同构成，鼻中隔多偏向一侧，偏向左侧者多见。外侧壁上有上鼻甲、中鼻甲和下鼻甲，各鼻甲下方的间隙分别称上鼻道、中鼻道、下鼻道（图 5-2）。上鼻道和中鼻道分别有鼻旁窦的开口。在鼻中隔前下部的黏膜内有丰富的血管吻合丛，约90%的鼻出血（鼻衄）发生于此，临床上叫易出血区。固有鼻腔黏膜上鼻甲以上及其相对的鼻中隔部分，活体呈黄色或苍白色，内含嗅细胞，能感受气味的刺激，称为嗅区。其余大部分为呼吸区，呈红色或粉红色，含大量血管，对吸入的空气有温暖、湿润、净化的作用。

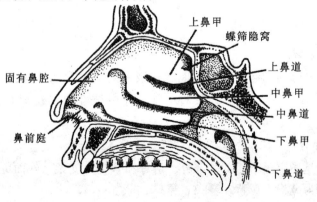

图 5-2 鼻甲和鼻道

3. 鼻旁窦

鼻旁窦有四对，由骨性鼻旁窦表面衬以黏膜构成，包括额窦、蝶窦、筛窦、上颌窦（图5-3）；有调节吸入空气温度和湿度的功能，还可对发音起共鸣作用。鼻腔炎症可引起鼻旁窦发炎。

上颌窦　位于上颌骨内，为鼻旁窦中最大的一对，开口于中鼻道的上颌窦口，由于开口位置高于窦体，上颌窦炎症化脓时如引流不畅常导致慢性上颌窦炎。

额窦　位于额骨额鳞两层骨板之间内，窦的形状大小不一，多为三角锥体，开口于中鼻道的筛漏斗。由于窦口低于窦体，额窦炎时容易引流。

筛窦　位于筛骨迷路内，由大小不一、排列不规则的含气小房组成，分前、中、后三群，前、中群开口于中鼻道的筛漏斗和筛泡，后群开口于上鼻道。

蝶窦　位于蝶骨体内垂体窝下方，紧邻视神经管，开口于上鼻甲后上方的蝶筛隐窝。

鼻旁窦的黏膜与鼻腔黏膜相续，鼻腔的炎症常可以蔓延到鼻旁窦，引起鼻窦炎，又由于鼻旁窦的位置与眼眶及颅腔有密切的毗邻关系，故鼻旁窦的炎症有可能导致眶内或颅内的并发症。

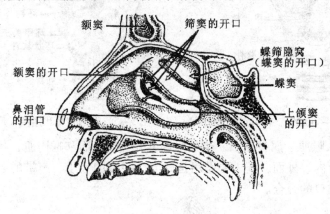

图5-3　鼻旁窦

（二）咽

见消化系统。

（三）喉

1. 喉的位置

位于颈前部，相当于第4~6颈椎体水平。上方以韧带和肌肉系于舌骨，下方续于气管。两侧有颈部血管、神经和甲状腺侧叶。喉既是呼吸道，又是发音器官，并可随吞咽及发音上下移动。

2. 喉的结构

喉以软骨为支架，以关节韧带和肌肉连接，内面衬以黏膜构成。

（1）喉软骨　包括甲状软骨、环状软骨、会厌软骨和一对杓状软骨（图5-4，图5-5）。

甲状软骨　是喉软骨中最大的一块，构成喉的前壁和侧壁。位于舌骨下方，构成喉前壁及两侧壁。由左右对称的两个方形软骨板构成，两板前缘融合成前角，前角上缘向前突出称喉结，成年男性比较明显。

环状软骨　位于甲状软骨下方，是呼吸道中唯一完整的软骨环，平对第6颈椎。前部低窄呈弓形，后部高宽呈板状。环状软骨对支撑呼吸道和保持呼吸道通畅有重要作用，损伤后易产生喉狭窄。

会厌软骨　形似树叶，上宽下窄，下端借韧带连于甲状软骨，附着于甲状软骨前角的后面。其表面覆盖黏膜构成会厌，吞咽时喉上提，可关闭喉口，防止食物误入喉腔。

杓状软骨　位于环状软骨板的上方，左右各一，呈三棱锥形，其底部有向前的突起，称声带突，有声韧带附着；外侧粗钝有喉肌附着。

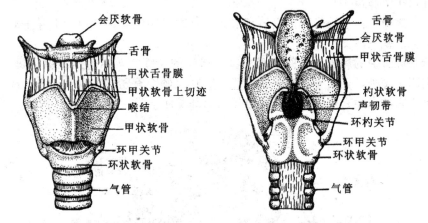

图 5-4　喉的软骨和连接（前面）　　图 5-5　喉的软骨和连接（后面）

（2）喉肌　属骨骼肌，按其位置可分为喉外肌和喉内肌，喉外肌附于喉软骨内、外面，其主要作用是调节声门裂的大小、声带的紧张和松弛以及喉口的开合。

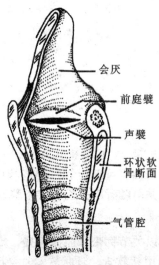

图 5-6　喉的软骨和喉腔

（3）喉腔　喉腔即喉的内腔（图5-6），内面有黏膜覆盖。上起自喉口，与咽相通；下连气管，与肺相通。中部两侧壁上方的一对黏膜皱襞称为前庭襞，为黏膜覆盖前庭韧带构成，呈粉红色。两襞之间裂隙为前庭裂。下方的一对黏膜皱襞称为声襞，两襞之间裂隙称声门裂，是喉腔最狭窄的部位。喉腔借前庭襞和声襞分为喉前庭、喉中间腔和声门下腔。同侧前庭襞和声襞之间的隐窝称喉室。声门下腔的黏膜下组织较疏松，炎症时易引起水肿，尤其是婴幼儿喉腔较小，喉水肿时易引起喉梗阻，出现呼吸困难。

二、气管和主支气管

（一）气管

1. 形态

呈后壁略扁的圆筒状管道，由14~17个"C"形的气管软骨、平滑肌和结缔组织构成，后壁由膜壁封闭。

2. 位置

上平第6颈椎体下缘，下至第4~5胸椎水平（相当胸骨角平面）分为左、右主支气管，分杈处称气管杈，气管杈内面形成一向上凸起的半月形纵嵴，称气管隆嵴，是气管镜检查的定位标志。气管按行程分为颈段和胸段。临床气管切开术常在第3、第4或第4、第5气管软骨处。

（二）主支气管

位于气管杈与肺门之间，是由气管分出的各级分支，其中一级分支为左、右主支气管。左主支气管细长，走向较水平；右主支气管粗短，走向较直，因此异物易坠入右主支气管（图5-7）。

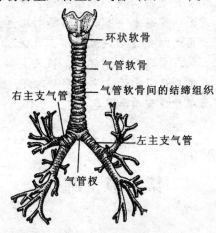

图5-7　气管和支气管

（三）气管和主支气管的微细结构

气管管壁可分为三层（图5-8），由内向外依次为黏膜、黏膜下层和外膜。

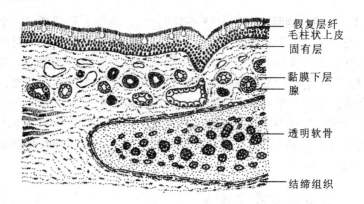

图 5-8 气管和主支气管的微细结构

黏膜　由腔面的上皮和上皮深面的固有层组成。上皮为假复层纤毛柱状上皮，纤毛细胞可将管腔表面的黏液及附着于黏液表面的尘粒、细菌等异物推向咽部排出。杯状细胞分泌的黏液与腺体分泌物共同组成黏液层，可黏附吸入空气中的颗粒，溶解吸入的有害气体，使之随黏液咳出。固有层为结缔组织，内有许多淋巴细胞、浆细胞、肥大细胞、腺体的导管及血管和淋巴管。

黏膜下层　由疏松结缔组织组成，与固有层之间无明显分界。

外膜　较厚，由透明软骨和疏松结缔组织构成。软骨呈"C"字形，缺口朝向气管后壁，此处有平滑肌和结缔组织填充。相邻软骨环之间由韧带相连，起支架作用，可保持管腔通畅。

知识拓展★

急性细支气管炎

　　急性细支气管炎是指由病毒感染引起、多在冬季发病的细支气管急性炎症。常见于 4 岁以下的婴幼儿，约 90% 的患儿在 1 岁以下。由于细支气管内腔狭窄，气流阻力增大，气流速度慢，吸入的灰尘颗粒易于沉积，当发炎时引起细支气管阻塞或闭塞，患儿最突出的症状是呼吸急促、咳嗽和喘憋，严重者甚至可出现呼吸衰竭和窒息。

第二节　肺

 核心知识

1. 对照模型，你能否描述肺的位置、形态和分叶？

2. 比较肺的导气部和呼吸部，能否说出呼吸部的结构特点？

3. 你能准确描述肺和胸膜下缘的体表投影吗？

一、肺的位置和形态

肺位于胸腔内，纵隔的两侧，左、右各一。幼儿的肺呈淡红色，成人呈暗红色，质软而轻。肺形似圆锥状，有一尖、一底、两面、三缘。肺尖圆钝，高出锁骨内侧段上方 2～3cm；肺底（膈面）向上凹陷，与膈相贴；外侧面（肋面）广阔圆凸，贴近肋和肋间肌；内侧面（纵隔面）中央内陷处叫肺门（图 5－9，图 5－10），有主支气管、肺动脉、肺静脉、淋巴管和神经等出入，这些出入肺门的结构，被结缔组织和胸膜包绕成束叫肺根。前缘锐薄，左肺有心切迹；后缘圆钝，贴于脊柱两旁；下缘锐薄，伸向膈与胸壁之间。

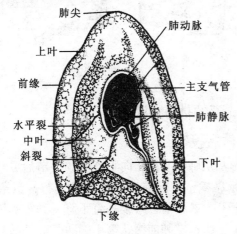

图 5－9　右肺（内侧面）

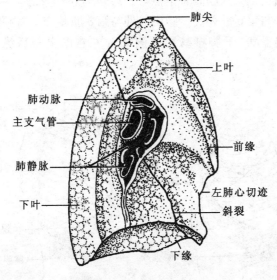

图 5－10　左肺（内侧面）

左肺窄长，由斜裂分为上、下两个肺叶；右肺粗短，由斜裂和水平裂分为上、中、下三个肺叶（图 5－11）。

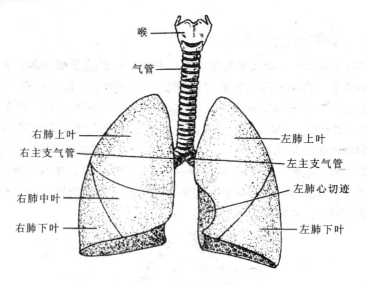

图 5 - 11　肺的形态

二、肺与胸膜的体表投影

（一）肺的体表投影

　　两肺前缘投影都从肺尖开始，向下经胸锁关节后方，至第 2 胸肋关节水平，两肺前缘靠拢，并沿前正中线两侧下行，至第 4 胸肋关节高度，两肺前缘又分开。右肺前缘继续垂直下降，到第 6 胸肋关节，弯向外下，移行为右肺下缘；左肺前缘从第 4 胸肋关节处沿左肺的心切迹向下作弧形弯曲，至第 6 肋软骨中点处，移行为左肺下缘。两肺下缘分别于锁骨中线处与第 6 肋相交，腋中线处与第 8 肋相交，肩胛线与第 10 肋相交，在向内至第 11 胸椎棘突外侧 2cm 左右向上与后缘相移行（图 5 - 12）。

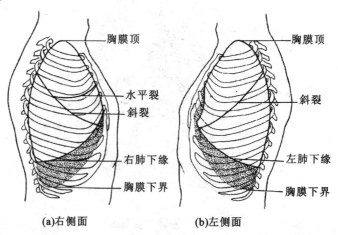

图 5 - 12　肺与胸膜的体表投影

（二）胸膜的体表投影

胸膜下界内侧端右侧起于第 6 胸肋关节，左侧起于第 6 肋软骨。两侧都斜向外下，在锁骨中线处与第 8 肋相交，腋中线与第 10 肋相交，肩胛线与第 11 肋相交，终于第 12 胸椎高度（表 5－1）。

表 5－1　肺和胸膜下缘的体表投影

	锁骨中线	腋中线	肩胛线	接近脊柱处
肺下缘	第 6 肋	第 8 肋	第 10 肋	平第 10 胸椎棘突
胸膜下界	第 8 肋	第 10 肋	第 11 肋	平第 12 胸椎棘突

三、肺的血管

肺有两套血管，一套为功能性血管，是肺完成气体交换的血管。每侧肺有一条肺动脉和两条肺静脉。在肺内连于肺泡壁的毛细血管网，并在此进行气体交换。另一套为营养性血管，它是营养肺组织的血管，每侧肺有一到两支细小的支气管动脉与支气管的各级分支伴行，营养肺内的支气管壁、肺血管壁和脏胸膜等。

四、肺的微细结构

肺分为实质和间质两部分，肺实质指肺内支气管的各级分支和终末端大量的肺泡；肺间质包括结缔组织、血管、淋巴管、淋巴结和神经等。

（一）肺实质

肺实质分为导气部和呼吸部，导气部只能传送气体，不能进行气体交换；呼吸部是进行气体交换的场所。

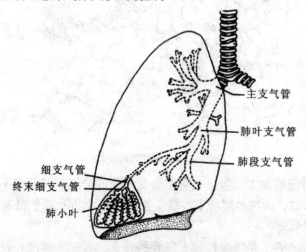

图 5－13　气管及肺内结构模式图

1. 导气部

导气部是指主支气管入肺后到终末细支气管为止的各级分支。导气部包括肺叶支气管、肺段支气管、小支气管、细支气管和终末细支气管（图5-13）。导气部在逐级分支的过程中，随着管径的逐渐变细，管壁变薄，其微细结构也逐渐发生变化。其特点是：随肺内导气部各级分支越分越细，上皮逐渐变薄，杯状细胞逐渐减少，最后消失；软骨片逐渐变小、减少，最后消失；而平滑肌逐渐增多，最后形成完整的环形层。该平滑肌的收缩和舒张，可控制进出肺泡的气体量。支气管哮喘即为该平滑肌痉挛性收缩所致。

每一条细支气管连同它的各级分支所属的肺泡，称肺小叶。肺小叶呈锥体形，尖朝向肺门，底朝向肺的表面。肺小叶是肺形态和功能的最基本单位。

2. 呼吸部

呼吸部包括呼吸性细支气管、肺泡管、肺泡囊和肺泡。具有进行气体交换的功能（图5-14）。

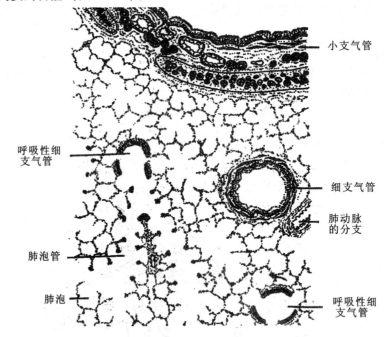

图5-14 肺的微细结构

（1）**呼吸性细支气管** 是终末细支气管的分支，其管壁不完整，有少量肺泡开口，内衬单层纤毛柱状上皮或单层立方上皮，外有少量结缔组织和平滑肌束。

（2）**肺泡管** 是呼吸性细支气管的分支，有许多肺泡开口于肺泡管上，因此，管壁不完整，内有结节状膨大的平滑肌。

（3）**肺泡囊** 为几个肺泡共同开口形成的囊腔。囊壁由群集的肺泡围绕而成。

（4）肺泡　肺泡的形态呈多面囊泡状，开口于肺泡囊、肺泡管或呼吸性细支气管，肺泡壁极薄，是气体交换的场所（表5-2）。肺泡由肺泡上皮组成。

表5-2　肺实质分为导气部和呼吸部

导气部	呼吸部
肺叶支气管	呼吸性细支气管
肺段支气管	肺泡管
小支气管	肺泡囊
细支气管	肺泡
终末细支气管	

肺泡上皮　是一层扁平上皮，其内含有两种类型的细胞：一种叫Ⅰ型肺泡细胞，Ⅰ型肺泡细胞覆盖肺泡表面积的95%，是进行气体交换的部位；另一种叫Ⅱ型肺泡细胞，数量较少，位于Ⅰ型肺泡细胞之间，呈立方形，它能分泌磷脂类物质，称肺泡表面活性物质，它分布于肺泡上皮的泡腔面，起到降低肺泡表面张力和稳定肺泡形态的作用。

肺泡隔　相邻肺泡之间的薄层结缔组织称肺泡隔，内含丰富的毛细血管网，大量的弹性纤维和散在的肺泡巨噬细胞。肺泡隔中的弹性纤维使肺泡具有良好的回缩力。肺泡隔中的肺泡巨噬细胞，可以进入肺泡腔，吞噬进入肺泡内的尘粒和细菌。吞噬了尘粒的肺泡巨噬细胞称尘细胞。

肺泡孔　在相邻肺泡之间还有气体流通的小孔，称肺泡孔，一个肺泡壁上可有一个或数个，可均衡肺泡间的气体含量。当某个终末细支气管或呼吸性细支气管阻塞时，肺泡孔起侧支通气作用。肺部感染时，肺泡孔也是炎症扩散的渠道。

气—血屏障　肺泡与肺毛细血管进行气体交换时，必须经过含肺泡表面活性物质的液体层、肺泡上皮细胞、上皮基膜、薄层结缔组织、毛细血管内皮的基膜、毛细血管内皮细胞等六层结构（图5-15），通常称这些结构为气—血屏障，也称呼吸膜。此膜通透性很大，有利于气体交换。

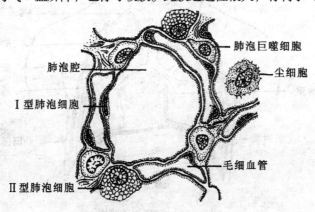

图5-15　气—血屏障

（二）肺间质

肺间质包括结缔组织、血管、淋巴管、淋巴结和神经等。肺泡与肺泡之间的结缔组织叫肺泡隔，内含有丰富的毛细血管网，毛细血管和肺泡上皮紧密相连，构成的结构称血—气屏障或呼吸膜。此膜的通透性很大，有利于气体进行交换。

支气管树

　　肺段支气管反复分支形成支气管树。左、右主支气管在肺门分成第二级支气管，第二级支气管及其分支所辖的范围构成一个肺叶，每支第二级支气管又分出第三级支气管，每支第三级支气管及其分支所辖的范围构成一个肺段，支气管在肺内反复分支可达23～25级，最后形成肺泡。

第三节　胸膜和纵隔

 核心知识

1. 你能准确解释胸膜腔和肋膈隐窝的概念吗？
2. 你能否说出胸膜腔的最低点位于何处？其临床意义是什么？

一、胸膜

（一）胸膜的概念

胸膜是衬覆于胸壁内面、膈上面和肺表面的一层浆膜。被覆于肺表面的浆膜称脏胸膜，与肺实质紧密相连，并深入叶剪裂内；被覆于胸壁内面、膈上面及纵隔两侧的浆膜，称壁胸膜（图5-16）。

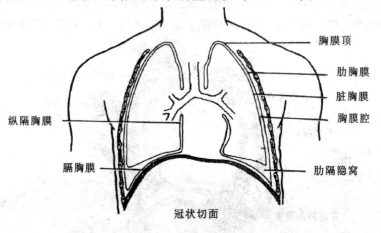

图5-16　胸膜与胸膜腔

（二）壁胸膜的分部

胸膜顶 覆盖肺尖，并于肺尖同高，其最高点可高出锁骨内侧 1/3 段上方 2~3cm。

纵隔胸膜 被覆于纵隔两侧面；纵隔胸膜中部向外延伸。呈管状包被肺根并移行为脏胸膜，移行部的胸膜前、后两层相贴，在肺根下方形成肺韧带，对肺有固定作用，也是肺手术时的标志性结构。

肋胸膜 紧贴于胸壁内面，与胸壁结合不紧密，易于剥离。

膈胸膜 被覆于膈的上面。

（三）胸膜腔和胸肋隐窝

脏胸膜和壁胸膜在肺根处互相延续，形成左、右侧两个完全封闭的囊腔，称胸膜腔。左、右胸膜腔互不相通，腔内为负压，含少量浆液，浆液的润滑作用，可减少呼吸运动时脏、壁胸膜间的摩擦。

在胸膜腔下方，肋胸膜与膈胸膜返折形成半环形的间隙，称肋膈隐窝。这是胸膜腔最低的部位，其深度一般可达两个肋及间隙，胸膜腔积液首先聚积于此。

二、纵隔

纵隔是两侧纵隔胸膜之间的所有器官和组织结构的总称。纵隔呈矢状位，位于胸腔正中略偏左侧，上窄下宽，偏左（因心脏偏左）。前界为胸骨；后界为脊柱胸段；两侧界为纵隔胸膜；上界为胸廓上口；下界为膈。位置的维持有赖于两侧胸膜腔压力的平衡。气胸时常推向健侧；肺不张时则牵向患侧。纵隔在胸骨角平面分为上纵隔和下纵隔；下纵隔又以心包为界分为：前、中、后纵隔（图 5-17）。

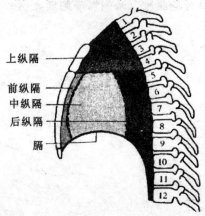

图 5-17 纵隔的分部

上纵隔 胸骨角和第 4 胸椎下缘平面以上的纵隔。内有胸腺遗迹、头臂静脉和上腔静脉、膈神经、主动脉弓及其 3 大分支、食管、气管、迷走神经、胸导管和胸交感干等。

下纵隔 胸骨角和第4胸椎下缘平面以下的纵隔,下纵隔又以心包为界分为前纵隔、中纵隔和后纵隔三部分。前纵隔内有少量结缔组织和淋巴结;中纵隔内有心包、心以及出入心的大血管根部、膈神经、奇静脉弓、心包膈血管及淋巴结等;后纵隔内有胸主动脉、奇静脉、主支气管、食管、胸导管、迷走神经、胸交感干和淋巴结等。

气 胸

气胸是指两层胸膜之间存在气体积聚,是空气进入胸膜腔使胸膜腔内积气的现象。没有明确原因发生的气胸,称自发性气胸。气胸亦可继发于外伤或某些可致气体进入胸腔的临床操作,如胸腔穿刺术。正常情况下,胸腔内压低于肺内压。空气进入胸腔后,胸腔内压升高超过肺内压,引起肺脏部分或完全萎陷。有时出现肺脏大部分萎陷或全肺萎陷,引起严重的呼吸困难。

 小结

呼吸系统由呼吸道和肺组成。上呼吸道包括鼻、咽、喉。气管和各级支气管称下呼吸道。鼻旁窦包括额窦、蝶窦、筛窦和上颌窦。主支气管有左、右之分,左主支气管较细长,近似水平走向,右主支气管略粗短,走行方向较垂直,因此异物易坠入右主支气管。

肺左右各一,位于胸腔内,分居纵隔两侧。右肺三叶,左肺两叶。每根细支气管连同它的各级分支和肺泡组成一个肺小叶。胸膜是一层薄而光滑的浆膜,分为脏胸膜和壁胸膜两部分。由脏胸膜和壁胸膜共同构成潜在性的腔隙,称为胸膜腔。两侧纵隔胸膜之间的所有器官和组织统称为纵隔。

 练习题

一、名词解释

1. 上呼吸道

2. 下呼吸道

3. 胸膜腔

4. 肋膈隐窝

二、填空

1. 喉腔分为_____、_____、_____三部分 。

2. 纵隔的前界为_____,后界为_____,两侧界为_____。

3. 喉软骨包括成对的_____和不成对的_____、_____和_____。

4. 气管与主支气管的管壁由外向内依次分为_____、_____和

_____三层。

三、选择题

1. 上呼吸道是指（　　）。
   A. 咽以上部位　　　　B. 喉以上部位
   C. 鼻、咽和喉　　　　D. 气管以上部位
   E. 主支气管以上部位

2. 开口于上鼻甲后上方的是（　　）。
   A. 上颌窦的开口　　　B. 蝶窦的开口
   C. 额窦的开口　　　　D. 筛窦的开口　　　　E. 鼻泪管的开口

3. 喉腔最狭窄的部位是（　　）。
   A. 前庭裂　　　　　　B. 声门裂
   C. 喉前庭　　　　　　D. 喉中间腔　　　　　E. 声门下腔

4. 临床上做气管切开时常选择的部位是在（　　）。
   A. 第 1～3 气管软骨处　　　　B. 第 2～3 气管软骨处
   C. 第 3～4 气管软骨处　　　　D. 第 6～7 气管软骨处
   E. 第 7～8 气管软骨处

5. 对肺的描述，正确的是（　　）。
   A. 内侧面中央凹陷是肺门
   B. 右肺分 2 叶，左肺分 3 叶
   C. 右肺狭长，左肺粗短
   D. 前缘钝圆，下缘锐利
   E. 右肺前缘有心切迹

6. 出入肺门的结构不包括（　　）。
   A. 肺动脉　　　　　　B. 肺静脉
   C. 主支气管　　　　　D. 门静脉　　　　　　E. 神经和淋巴

7. 肺的呼吸部包括（　　）。
   A. 终末细支气管　　　B. 呼吸性细支气管
   C. 细支气管　　　　　D. 肺段支气管　　　　E. 肺叶支气管

8. 肺的导气部不包括（　　）。
   A. 肺叶支气管　　　　B. 肺段支气管
   C. 肺泡管　　　　　　D. 小支气管　　　　　E. 细支气管

四、简答题

1. 气管异物易坠入哪一侧主支气管？为什么？
2. 试述肺的位置、形态和分叶。

参考答案（选择题）

1. C　2. B　3. B　4. C　5. A　6. D　7. B　8. C

（新疆昌吉卫生学校　戴宏　单政　彭中伟）

第六章　泌尿系统

　　泌尿系统由肾、输尿管、膀胱及尿道四部分组成。其主要功能是排出机体新陈代谢所产生的废物，如尿素、尿酸及多余的无机盐和水分等，它们由循环系统送至肾，在肾内形成尿液，经输尿管输送至膀胱暂时储存，当储存的尿液达一定量时再经尿道排出体外。通过本章学习，掌握泌尿系统的组成，肾的形态、位置及其微细结构，膀胱的形态、位置和膀胱三角，女性尿道的形态特点；熟悉肾的剖面结构，输尿管的形态和位置；了解肾的血液循环特点。

第一节　肾

 核心知识

1. 你能说出泌尿系统的组成吗？
2. 试一试，能否描述肾的位置、形态和剖面结构？
3. 你知道肾单位包括哪些结构吗？
4. 想一想，能否说出滤过屏障的构成及作用？

泌尿系统由肾、输尿管、膀胱及尿道四部分组成（图6-1）。

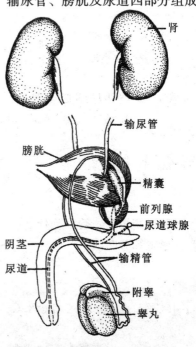

图6-1　男性泌尿生殖系统概观

一、肾的位置和形态

（一）肾的位置

肾位于脊柱两侧，左右各一，紧贴腹后壁，属于腹膜外位器官（图6-2）。右肾受肝（肝右叶）的影响比左肾低半个椎体。左肾上端平第11胸椎下缘，下端平第2腰椎下缘，第12肋斜越左肾后面的中部；右肾上端平第12胸椎体上缘，下端平第3腰椎体上缘，第12肋斜越右肾后面的上部。

肾的位置一般女性低于男性，儿童低于成人，新生儿的则更低，甚至可达髂嵴附近。

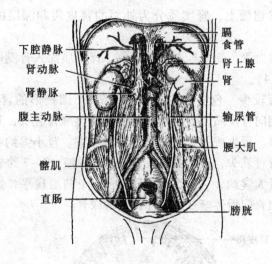

图6-2　肾、输尿管和膀胱

肾门约平第1腰椎体，肾门在腹后壁的体表投影称肾区，一般在竖脊肌外侧缘与第12肋所形成的夹角处（图6-3）。肾病患者此区可有压痛或叩击痛。

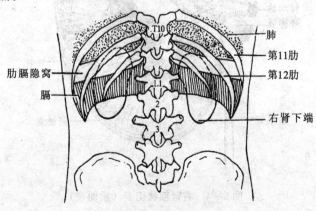

图6-3　肾的体表投影

（二）肾的形态

肾是成对的实质性器官，新鲜时呈红褐色，形似蚕豆。肾的大小因人而异，一般女性小于男性。肾可分为上、下两端，前、后两面，内、外侧两缘。上端宽、薄，下端窄、厚；前面较凸，朝向前外侧，后面较平，贴靠腹后壁；外侧缘隆凸，内侧缘中部凹陷，是肾动脉、肾静脉、肾盂、神经和淋巴管出入的部位，称肾门。出入肾门的所有结构被结缔组织包裹成束称肾蒂。右侧肾蒂比左侧短。由肾门向肾内凹陷形成的腔隙称肾窦，肾窦内容纳有肾血管、肾小盏、肾大盏、肾盂、脂肪等。

二、肾的剖面结构

在肾的冠状切面上，肾实质分为外周的肾皮质和深层的肾髓质两部分。

肾皮质富含血管，新鲜标本呈红褐色，肾皮质深入肾髓质内的部分称肾柱（图6-4）。

肾髓质血管较少，色淡，主要由15~20个圆锥形的肾锥体组成。肾锥体的基底朝向肾皮质，尖端钝圆伸入肾小盏称肾乳头，其尖端有许多乳头管的开口。肾生成的尿液由此流入肾小盏。肾小盏约有7~8个，呈漏斗状包绕着肾乳头，接纳由乳头管流出的尿液。2~3个肾小盏合成一个肾大盏。肾大盏约2~3个，再汇合成一个前后扁平、约呈漏斗状的肾盂。肾盂出肾门后逐渐变细，移行为输尿管。

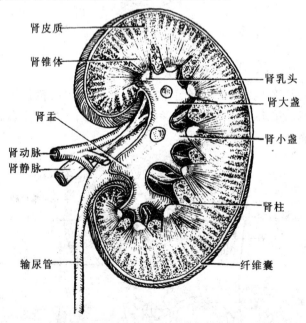

图6-4 右肾额状切面（后面观）

三、肾的微细结构

肾实质主要由肾单位和集合管构成，其间有少量的结缔组织，结构简表如下（表6-1）。

表6-1 肾实质结构简表

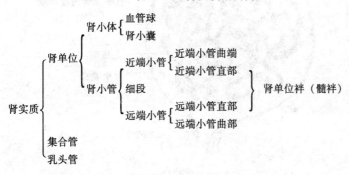

（一）肾单位

肾单位是肾结构和功能的基本单位。每个肾约有100万个以上的肾单位。每个肾单位由肾小体和肾小管两部分组成（图6-5）。

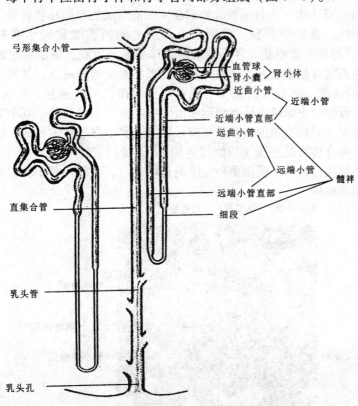

图6-5 肾单位模式图

1. 肾小体

位于肾皮质内，呈球形，由肾小球和肾小囊组成（图6-6）。

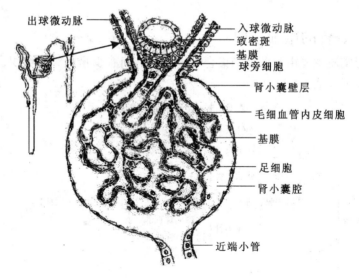

图6-6 肾小体

（1）肾小球 又称血管球，是一团蟠曲的毛细血管，其管壁由一层有孔的内皮细胞及外面的基膜构成。肾小球一侧连有两条微动脉，较粗短的为入球微动脉，较细长的称出球微动脉。

（2）肾小囊 为肾小管起始部膨大凹陷形成的双层杯状盲囊，包被着肾小球。囊壁分为脏、壁两层，两层之间的腔隙称肾小囊腔（图6-7），与肾小管相通。肾小囊壁层为单层扁平上皮；脏层由足细胞构成。足细胞的胞体较大，从胞体发出许多相互交错的突起，其间有宽约25nm的狭隙，称裂孔，裂孔上盖有一层极薄的裂孔隔膜，称裂孔膜。当血液流经肾小球时，除血细胞和血浆中大分子蛋白质外，其余成分均可通过有孔的内皮细胞、基膜和裂孔膜滤入肾小囊腔生成原尿，故将这三层结构合称为滤过膜（或滤过屏障）。若滤过屏障（图6-8）受损，通透性增强，大分子蛋白质和血细胞都可透过，会漏入肾小囊腔而出现蛋白尿或血尿。

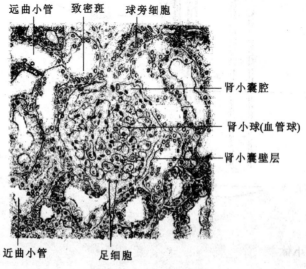

图6-7 肾皮质（高倍）

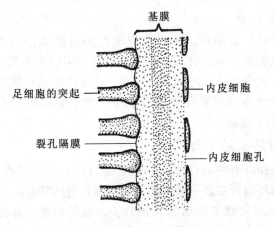

图6-8 滤过屏障

2. 肾小管

是一条长而弯曲的上皮性管道，根据各段形态、结构和功能的不同，由近侧端向远侧端依次分为近端小管、细段和远端小管三部分（图6-9）。

（1）近端小管 是肾小管中最粗最长的一段，又可分为近端小管曲部（近曲小管）和近端小管直部两部分，其管壁由单层立方或锥形细胞构成。近端小管曲部的管腔小、不规则。细胞分界不清晰，其游离面上有刷状缘（光镜下观察）。电镜下观察，刷状缘就是排列整齐的微绒毛，它们扩大了细胞的表面积，有利于肾小管的重吸收。

（2）细段 管径最小，管壁由单层扁平上皮构成。

（3）远端小管 管腔较大而规则，管壁由单层立方上皮细胞构成，游离面无刷状缘。可分为远端小管直部和远端小管曲部（远曲小管）两部分。

近曲小管是肾小管起始部，盘曲在皮质内的肾小体附近，继而近端小管直部由皮质向髓质直行，与位于髓质的细段和远端小管直部相续，三者共同组成U型结构，称肾单位袢（髓袢）。之后，返回肾皮质，远曲小管又盘曲在肾小体附近，其终端与集合管相连。

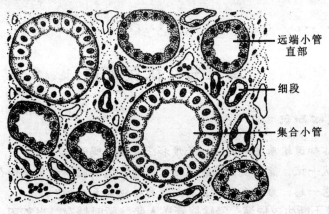

图6-9 肾髓质（高倍）

（二）集合管

由远曲小管汇合而成，它自肾皮质行向肾髓质，当到达髓质深部后，陆续与其他集合管汇合，最后形成管径较粗的乳头管，开口于肾乳头。集合管与乳头管的上皮细胞从矮立方状逐渐增高到高柱状。

原尿流经肾小管和集合管的过程中，被重吸收等处理后形成尿液（终尿），储积于膀胱。

（三）肾的血液循环

肾的血液循环有两种作用：一是营养肾组织，二是参与尿的生成。由于肾血液循环与肾功能关系密切，故有其自身的特点。

（1）肾动脉为腹主动脉的直接分支，血管粗短，血流量大，流速快。正常成人安静时两个肾脏的血流量约为 1000~1200mL/min，相当于安静时心脏每分钟输出量的 1/4~1/5。肾脏的血流量如此之大，有利于血液中代谢产物和有害物质的排出。

（2）肾动脉在肾实质内形成两次毛细血管。第一次是肾动脉多次分支后经入球微动脉形成血管球（肾小球），由于入球微动脉粗短、出球微动脉细长，使肾小球毛细血管内形成较高的压力，有利于滤过，促进原尿的生成；第二次是出球微动脉在肾小管周围形成毛细血管网，其血压低，加之在肾小球滤过时水分滤出而蛋白质保留，使肾小管周围毛细血管的血浆胶体渗透压升高，这两者有利于肾小管的重吸收（即肾小管中的液体重新吸收入毛细血管）。

肾移植

肾移植俗称"换肾"，是将健康者的肾脏移植给有肾脏病变并丧失肾脏功能的患者。健康人两侧肾脏共有 200 万个肾单位，一般情况下，约 1/4~1/3 的肾单位即可维持肾功能的正常。因此，因疾病等某些原因切除一个肾脏，并不妨碍日常的饮食起居；同样，尿毒症病人移植一个肾脏就可以维持正常生活。

第二节　排尿管道

 核心知识

1. 你知道输尿管的起止、长度和三个狭窄吗？

2. 试一试，能否说出膀胱三角的概念？它的临床意义是什么？

3. 想一想，为什么女性易引起逆行性泌尿系感染？

肾脏不断生成尿液，经输尿管送入膀胱暂时储存，当蓄积达到一定量时，激发排尿反射，膀胱收缩，尿液经尿道排出体外。

一、输尿管

输尿管是细长的肌性管道，左右各一，长约 20 ~ 30cm，管径约为 0.5 ~ 0.7cm。输尿管起于肾盂，经腰大肌前面下行，至小骨盆上口、髂总动脉分叉处的前方入盆腔，斜穿膀胱壁开口于膀胱底的内面。输尿管在膀胱壁内较短，当膀胱充盈时受压而闭合，可防止尿液的倒流。

输尿管全长有三处生理性狭窄。第一处狭窄位于起始处，即肾盂与输尿管移行处；第二处狭窄位于越过小骨盆入口处，即输尿管跨过髂血管处；第三处狭窄位于输尿管穿膀胱壁处。尿路结石易在输尿管狭窄处形成嵌顿，造成尿路阻塞，临床上出现绞痛。

二、膀胱

（一）膀胱的形态和位置

膀胱是储存尿液的囊状肌性器官，有较大的伸缩性，膀胱的平均容积，正常成人约 300 ~ 500mL，最大为 800mL。新生儿的膀胱容积约为成人的 1/10（50mL）。

膀胱的形状、大小和位置均随尿液充盈的程度而变化。膀胱空虚时呈三棱锥体形，分为尖、体、底、颈四部。顶端朝向前上，称膀胱尖，底部呈三角形，朝向后下，称膀胱底，尖与底之间的部分称膀胱体，最下部变细的部分称膀胱颈。膀胱颈的下端有尿道内口，通尿道（图 6 - 10）。

膀胱位于小骨盆腔、耻骨联合的后方。在膀胱底后方，男性与精囊腺、输精管壶腹和直肠相邻，女性与子宫颈和阴道邻接。

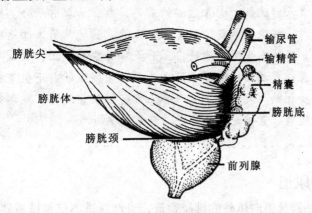

图 6 - 10　膀胱侧面观（左侧）

（二）膀胱壁的微细结构

膀胱壁由黏膜、肌层和外膜构成。黏膜形成许多皱襞，膀胱充盈时消失。膀胱底内面，两侧输尿管口与尿道内口之间的三角形区域称膀胱三角，此处因黏膜下层不发达，黏膜光滑无皱襞，是肿瘤和结核的好发部位（图6-11）。肌层由三层互相交错排列的平滑肌构成，称逼尿肌，对排尿起重要作用。

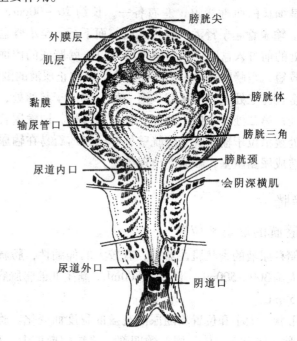

图6-11 女性膀胱和尿道额状断面（前面观）

膀胱穿刺术

成人膀胱位于小骨盆腔的前部，前方为耻骨联合。膀胱空虚时，膀胱尖不超过耻骨联合上缘，膀胱只有上面有腹膜覆盖。膀胱充盈时，膀胱尖上升至耻骨联合以上，腹膜在膀胱与腹前壁之间的返折也随之上移，使膀胱的前下壁直接与腹前壁相贴。此时在耻骨联合上方行膀胱穿刺术，穿刺针可不经腹膜腔直接进入膀胱，以避免腹膜的损伤。

三、尿道

尿道是膀胱通向体外的排尿管道，男性尿道不仅是排尿器官，也是排精器官，与生殖系统关系密切，故在男性生殖系统中叙述。女性尿道仅有排尿功能，起于膀胱的尿道内口，止于尿道外口，长约3~5cm，直径0.6cm，比男性尿道短、宽、直，而且开口于阴道前庭，距阴道口和肛门较近，故易引起逆行性泌尿系感染（图6-12）。

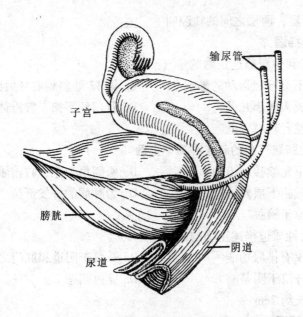

输尿管

子宫

膀胱

阴道

尿道

图 6 - 12　女性尿道与阴道的毗邻关系

 小结

　　泌尿系统由肾、输尿管、膀胱、尿道组成。肾的剖面结构，可将肾实质分为皮质和髓质两个部分。髓质位于深部，由多个肾锥体构成。锥体的尖端钝圆，叫肾乳头，有乳头管的开口，并被肾小盏包绕。肾小盏约有7～8个，2～3个肾小盏合成一个肾大盏，2～3个肾大盏再汇合成肾盂。肾盂出肾门逐渐变细，移行为输尿管。

　　输尿管起于肾盂，开口于膀胱底。膀胱颈的下端有尿道内口，通尿道。

　　肾生成的尿液→乳头管→肾小盏→肾大盏→肾盂→输尿管→膀胱→尿道→体外。

 练习题

一、名词解释

1. 肾单位

2. 膀胱三角

二、填空题

　　1. 泌尿系统由_____、_____、_____和_____组成，尿液经_____运送到_____暂时储存，当储存到一定量后，经_____排出体外。

　　2. 肾单位是肾的_____和_____单位。肾小球一侧还有两条微动脉，较粗短的叫_____动脉，较细长的叫_____动脉。

　　3. 肾小管盲端扩大凹陷形成的杯状双层囊叫_____，它分为

_____两层，两层之间的狭腔叫_____。

三、选择题

1. 关于肾位置描述正确的是（ ）。

A. 不受呼吸运动的影响   B. 第 12 肋斜越右肾后面的中部

C. 成人较小儿低   D. 肾门约平第 1 腰椎体

E. 左肾较右肾低

2. 有关膀胱三角的叙述哪项不正确（ ）。

A. 下角续接尿道内口   B. 两侧角为左、右输尿管口

C. 黏膜下层发达   D. 为肿瘤的好发部位

E. 位于膀胱

3. 对女性尿道描述正确的是（ ）。

A. 仅有排尿功能   B. 开口于阴道和肛门之间

C. 开口于阴蒂前方   D. 穿过阴蒂

E. 长约 7cm

四、问答题

1. 简述肾的位置和形态。

2. 简述输尿管、膀胱、尿道各自的结构特点。

参考答案（选择题）

1. D   2. C   3. A

（首都铁路卫生学校　刘念陶）

第七章　生殖系统

　　生殖是指生物体生长发育到一定阶段后，能够产生与自身相似的子代。人类的生殖是通过两性生殖器官活动来实现的有性生殖，故生殖系统有男、女性之分。两性生殖器官按解剖部位均分为内生殖器和外生殖器。内生殖器多在盆腔内，包括生殖腺、生殖管道和附属腺；外生殖器位于体表。生殖系统的主要功能是产生生殖细胞、繁殖后代、分泌性激素等。通过本章学习，掌握男、女性生殖系统的组成和功能，睾丸、卵巢的形态、位置及微细结构，男性尿道的形态特点，子宫的形态、位置和子宫内膜的周期性变化；熟悉输卵管的形态、分部，子宫的固定装置及微细结构；了解男性输精管道、附属腺，女性阴道的形态、位置，男、女性外生殖器的形态和位置。

第一节　男性生殖系统

 核心知识

　　1. 你能说出男性生殖系统的组成及功能吗？

　　2. 试一试，能否描述睾丸的形态、位置和微细结构？

　　3. 假如你给男性病人导尿，应注意男性尿道的哪些形态特点？

　　男性生殖系统由内、外生殖器组成（表7-1，图7-1）。睾丸是男性生殖腺，可产生生殖细胞（精子），并分泌雄激素；附睾贮存精子并促使精子成熟；输精管、射精管和男性尿道是精液排出体外的管道；前列腺、精囊、尿道球腺的分泌物与精子一起组成精液。

表 7-1　男性生殖系统的组成

分部	内生殖器								外生殖器	
	生殖腺	生殖管道				附属腺				
组成	睾丸	附睾	输精管	射精管	男性尿道	前列腺	精囊	尿道球腺	阴茎	阴囊

一、男性内生殖器

（一）睾丸

1. 位置与形态

　　睾丸位于阴囊内，左、右各一，呈扁椭圆形，表面光滑，分上、下两端，内、外侧两面和前、后两缘（图7-2）。上端和后缘与附睾贴附，后缘有睾丸的血管、神经、淋巴管出入。

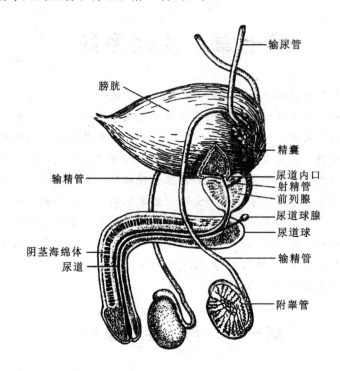

图7-1　男性生殖系统概观

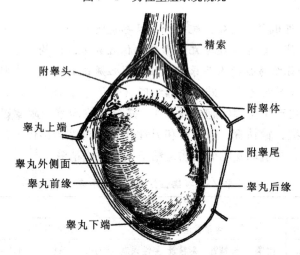

图7-2　睾丸与附睾（右侧）

　　睾丸除后缘外都被有浆膜，称睾丸鞘膜。鞘膜分为脏层和壁层两部分，脏层紧贴睾丸表面，壁层贴附于阴囊内面。脏、壁两层鞘膜在睾丸后缘相互移行，构成一个密闭的囊腔，称鞘膜腔。腔内有少量液体，起润滑作用。

2. 睾丸的微细结构

　　睾丸表面有一层致密的结缔组织膜，称白膜。白膜在睾丸后缘增厚并突入睾丸内形成睾丸纵隔，睾丸纵隔发出放射状的睾丸小隔，伸入睾丸实质将其分隔为200多个锥形的睾丸小叶，每个小叶内盘曲有2~4条精曲小管（生精小管），生精小管汇成精直小管，并进入睾丸纵隔内吻合成睾丸网。睾丸网发出12~15条睾丸输出小管，经睾丸后缘进入附睾形成附睾头（图7-3）。生精小管之间的结缔组织称为睾丸间质。

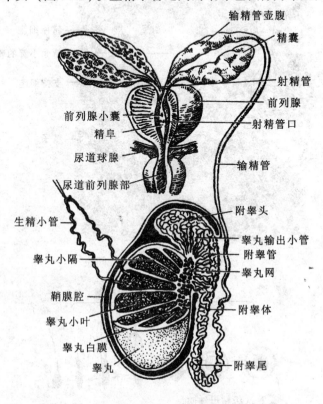

图7-3 睾丸的结构模式图

（1）生精小管 是产生精子的部位。小管呈盘曲状，切面呈圆形或近似圆形，其管壁的上皮由多层细胞构成，根据功能的不同分为支持细胞和生精细胞（图7-4）。

支持细胞 细胞轮廓不清，呈不规则的高锥体形，具有支持和营养生精细胞的功能。

生精细胞 为一系列发育、分化程度不同的生殖细胞。从青春期开始，最幼稚的精原细胞不断分裂增殖，其中部分精原细胞经初级精母细胞、次级精母细胞发育为精子细胞。精子细胞体积小，接近腔面，经复杂的变态过程，由圆形变为蝌蚪状的精子。精子分头、尾两部分，头部是精子细胞的细胞核浓缩而成，其前上有顶体覆盖，头部在受精中起重要作用。尾部细长能摆动，利于精子向前运动（图7-5）。

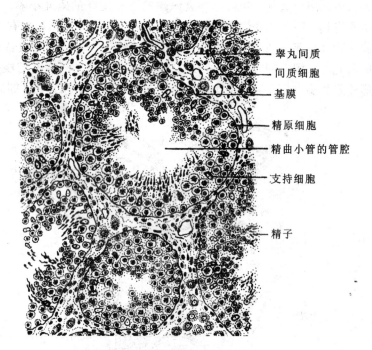

图7-4 生精小管与睾丸间质

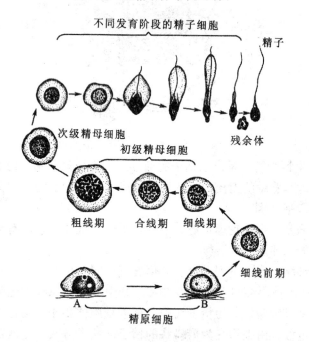

图7-5 精子的形成

（2）睾丸间质 是富有血管和淋巴管的疏松结缔组织，其内散布有单个或三五成群的间质细胞。细胞体积较大，呈圆形或多边形，胞质嗜酸性，胞核为圆形，常位于细胞体的一侧。睾丸间质具有分泌雄性激素的功能。雄性激素可促进男性生殖器官发育和精子形成、男性第二性征（胡须生长、喉结突出、嗓音低沉等）的出现及维持等。

（二）附睾

附睾呈新月形，位于阴囊内，紧贴睾丸上端和后缘。附睾分为附睾头、体、尾三部分。上端膨大为头，中部为体，下端狭细称尾。附睾头由十多条睾丸输出小管蟠曲而成，其末端相互汇合形成附睾管。附睾管细长，极度蟠曲，沿睾丸后缘下降，构成附睾体和附睾尾。附睾尾末端返折上升与输精管相续。附睾暂时贮存精子，并促进精子继续发育成熟。

（三）输精管和射精管

输精管是附睾管的直接延续，长约31～50cm，为壁厚腔小的肌性管道，活体触摸呈坚实的圆索状。输精管的行程较长，起始于附睾尾，上行加入精索至腹股沟管浅环，再穿过腹股沟管进入盆部，后沿盆侧壁向后下至膀胱底，其末端与精囊的排泄管汇合成射精管。射精管长约2cm，向前下穿前列腺，开口于尿道前列腺部。输精管位于阴囊根部的一段，位置表浅，易触知，是结扎输精管的常选部位。

精索　输精管从睾丸上端至腹股沟管腹（深）环的一段，为一柔韧圆索状结构，称精索。精索主要由同侧的输精管、睾丸动脉、蔓状静脉丛、神经、淋巴管等外包结缔组织被膜所构成。

（四）附属腺

精囊　是一对长椭圆形的囊状腺体，贴附于膀胱底的后方（图7-6）。精囊的分泌物参与组成精液。

前列腺　是一个实质性腺体，呈板栗形，前后稍扁，上宽下尖，位于膀胱颈与尿生殖膈之间，包绕尿道起始部。前列腺后方紧邻直肠，故活体经直肠前壁可触及。

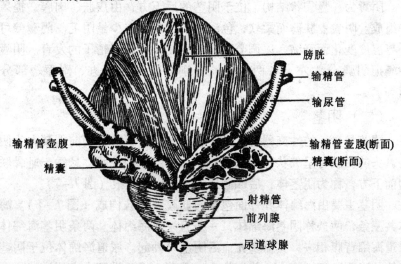

图7-6　精囊与前列腺

前列腺主要由腺组织和平滑肌构成，其分泌物经排泄管直接排入尿道前列腺部，参与精液的组成。老年人前列腺的腺组织退化，腺内结缔组织增生，会形成前列腺肥大，压迫尿道引起排尿困难。

尿道球腺　为一对豌豆大小的球形腺体，位于尿生殖隔内，腺体分泌物由细长的排泄管排入尿道球部，参与精液的构成。

精液　主要由精子和附属腺体的分泌物（精浆）混合形成的乳白色液体。其中精子占5%～10%，精浆占90%～95%。精浆能提高精子的受精能力。精液呈弱碱性，正常成年男性一次射精所排出的精液量为2～5mL，含精子3亿～5亿个。一般每毫升含精子1亿～2亿个，若少于2000万个/mL，同时精子形态异常，将不易使卵子受精，导致男性不育。

精子库

精子库是将精子冷冻贮存在由蛋黄、甘油、柠檬酸钠等组成的液氮罐内，使它们在－196℃的低温下冬眠，复温后，精子可恢复生命机能。20世纪60年代，美国、英国等先后建立人类精子库，中国于1981年11月在湖南医科大学建立，1983年1月16日中国首例人工授精婴儿在长沙诞生。精子库的建立为优生、计划生育等开辟了广阔的前景。

二、男性外生殖器

（一）阴囊

阴囊为一囊袋状结构，位于阴茎的后下方，由皮肤、肉膜、提睾肌等组成。阴囊皮肤薄而柔软，色深暗，成人生有少量阴毛。阴囊壁可随外界温度变化而舒缩，以调节阴囊的温度，有利于精子的发育。阴囊的中隔把阴囊分为左、右两个腔，分别容纳同侧睾丸、附睾、部分精索等。

（二）阴茎

阴茎是男性的性交器官，可分头、体、根三部分。前端膨大为阴茎头，头的尖端有呈矢状位的尿道外口；中部呈圆柱状，悬垂于耻骨联合的前下方，称为阴茎体；后端固定的部分称阴茎根（图7-7）。

阴茎主要由海绵体和外面包被的筋膜及皮肤构成（图7-8）。海绵体共三条，两条称阴茎海绵体，一条为尿道海绵体。两条阴茎海绵体与尿道海绵背腹相嵌，其血窦充血后阴茎可勃起。尿道海绵体位于阴茎海绵体的腹侧，两端膨大，前端膨大为阴茎头，后端膨大是尿道球。尿道海绵体全长有尿道穿过。阴茎的皮肤薄而柔软，富有伸展性，在阴茎头处形成双层环行皱襞，称阴茎包皮。

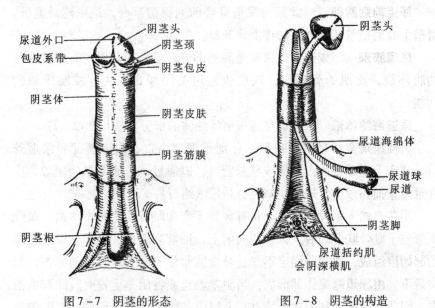

图7-7　阴茎的形态　　　　　图7-8　阴茎的构造

三、男性尿道

男性尿道长而弯曲，是尿液和精液排出的共用管道。

男性尿道的分部

男性尿道起于膀胱的尿道内口，终止于阴茎头的尿道外口。成人尿道长约16~22cm，平均管径5~7mm。按尿道的行程可分为三部：前列腺部、膜部、海绵体部（图7-9）。

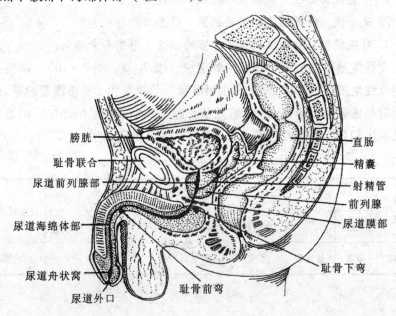

图7-9　男性盆腔正中矢状切面

临床上常将海绵体部称为前尿道，前列腺部、膜部合称为后尿道。

尿道前列腺部　此部为尿道穿经前列腺的部分，是尿道最宽处，管壁上有射精管和前列腺的排泄管开口。

尿道膜部　尿道穿过尿生殖隔的部分，最短，其周围有尿道外括约肌环绕，此肌为骨骼肌，该肌收缩可关闭尿道，故有控制排尿的功能。

尿道海绵体部　尿道穿过尿道海绵体的部分，最长，12～17cm。

男性尿道全长有三处狭窄，分别是尿道内口、尿道膜部和尿道外口。临床上向尿道插入器械或导尿管时，以通过尿道膜部最为困难，应注意防止损伤尿道。尿道狭窄处也是尿道结石易于嵌顿的部位。

阴茎自然下垂时，尿道全长有耻骨下弯和耻骨前弯两个弯曲。耻骨下弯位于耻骨联合的后下方，凹向前上，由前列腺部、膜部、海绵体部的起始段组成，此弯曲固定不变；耻骨前弯位于耻骨联合的前下方，凹向后下，由尿道海绵体部形成，当阴茎勃起或将阴茎上提时，此弯曲消失。因此，临床上利用这个特点，上提阴茎使整个尿道形成一个凹前上的弯曲，便于器械或导尿管能顺利通过尿道插入膀胱。

第二节　女性生殖系统

 核心知识

1. 你能说出女性生殖系统的组成和功能吗？

2. 试一试，能否描述卵巢的位置、形态及微细结构？

3. 对照模型，你能准确说出子宫的位置、形态和分部吗？

女性生殖系统由内、外生殖器组成（表7-2，图7-10）。卵巢是产生女性生殖细胞（卵子），分泌雌激素、孕激素和少量雄激素的器官。输卵管是输送卵子的管道。子宫是孕育胎儿和形成月经的部位。阴道是胎儿娩出和月经流出的通道，也是女性的性交器官。

表7-2　女性生殖系统的组成

分部	内生殖器				外生殖器
	生殖腺	生殖管道		附属腺	
组成	卵巢	输卵管　　子宫　　阴道			前庭大腺	女阴

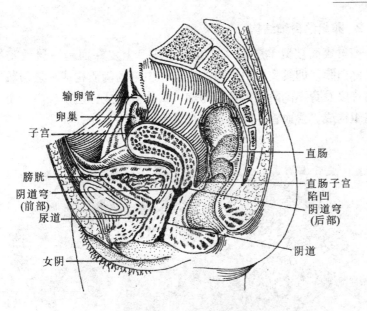

图7-10　女性盆腔正中矢状切面

一、女性内生殖器

（一）卵巢

1. 卵巢的位置与形态

卵巢呈扁卵圆形，左、右各一，位于小骨盆侧壁，髂总动脉分叉处。分为上、下两端，前、后两缘和内、外侧两面。上端与输卵管伞相接，并借卵巢悬韧带固定于小骨盆侧壁。下端借卵巢固有韧带连于子宫底的两侧（图7-11）。

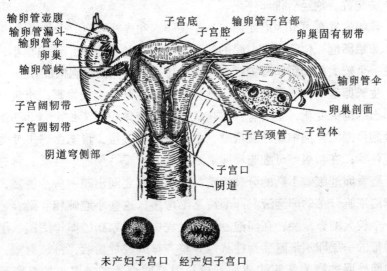

图7-11　女性内生殖器

2. 卵巢的微细结构

卵巢表面被覆单层扁平或立方上皮，上皮深面是一层致密结缔组织，称白膜。卵巢实质由周边的皮质和中央的髓质构成。皮质较厚，主要由许多发育不同阶段的各级卵泡、黄体等构成；髓质较少，由疏松结缔组织构成，含血管、淋巴管和神经等（图7－12）。

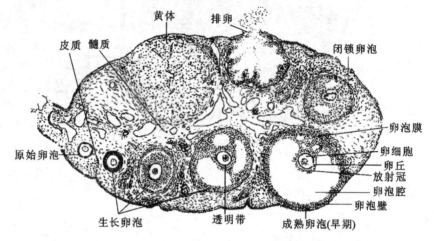

图7－12　卵巢微细结构示意图

（1）卵泡的发育与成熟　未发育的卵泡为原始卵泡。女婴出生时每侧卵巢内有上百万个原始卵泡，从青春期开始，在垂体分泌的卵泡刺激素和黄体生成素的作用下，卵泡开始发育、成熟、排卵。排卵大多发生在两次月经中间，在每一个月经周期里，可同时有 15～20 个卵泡发育，但一般只有一个卵泡成熟并排卵，其余的退化成闭锁卵泡。因此，女性一生中只有 400～500 个卵泡发育成熟并排卵。两侧卵巢的排卵通常是左、右交替。绝经后排卵停止。

卵泡的发育可分为原始卵泡、生长卵泡和成熟卵泡三个阶段。

原始卵泡　位于靠近白膜的浅层皮质内，数量很多，体积很小，由中央一个较大的初级卵母细胞和周围一层扁平的卵泡细胞构成。

生长卵泡　自青春期开始，部分原始卵泡开始生长发育，出现一系列形态结构的变化，主要有：①初级卵母细胞体积逐渐长大。②初级卵母细胞周围的卵泡细胞分裂增殖，由一层变为多层，形态由扁平变为立方或柱状；在初级卵母细胞和卵泡细胞之间出现一层嗜酸性膜，称透明带；随着卵泡细胞不断的分裂增殖，卵泡细胞之间出现一些小腔隙，内含卵泡细胞分泌的卵泡液。卵泡液逐渐增多，这些小腔隙相互融合，形成一个较大的卵泡腔；在卵泡腔形成过程中，紧靠初级卵母细胞、围绕透明带的一层卵泡细胞变为柱状，并整齐排列成放射状，称放射冠；在卵泡腔外周的卵泡细胞构成卵泡壁；随着卵泡液的增多，初级卵母细胞、透明带及其周围的卵泡细胞被挤到卵泡腔的一侧，形成凸向卵泡腔的丘状隆起，称卵丘。③随着生长卵泡的发育，其周围的结缔组织也分化形成卵泡膜。

卵泡壁和卵泡膜细胞共同合成和分泌雌激素。雌激素能刺激女性生殖器官发育；促进子宫内膜增生；刺激女性第二性征（如乳房发育增大、皮下脂肪变厚、音调变高、骨盆宽大等）的出现和维持。

成熟卵泡　生长卵泡的最后阶段可发育为成熟卵泡。卵泡细胞停止增殖，但卵泡液继续增多，成熟卵泡体积显著增大，卵泡壁变薄，整个卵泡凸向卵巢表面。在排卵前 36～48 小时，初级卵母细胞完成第一次成熟分裂，形成一个大的次级卵母细胞和一个很小的第一极体。次级卵母细胞迅速进入第二次成熟分裂，并停留在分裂的中期。

（2）排卵　由于成熟卵泡腔内的卵泡液剧增及酶的作用，可突出卵巢表面的卵泡壁、白膜、卵泡上皮，最终破裂，次级卵母细胞连同透明带、放射冠和卵泡液一起，脱离卵巢排入腹膜腔，这一过程称为排卵。

排卵约在月经周期的第 14 天左右，排卵后的次级卵母细胞经输卵管漏斗进入输卵管，若在 24 小时内未受精（即未与精子相遇形成受精卵），则慢慢退化消失；若受精，则继续完成第二次成熟分裂，形成成熟的卵细胞（卵子）和一个第二极体。

（3）黄体的形成与退化　成熟卵泡排卵后，残留在卵巢内的卵泡壁、卵泡膜塌陷，血管伸入，在黄体生成素作用下，逐渐发育成富含血管的内分泌细胞团，新鲜时呈黄色，称黄体。黄体维持的时间，取决于排出的卵是否受精。若排出的卵未受精，黄体只维持 14 天左右即退化，同时有月经来潮，这种黄体称月经黄体；若排出的卵受精，则黄体继续发育长大，维持约 6 个月后退化，称之为妊娠黄体。退化的黄体被结缔组织取代，最后形成白色瘢痕称白体。黄体细胞可分泌孕激素和少量雌激素。孕激素通常在雌激素作用的基础上发挥其功能，如降低平滑肌兴奋性、促进乳腺发育等。

（二）输卵管

输卵管是一对输送卵子的肌性管道，细而弯曲，位于子宫底两侧。其全长从内向外可分为四部：输卵管子宫部、输卵管峡部、输卵管壶腹部和输卵管漏斗部。

输卵管子宫部内侧端为输卵管子宫口，通子宫腔；输卵管峡部短而细，是输卵管结扎的适宜部位；输卵管壶腹部粗而长，通常是卵子受精的部位；输卵管漏斗部游离端是输卵管腹腔口，通腹膜腔，卵子经此口进入输卵管；漏斗部游离端周缘有许多指状突起，称输卵管伞，其中一个较长的突起连于卵巢，称卵巢伞，具有引导卵子进入输卵管的作用。临床上将输卵管伞作为手术中识别输卵管的标志。

（三）子宫

1. 子宫的形态

子宫是中空的肌性器官，其形态、位置可随年龄、月经周期及妊娠等情况而变化。成年未孕子宫呈前后稍扁的倒置梨形，长约8cm、最宽处约4cm、厚2~3cm。子宫可分为子宫底、子宫体、子宫颈三部分。

子宫底是指高出输卵管子宫口以上的子宫壁。子宫颈指下端的圆柱状部分，分为阴道上方的子宫颈阴道上部和伸入阴道内的子宫颈阴道部，子宫颈是肿瘤的好发部位。子宫底与颈之间的部分为子宫体。子宫体与颈之间的移行部分较狭细，称子宫峡。未妊娠的子宫，此部不太明显，长仅1cm；妊娠期，子宫峡逐渐伸展变长，壁变薄，产科常在此处行剖宫产术。

未孕子宫的内腔较狭小，可分为上、下两部：上部为子宫腔，位于子宫体内，呈底在上尖向下的三角形，底两端通输卵管，尖端通子宫颈管。下部称子宫颈管，位于子宫颈内，呈梭形，上口与子宫腔相通，下口称子宫口，通阴道。未产妇的子宫口呈圆形，边缘光滑整齐，而经产妇的子宫口呈横裂状（见图7-11）。

2. 子宫的位置

子宫位于小骨盆腔中央，膀胱与直肠之间，其下接阴道，两侧有输卵管和卵巢。未孕子宫的底低于小骨盆上口平面。成年女性子宫通常呈前倾前屈位。前倾是指子宫长轴与阴道长轴之间形成向前开放的钝角，前屈是指子宫体与子宫颈之间凹向前的钝角（图7-13）。

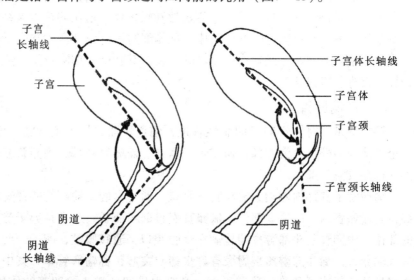

图7-13 子宫的位置

3. 子宫的固定装置

子宫的正常位置主要由盆底肌的承托和韧带的牵引维持。主要的韧带如下（图 7 - 14）。

子宫阔韧带 位于子宫两侧，是连于子宫两侧与骨盆侧壁之间的双层腹膜皱襞，起限制子宫向侧方移位的作用。其上缘有输卵管，后层包被卵巢。

子宫圆韧带 是一对由平滑肌和结缔组织构成的圆索。它起于子宫底外侧，输卵管附着处的稍下方，在阔韧带前叶深面向前外下弯行，穿过腹股沟管全长，止于阴阜和大阴唇皮下，维持子宫呈前倾位。

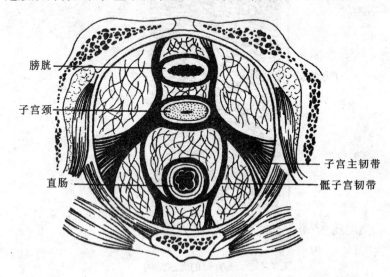

膀胱

子宫颈

直肠

子宫主韧带

骶子宫韧带

图 7 - 14 子宫的固定装置模式图（平宫颈水平切面）

子宫主韧带 有两条，是位于子宫阔韧带下部的平滑肌和结缔组织，连于子宫颈和左、右盆侧壁之间，起固定子宫颈，防止子宫脱垂的作用。

子宫骶韧带 由平滑肌和结缔组织构成。起于子宫颈后面，向后绕过直肠两侧，止于骶骨前面，起到朝后上方牵引子宫颈，与子宫圆韧带协同保持子宫呈前屈位的作用。

如果子宫的韧带受损或薄弱了，就会发生子宫位置异常。

4. 子宫壁的微细结构

子宫壁厚，由外向内分为外膜、肌层和内膜三层（图 7 - 15）

外膜 在子宫底、体，属浆膜，是腹膜的脏层，而子宫颈为纤维膜。

肌层 很厚，主要由平滑肌构成，富含血管。

内膜 为黏膜，由上皮和固有层构成。上皮为单层柱状上皮，固有层较厚，含有大量管状的子宫腺，血管丰富，小动脉呈螺旋状，称螺旋动脉。子宫腔的内膜可分为浅、深两层：浅层称功能层，较厚，从青春期开始，发生周期性的剥脱和出血，经阴道流出，形成月经；深层称基底层，较薄，不发生周期性剥脱，有很强的增生修复内膜功能层的能力。

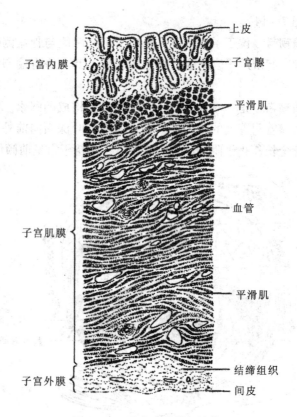

上皮

子宫腺

平滑肌

血管

平滑肌

结缔组织

间皮

子宫内膜

子宫肌膜

子宫外膜

图 7 – 15 子宫壁的微细结构

5. 子宫内膜的周期性变化

自青春期开始至绝经期止，卵巢每个月出现卵泡生长发育、成熟、排卵、黄体形成、退化等一系列变化，使血中雌、孕激素水平也呈周期性波动，子宫内膜随之发生周期性变化，即子宫每隔 28 天左右发生一次内膜功能层的剥脱、出血和增生修复过程，称月经周期。月经周期一般分三期，即月经期、增生期和分泌期（图7－16）。

月经期 是月经周期的第 1～4 天。若排出的卵未受精，由于卵巢内黄体退化，血中孕激素和雌激素的含量急剧下降，引起子宫内膜的螺旋动脉持续性收缩，致内膜功能层缺血、缺氧而坏死。随后，已收缩的螺旋动脉突然短暂扩张，使小血管急骤充血而破裂，血液涌入坏死的功能层，使之破溃、剥脱。脱落的子宫内膜和血液经子宫内腔、阴道流出体外，形成月经。每次月经量约 50mL。月经期末，基底层的子宫腺细胞迅速分裂增生，修复内膜上皮，进入增生期。

增生期 为月经周期的第 5～14 天。此期，卵巢正有一批卵泡生长发育，故又称卵泡期。子宫内膜在卵泡壁和卵泡膜细胞共同合成和分泌雌激素的作用下而增生变厚。子宫腺增生、延长，螺旋动脉增多并轻度弯曲。此期末卵巢排卵，子宫内膜进入分泌期。

分泌期 是月经周期的第 15～28 天。排卵后，因卵巢黄体形成，故又称黄体期。在黄体产生的孕激素和雌激素作用下，子宫内膜继续增厚。子宫腺增长、弯曲，腺腔明显扩大、其内充满富含糖原的分泌物；螺旋动脉变得更长、呈极度弯曲；固有层中富含组织液而呈现水肿。这些变化为受精卵的植入做好准备。若卵未受精，子宫内膜则进入下一个月经周期；若卵受精，因卵巢内妊娠黄体的存在，孕激素和雌激素的继续分泌，子宫内膜暂不脱落，故妊娠期无月经。

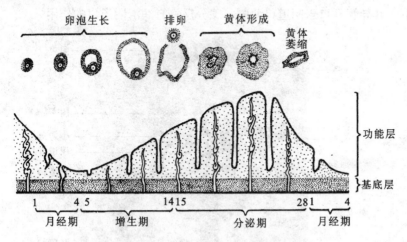

图 7-16　子宫内膜周期性变化示意图

（四）阴道

阴道是一前后略扁的肌性管道，前后壁相贴，富有伸展性。它位于盆腔内，连接子宫和外生殖器，其前有膀胱、尿道，后邻直肠。阴道下端以阴道口开口于阴道前庭，处女的阴道口有处女膜附着，若破裂，则留下处女膜痕；阴道上端较宽，包绕子宫颈阴道部，在二者之间形成环形凹陷，称阴道穹。阴道穹后部最深，与后上方的直肠子宫陷凹相邻，临床上可经阴道穹后部穿刺，抽取或引流此陷凹的积液或积血，进行诊断治疗。

阴道壁由黏膜、肌层和外膜构成。阴道黏膜形成许多环形皱襞，黏膜上皮为复层扁平上皮，在雌激素作用下，上皮细胞中出现许多糖原，当上皮脱落后，糖原被阴道的乳酸杆菌分解为乳酸，后者能防止病原微生物生长，起到阴道自净作用。

二、女性外生殖器

女性外生殖器又称女阴，包括阴阜、大阴唇、小阴唇、阴道前庭、阴蒂等结构（图 7-17）。

阴阜　系指耻骨联合前面的皮肤隆起，有较厚的皮下脂肪。成年后长有阴毛。

大阴唇　是一对纵行的皮肤隆起，其前后端相互连合。

小阴唇　是位于大阴唇内侧的一对较薄的皮肤皱襞，其表面光滑无毛。

阴道前庭 是位于两侧小阴唇之间的裂隙，其前部有尿道口，后部有阴道口。

阴蒂 位于阴道前庭的前上方，由两条阴蒂海绵体（相当于男性阴茎海绵体）组成。因有丰富的神经末梢，故感觉灵敏。

前庭大腺 形如豌豆，左右各一，位于阴道口后外侧的大阴唇皮下，其导管开口于阴道口两侧，腺分泌物有润滑阴道口的作用。

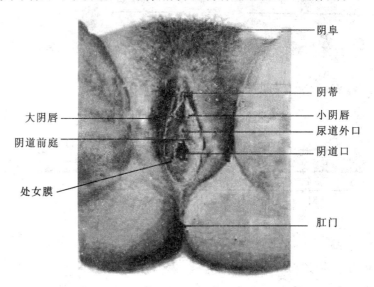

图 7 - 17 女性外生殖器

三、乳房

乳房是女性性成熟的重要标志，也是分泌乳汁、哺育后代的器官。

（一）乳房的位置和形态

乳房位于胸前部，胸大肌和胸筋膜的表面，上起自第 2 ~ 3 肋，下至第 6 ~ 7 肋，内侧至胸骨旁线，外侧可达腋中线。

成年女性未产妇的乳房呈半球形，紧张而富有弹性。乳房中央的突起称乳头，乳头平第 4 肋间隙或第 5 肋。乳头顶端有许多输乳管的开口，称输乳孔。乳头周围色素较多的环行皮肤区为乳晕。乳晕表面的有许多点状小隆起，是深部乳晕腺的开口部位，乳晕腺可分泌脂性物质滑润乳头，起润滑和保护作用。乳头和乳晕的皮肤较薄弱，易于损伤，故哺乳期应注意卫生，以防感染。

妊娠后期和哺乳期，因乳腺增生，乳房明显增大。当哺乳停止后，乳腺萎缩，乳房变小。老年妇女的乳房，因为弹性纤维的减少而松弛下垂。

（二）乳房的结构

乳房由皮肤、乳腺、脂肪组织和致密结缔组织构成（图 7 - 18）。

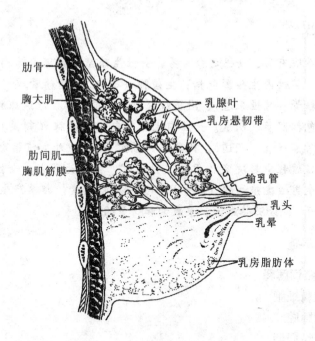

肋骨
胸大肌
肋间肌
胸肌筋膜

乳腺叶
乳房悬韧带
输乳管
乳头
乳晕
乳房脂肪体

图 7-18　女性乳房的矢状切面

皮肤覆盖于乳房的表面。乳腺位于胸肌筋膜和皮肤之间，被脂肪组织和结缔组织分隔成15～20个乳腺叶，一个腺叶有一个乳腺导管，又名输乳管。输乳管走向乳头，在近乳头处膨大形成输乳管窦，其末端变细，开口于乳头。乳腺叶和输乳管均以乳头为中心呈放射状排列。因此，乳腺手术时应尽量做放射状切口，以减少对乳腺叶和输乳管的损伤。

乳腺周围的致密结缔组织向深面发出小的纤维束连于胸肌筋膜，从乳腺表面的致密结缔组织也发小的纤维束连于皮肤和乳头，这些纤维束称为乳房悬韧带，它们对乳腺起支持、固定作用。乳腺癌早期，因乳房悬韧带受侵，致密结缔组织增生，韧带缩短，使表面皮肤产生一些凹陷。至癌症晚期，由于淋巴回流受阻，组织发生水肿，而癌变处与皮肤粘连较紧，使皮肤上出现许多小凹，皮肤呈橘皮样变，这些特征有助于乳腺癌的诊断。

知识链接★

会阴

　　会阴有广义、狭义之分。广义的会阴是指封闭小骨盆下口的所有软组织，其范围和骨盆下口一致，略呈菱形。通过两侧坐骨结节的连线，将会阴分为前、后两个三角区，前方的称尿生殖三角，男性有尿道通过，女性有尿道和阴道穿过；后方的为肛门三角，有直肠通过。狭义的会阴指产科会阴，即外生殖器与肛门之间的狭窄区域。

小结

生殖系统有男、女性之分。男、女性生殖系统都可分为内生殖器和外生殖器。男性内生殖器包括：生殖腺（睾丸）、输精管道（附睾、输精管、射精管、男性尿道）、附属腺（精囊、前列腺、尿道球腺）；男性外生殖器包括阴茎、阴囊。女性内生殖器包括生殖腺（卵巢）、输送管道（输卵管、子宫、阴道）、附属腺（前庭大腺）；外生殖器为女阴。

在生殖过程中起决定作用称主性器官，男性为睾丸、女性为卵巢。睾丸能产生男性生殖细胞（精子）和分泌雄性激素。卵巢产生女性生殖细胞（卵子），分泌雌激素、孕激素和少量的雄激素。

 练习题

一、名词解释

1. 间质细胞

2. 鞘膜腔

3. 月经周期

4. 排卵

5. 妊娠黄体

二、填空

1. 男性、女性的生殖腺分别是_____、_____，前者可产生_____和_____；后者可产生_____、_____和_____。

2. 男性尿道从上往下依次分为_____、_____和_____三部。_____在临床上称为后尿道。男性尿道有_____和_____功能。

3. 男性附属腺包括_____、_____和_____。

4. 女性内生殖器由_____、_____、_____和_____组成。

5. 子宫外形分为_____、_____和_____三部，子宫内腔分为_____、_____两部分。

6. 固定子宫正常位置的重要韧带有_____、_____、_____和_____。

7. 月经周期中子宫内膜的周期性变化分为三期，即_____、_____和_____。

8. 与阴道穹后部相邻的是_____，阴道口位于尿道口的_____方。

9. 输卵管结扎部位常选_____，输精管结扎部位常选_____。

三、单项选择题

1. 产生精子的器官是（   ）

　　A. 睾丸　　　　　　　　B. 精囊

C. 前列腺　　　　　　D. 附睾　　　　　　　E. 阴囊

2. 下列哪个男性生殖器官包绕尿道起始部（　　）
   A. 尿道球腺　　　　B. 精囊
   C. 附睾　　　　　　D. 前列腺　　　　　E. 输精管

3. 男性尿道最狭窄处为（　　）
   A. 尿道内口　　　　B. 尿道前列腺部
   C. 尿道膜部　　　　D. 尿道海绵体部　　E. 尿道外口

4. 分泌雄性激素的细胞位于（　　）
   A. 前列腺　　　　　B. 尿道球腺
   C. 精曲小管　　　　D. 睾丸间质　　　　E. 附睾

5. 储存精子的器官是（　　）
   A. 睾丸　　　　　　B. 附睾
   C. 精囊腺　　　　　D. 膀胱　　　　　　E. 射精管

6. 在月经周期中，哪层发生剥脱（　　）
   A. 子宫内膜上皮层　B. 内膜功能层
   C. 内膜基底层　　　D. 子宫外膜　　　　E. 肌层

7. 防止子宫脱垂的结构主要是（　　）
   A. 子宫主韧带　　　B. 子宫阔韧带
   C. 子宫圆韧带　　　D. 子宫骶韧带　　　E. 卵巢悬韧带

8. 卵巢属于（　　）
   A. 外生殖器　　　　B. 生殖腺
   C. 生殖管道　　　　D. 附属腺体　　　　E. 腹膜外位器官

9. 输卵管漏斗周缘的指状突起称（　　）。
   A. 子宫部　　　　　B. 输卵管峡
   C. 输卵管壶腹　　　D. 输卵管伞　　　　E. 子宫圆韧带

四、简答题

1. 简述精子的产生部位及其排出体外的途径。
2. 简述输卵管的分部及各部的意义。
3. 简述卵泡的发育及雌、孕激素的产生。
4. 简述子宫的位置及其固定的装置。

参考答案（选择题）
1. A 2. D 3. E 4. D 5. B 6. B 7. A 8. B 9. D

（重庆市第三卫生学校 杨华）

第八章 脉管系统

脉管系统是体内的一套密闭连续的管道系统，血液和淋巴液在管道内不断地循环流动，其主要功能是物质运输，把消化道吸收的营养物质、肺吸进的氧以及内分泌腺分泌的激素输送到身体各器官、组织和细胞；同时将各器官、组织和细胞的代谢产物，如二氧化碳、尿素等运送到肺、肾和皮肤等器官，排出体外。通过本章学习，掌握脉管系统组成，心的位置及外形，心腔的形态结构，心的体表投影，主动脉的主要分支，常用压迫止血点，肱、桡动脉的临床意义，体循环的静脉分部和各部的主干，临床输液常用的上、下肢浅静脉；熟悉心血管系统、淋巴系统的组成，血液循环的概念，心的传导系统，淋巴器官；了解血液循环路径，心壁的微细结构，心的血管，心包，肺循环的血管，淋巴管道。

第一节 概 述

核心知识

1. 试一试，能否说出脉管系统的组成？
2. 对照模型，你能准确描述血液循环路径吗？

一、脉管系统的组成

脉管系统包括心血管系统和淋巴系统（表8-1）。心血管系统由心、动脉、毛细血管和静脉组成，其管道内流动的液体是血液；淋巴系统由淋巴管、淋巴器官和淋巴组织组成，管道内流动的液体是淋巴液，简称淋巴。淋巴最终注入心血管系统。

表8-1 脉管系统组成

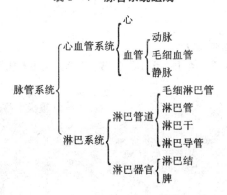

（一）心血管系统

心血管系统由心和血管组成。

1. 心

心是血液循环的动力器官。它有节律性的收缩和舒张，推动血液在心血管系统内周而复始永不停息的循环流动。

2. 血管

与心相连，分为动脉、毛细血管和静脉。

动脉　是引导血液出心、并输送血液到全身各部的血管。自心发出，可分为大动脉、中动脉、小动脉和微动脉，管径逐渐变细，最终移行为毛细血管。

毛细血管　是连于小动脉和小静脉之间的微细血管。管壁很薄，互相吻合成网，分布范围广，是血液与组织之间进行物质交换的场所。

静脉　是引导毛细血管内的血液回心的血管。起于毛细血管，在回心的过程中逐渐汇合，管径由小逐渐变大，分为小静脉、中静脉和大静脉，最后注入心房。

3. 血管壁的微细结构

（1）动脉　管壁较厚，由内膜、中膜和外膜组成。

内膜　位于动脉管壁最内面，由内皮、内皮下层和内弹性膜组成。内皮表面光滑，可减少血流阻力。内皮下层有少量结缔组织构成。在内膜邻接中膜处有弹性纤维构成的内弹性膜。

中膜　最厚，由平滑肌、胶原纤维和弹性纤维构成。大动脉管壁的中膜以弹性纤维为主，管壁富有弹性故又称弹性动脉。中动脉和小动脉以平滑肌为主，又称肌性动脉。

外膜　较中膜薄，由结缔组织构成（图8－1）。

（2）静脉　管壁也分为内膜、中膜和外膜，但三层分界不明显。静脉管壁较薄、管腔较大，收缩性和弹性较小（图8－2）。

（3）毛细血管　是管径最细、管壁最薄、数量最多、分布最广的血管，其分支彼此互相吻合成网。毛细血管的结构简单，主要由内皮和基膜构成（图8－3）。根据管壁的结构特点，毛细血管可分为以下三类：

连续毛细血管　其特点为内皮细胞薄，相互连续，基膜完整。

有孔毛细血管　其特点是内皮细胞不含核的部分较薄，且有许多贯穿细胞的小孔，有的小孔有隔膜封闭，内皮细胞基底面有连续的基膜。

血窦　又称窦状毛细血管，管腔大，管壁薄，形状不规则。内皮细胞有孔，相邻内皮细胞之间有较宽间隙，有的血窦有连续的基膜，有的基膜不连续或不存在。主要分布于代谢旺盛的器官，如肝、脾、骨髓和一些内分泌腺中。

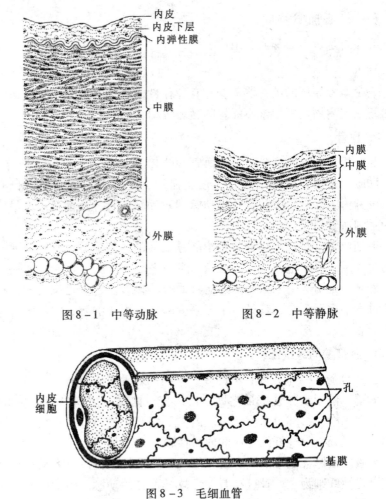

图 8-1 中等动脉   图 8-2 中等静脉

图 8-3 毛细血管

4. 微循环

微循环是指微动脉与微静脉之间的微细血管中的血液循环。它是血液循环的基本结构和功能单位，可调节局部血流，对组织细胞的代谢和物质交换有很大的影响。微循环包括以下七个组成部分，即微动脉、后微动脉、毛细血管前括约肌、真毛细血管、直捷通路、动静脉吻合和微静脉（图 8-4）。

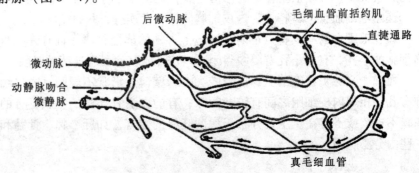

图 8-4 微循环示意图

（二）淋巴系统

由淋巴管道、淋巴器官和淋巴组织组成（详见第三节）。

二、血液循环路径

血液循环是指血液由心流经动脉、毛细血管和静脉，最后返回心房的这种周而复始的血液循环流动。根据血液在心血管内循环路径的不同，分为体循环和肺循环（图8-5），两者互相连续，并同时进行。

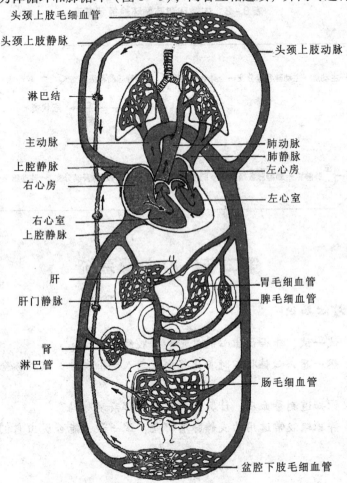

图8-5　血液循环示意图

（一）体循环

体循环又称大循环，当心室收缩时，富有氧气和营养物质的动脉血，从左心室射入主动脉，再经主动脉各级分支到达全身毛细血管。血液在毛细血管与周围组织、细胞之间进行物质和气体交换，氧气和营养物质进入组织和细胞，而组织和细胞代谢所产生的二氧化碳和代谢产物则进入血液。这样，鲜红的动脉血就变成了呈暗红色的静脉血。经各级静脉回流，分别汇入上、下腔静脉和冠状窦返回右心房（表8-2）。

（二）肺循环

肺循环又称小循环，从体循环回心的静脉血，由右心房进入右心室，当心室收缩时，血液由右心室射入肺动脉干，经其各级分支到达肺泡周围的毛细血管网。血液中的二氧化碳进入肺泡内，而肺泡内的氧进入血液。这样，含二氧化碳较多的静脉血又变成了含氧丰富的动脉血，再经肺静脉的各级属支汇入肺静脉，返回左心房。然后动脉血从左心房流入左心室，又进入体循环。

表8-2 体循环和肺循环途径示意表

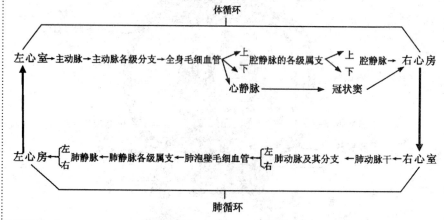

第二节 心血管系统

 核心知识

1. 试一试，能否说出心的外形和心腔结构？

2. 想一想，心脏收缩时首先将血液射入哪条动脉？该动脉全程分为几部？

3. 你知道测量血压、计数脉搏常选用哪条动脉吗？

4. 静脉输液常选用的浅静脉有哪些？试一试，能否说出它们的起止行程？

一、心

（一）心的位置和外形

1. 心的位置

心位于胸腔中纵隔内，约2/3在身体正中线左侧，1/3在正中线右侧（图8-6）。

2. 心的外形

心呈倒置的圆锥形，前后略扁，一般稍大于本人的手拳。心有一尖、一底、两面、三缘、三沟（图8-7，图8-8）。

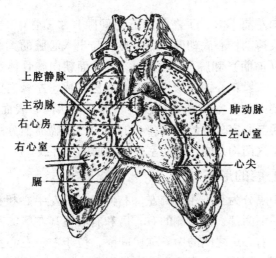

图 8-6 心的位置

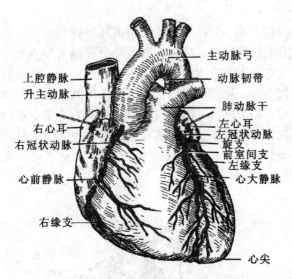

图 8-7 心的外形和血管（前面）

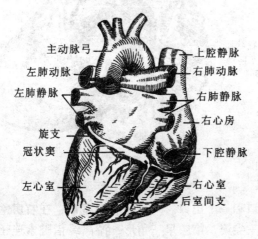

图 8-8 心的外形和血管（后面）

心尖朝向左前下方，于左侧第五肋间隙、左锁骨中线内侧 1 ~ 2cm 处可摸到心尖搏动；心底朝向右后上方，与出入心脏的大血管相连；两面为胸肋面（前面）和膈面（下面），胸肋面朝向胸骨体和肋软骨，膈面与膈相邻；三缘：心的右缘主要由右心房构成，左缘主要由左心室构成，下缘主要由右心室和心尖构成；三沟：冠状沟心表面一环形的沟，是心表面心房与心室分界的标志；心的胸肋面和膈面上分别有前室间沟和后室间沟，这两沟是左、右心室在心表面的分界线。

（二）心腔的形态结构

心被一中隔分为互不相通的左、右两半，即左半心和右半心。每半又可分为上、下两部，即右侧的右心房和右心室；左侧的左心房和左心室。位于左、右心房之间的中隔称房间隔，位于左、右心室之间的中隔称室间隔。同一侧的心房和心室之间借房室口相通。

1. 右心房

构成心的右上部，它向左前方的突出部分称右心耳。右心房有三个入口：上壁有上腔静脉口，它将人体上半身静脉血导入右心房；下壁有下腔静脉口，它将下半身的静脉血导入右心房；在下腔静脉口与右房室口之间有一较小口，称冠状窦口，心本身的静脉血主要经此口回流到右心房。右心房有一个出口：即右房室口，通向右心室。在房间隔的下部有一浅窝，称卵圆窝，是胎儿卵圆孔闭锁后的遗迹，此处壁较薄弱，是房间隔缺损的好发部位（图8 - 9）。

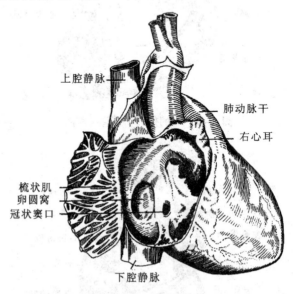

图 8 - 9　右心房

2. 右心室

有一个入口和一个出口。入口即右房室口，在右房室口的周缘附有三片瓣膜，称三尖瓣，瓣膜呈三角形，游离缘借腱索连于从心室壁突入心室腔的乳头肌。当右心室收缩时，三尖瓣互相对合，封闭右房室口，又因腱索的牵拉作用，使瓣膜不致翻转入右心房，从而阻止血液返流右心房。出口即肺动脉口，口周缘附有三个呈袋状的半月形瓣膜，称肺动脉瓣。当右心室舒张时，瓣膜关闭，可阻止血液从肺动脉干返回右心室（图8－10）。

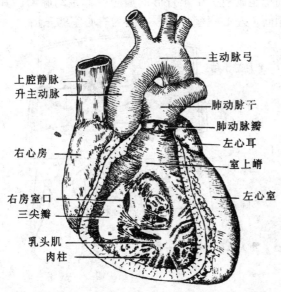

图8－10　右心室

3. 左心房

构成心底的大部分。左心房向右前方突出的一小部分称左心耳。左心房的入口：即肺静脉口，在左心房后部两侧有左、右肺静脉的开口各一对，它导入由肺回流到心的动脉血。左心房的出口：即左房室口，通往左心室（图8－11）。

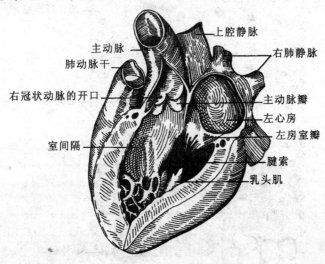

图8－11　左心房和左心室

4. 左心室

构成心尖及心的左缘。入口即左房室口，在左房室口的周边附有二尖瓣，游离缘借腱索连于左心室壁的乳头肌上（图8-12）。当心室收缩时，二尖瓣对合，封闭左房室口，阻止血液返流入左心房。出口即主动脉口，口的周缘也附有三个半月形的瓣膜，称主动脉瓣，其形态和功能与肺动脉瓣相同。左心室壁特别厚，约为右心室的三倍。

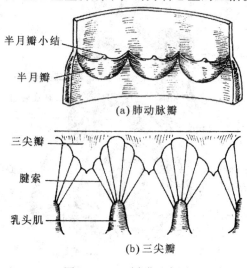

半月瓣小结

半月瓣

(a) 肺动脉瓣

三尖瓣

腱索

乳头肌

(b) 三尖瓣

图8-12 心瓣膜示意图

（三）心壁的微细结构

心壁由内向外分为心内膜、心肌层和心外膜（图8-13）。

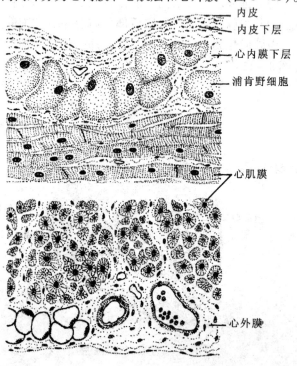

内皮

内皮下层

心内膜下层

浦肯野细胞

心肌膜

心外膜

图8-13 心壁的微细结构

心内膜　衬贴在心腔内面的一层光滑薄膜，与血管内膜相续。心内膜由内皮、内皮下层和心内膜下层构成。心内膜向心腔内突入折叠形成心瓣膜。在心内膜下层内有心的传导系统分支。

心肌层　由心肌纤维构成，是心壁三层中最厚的一层，心房肌较薄，心室肌较厚，左心室肌尤为发达。心房肌与心室肌不连续，它们被房室口周围的纤维环隔开，因此心房肌和心室肌不同时收缩。

心外膜　是被覆于心肌层外表面的浆膜，即浆膜性心包脏层。

（四）心的传导系统

心的传导系统位于心壁内，由特殊分化的心肌纤维组成，能产生兴奋、传导冲动和维持心正常的节律性舒缩的功能。包括窦房结、房室结、房室束、左、右束支及其分支（图8－14）。

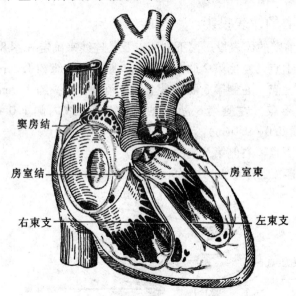

图8－14　心的传导系统

窦房结　位于上腔静脉与右心耳交界处的心外膜深面，它是心的正常起搏点。

房室结　位于房间隔下部右侧心内膜深面，在冠状窦口的前上方，房室结发出房室束。房室结的主要功能是将窦房结传来的冲动传向心室。

房室束　由房室结发出，下行入室间隔内，分为左、右束支。这是连接心房和心室的唯一重要通路。

左束支、右束支　沿室间隔两侧，在心内膜深面下行，反复分出许多小支，形成浦肯野纤维网，深入到心室肌内。将心房传来的兴奋迅速传播到整个心室，引起心室肌收缩。

（五）心的血管

1. 动脉

营养心的动脉是左、右冠状动脉。

（1）左冠状动脉　由升主动脉起始部左侧发出，分为前室间支和旋支。前室间支分布于左心室前壁、右心室前壁的一小部分和室间隔的前2/3。旋支主要分布于左心房、左心室的侧壁、后壁和前壁的一小部分等处。

（2）右冠状动脉　由升主动脉起始部右侧发出，分布于右心房、右心室、部分左心室后壁、室间隔的后1/3、窦房结和房室结等处。

2. 静脉

心的静脉包括心大、中、小静脉，多与动脉相伴行，汇入冠状窦，再经过冠状窦口注入右心房。

（六）心的体表投影

心在胸前壁的体表投影用下列四点及其连线来确定（图8-15）。

（1）左上点　左侧第2肋软骨下缘，距胸骨左缘约1.2cm处。

（2）右上点　右侧第3肋软骨上缘，距胸骨右缘约1.0cm处。

（3）左下点　左侧第5肋间隙，左锁骨中线内侧1.0~2.0cm处（距前正中线7.0~9.0cm）。

（4）右下点　右侧第6胸肋关节处。

用弧线连接上述四点，即为心的体表投影。

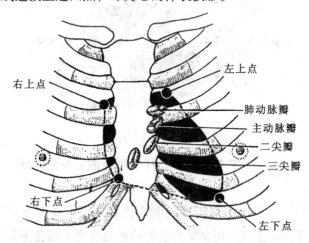

图8-15　心的体表投影

（七）心包

心包为包在心外面及大血管根部的膜性囊，分内、外两层，外层为纤维心包，内层为浆膜心包。纤维心包是纤维结缔组织囊。浆膜心包贴于纤维心包的内面，分脏、壁两层，脏层位于心的表面，称心外膜；壁层位于纤维心包的内面。脏、壁两层之间的潜在性腔隙称心包腔（图 8-16）。腔内含少量浆液，起润滑作用，可减少心脏跳动时的摩擦。

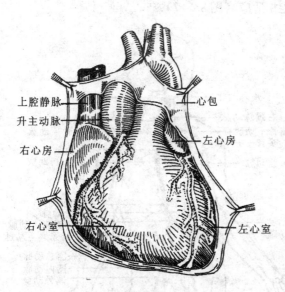

图 8-16　心包

心包积液

心包积液是一种较常见的临床疾病，正常心包腔内含有 25~30mL 液体（最多不超过 50mL），任何原因使心包腔内液体量增加，超过 50mL，即出现心包积液。心包积液的临床表现主要与心包腔内的液体量、液体蓄积的增长速度及心包的特征等三个因素有关。

二、肺循环的血管

（一）肺循环的动脉

肺动脉干是粗而短的动脉干。起自右心室，在升主动脉前方，行向左后上方，于主动脉弓下方分为左、右肺动脉，分别经左、右肺门进入左、右肺。在肺内反复分支，在肺泡周围形成毛细血管。位于肺动脉干分叉处稍左侧与主动脉弓下缘之间的结缔组织索，称动脉韧带，是胚胎时期动脉导管出生后闭锁后遗迹。

（二）肺循环的静脉

肺静脉左、右各两支，分别经左、右肺门出肺，注入左心房。

三、体循环的动脉

体循环动脉分布的基本特点：①头颈、躯干四肢的动脉对称分布；

②动脉多与静脉、神经伴行；③胸部、腹部和盆部的动脉分为壁支和脏支；④动脉多居于身体的屈侧、深部或安全隐蔽处；⑤动脉分布与器官的形态、功能相适应（图 8 – 17）。

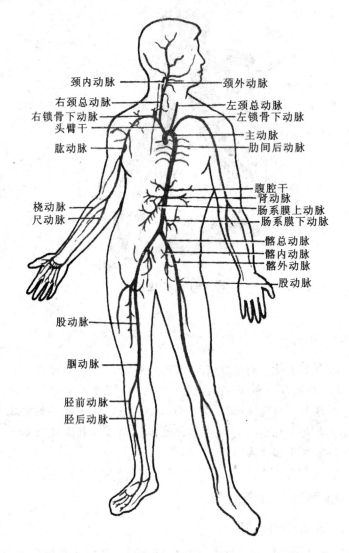

图 8 – 17 全身动脉分布概况

（一）主动脉

主动脉是体循环的动脉主干，粗而长，由左心室发出，依据行程分为升主动脉、主动脉弓和降主动脉三部分（图 8 – 18）。

1. 升主动脉

起于左心室，位于上腔静脉和肺动脉干之间，先向右前上方斜行，继而至右侧第 2 胸肋关节高度处移行为主动脉弓。其起始处发出左、右冠状动脉。

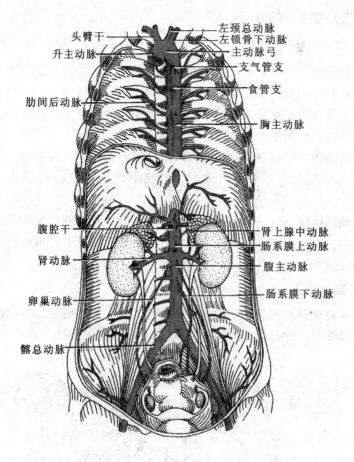

头臂干
升主动脉
肋间后动脉

左颈总动脉
左锁骨下动脉
主动脉弓
支气管支
食管支
胸主动脉

腹腔干
肾动脉
卵巢动脉
髂总动脉

肾上腺中动脉
肠系膜上动脉
腹主动脉
肠系膜下动脉

图 8 - 18 主动脉行程及分布概况

2. 主动脉弓

位于胸骨柄后方，呈弓形弯向左后方，至第 4 胸椎体下缘处移行为降主动脉。主动脉弓的凸侧由右向左发出三大分支，分别是头臂干、左颈总动脉和左锁骨下动脉。头臂干向右上方斜行，在右胸锁关节后方处，分为右颈总动脉和右锁骨下动脉。

主动脉弓壁内有压力感受器，能感受血压的变化，具有调节血压的作用。主动脉弓的稍下方有 2 ~ 3 个粟粒状小体，称主动脉小球，是化学感受器，能感受血液中二氧化碳浓度的变化，当血液中二氧化碳浓度升高时，可反射性地引起呼吸加深、加快。

3. 降主动脉

与主动脉弓相延续，是主动脉下降的部分，穿膈的主动脉裂孔到腹腔，分为膈以上的胸主动脉和膈以下的腹主动脉两部分，下行至第 4 腰椎体下缘处分为左、右髂总动脉。

（二）头颈部的动脉

1. 颈总动脉

是头颈部的动脉主干。左侧由主动脉弓发出，右侧起于头臂干。两侧颈总动脉经同侧胸锁关节后方，沿食管、气管和喉的外侧上行，到甲状软骨上缘分为颈外动脉和颈内动脉。在颈总动脉分叉处有两个重要结构，即颈动脉窦和颈动脉小球。

颈动脉窦 是颈总动脉末端和颈内动脉起始处膨大的部分。其管壁内有压力感受器，当血压升高时，可反射性地引起心跳减慢，血压下降。

颈动脉小球 是一个卵圆形小体，在颈内、外动脉分叉的后方是化学感受器，当血液中二氧化碳浓度增高或氧分压降低时，可反射性地促使呼吸加深、加快。

2. 颈外动脉

由颈总动脉发出后先在颈内动脉内侧上行，后在胸锁乳突肌的深面上行，穿腮腺随即分为上颌动脉和颞浅动脉两终支（图8-19）。主要分支如下。

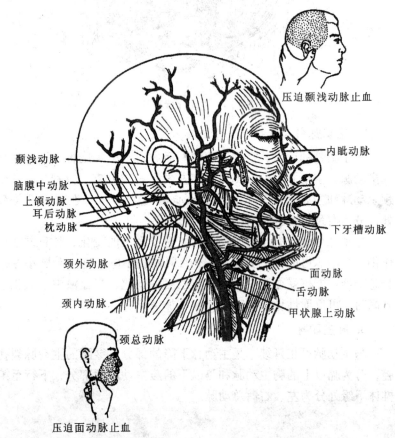

图 8-19 颈外动脉的分支

（1）甲状腺上动脉　由颈外动脉起始部发出后，行向前下方，分支分布于甲状腺上部及喉。

（2）面动脉　经下颌下腺深面至咬肌前缘处，绕过下颌体下缘至面部，经口角和鼻翼外侧上行达眼的内眦，终于内眦动脉。面动脉分支分布于面部、下颌下腺和腭扁桃体等。

（3）颞浅动脉　经外耳门前方和颧弓根部浅面上行，至颞部皮下，分支分布于颅顶部软组织和腮腺。

（4）上颌动脉　经下颌支深面入颞下窝，分支较多主要分布于外耳道、中耳、牙及牙龈、鼻腔、咀嚼肌、腭、硬脑膜等处。主要分支为脑膜中动脉，向上穿棘孔进入颅腔，分前、后两支，分布于颅骨和硬脑膜。前支走行于颅骨翼点的内面，颞部骨折时该动脉易受损伤，会引起硬膜外血肿。

3. 颈内动脉

由颈总动脉发出后，沿咽的外侧垂直上行至颅底，经颈动脉管进入颅腔，分支分布于视器和脑等处。

（三）锁骨下动脉

锁骨下动脉右侧起自头臂干，左侧由主动脉弓发出，但均斜向外上行至颈根部，越过胸膜顶前方，穿过斜角肌间隙，至第 1 肋外缘与腋动脉相延续。分支主要分布于胸臂、脑、颈和肩等处。主要分支如下。

椎动脉　从锁骨下动脉上壁发出，向上穿经上 6 个颈椎横突孔，在枕骨大孔处进入颅腔，分支分布于脊髓和脑。

胸廓内动脉　起于锁骨下动脉下壁，在椎动脉起点的对侧发出，下行进入胸腔后，沿 1~6 肋软骨后面下降，于第 6 肋间隙处发出终支，即腹壁上动脉。分支主要分布于胸前壁、乳房、膈和心包等处。

甲状颈干　为一短干，主要分支有甲状腺下动脉，分布于甲状腺下部、喉和气管等。

（四）上肢的动脉

上肢的动脉（图 8-20）主干是腋动脉。

腋动脉　位于腋窝内，是锁骨下动脉的直接延续，至背阔肌下缘移行为肱动脉。其分支分布于肩部、胸前外侧壁和乳房等处。

肱动脉　与腋动脉相续，沿肱二头肌内侧下行至肘窝深部，分为桡动脉和尺动脉。分支主要分布于臂部和肘关节。肱动脉在肱二头肌内侧，肘窝上方位置比较表浅，可触到其搏动，是测量血压的听诊部位。

桡动脉和尺动脉　在前臂前群肌的桡侧和尺侧下行至腕部，在手掌处分支吻合成掌深弓和掌浅弓。分支主要分布在前臂和手。桡动脉下段位置表浅，可触及其搏动，是临床计数脉搏的部位。

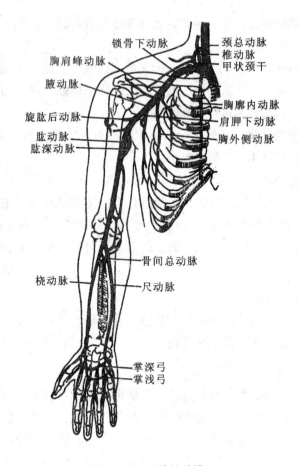

锁骨下动脉
颈总动脉
椎动脉
甲状颈干
胸肩峰动脉
腋动脉
胸廓内动脉
肩胛下动脉
旋肱后动脉
胸外侧动脉
肱动脉
肱深动脉
骨间总动脉
桡动脉
尺动脉
掌深弓
掌浅弓

图 8-20　上肢的动脉

掌深弓和掌浅弓　　均有尺动脉与桡动脉在手掌处的终支和分支相互吻合而成，掌深弓位于指屈肌腱的深面，位置较深。掌浅弓位于指屈肌腱的浅面，位置较浅（图 8-21）。二者均发出分支到手指和手掌，当手指出血时，可在指根两侧血管行经部位进行压迫止血。

（五）胸部的动脉

胸主动脉是胸部的动脉主干，也是降主动脉行走于胸部的一段，它先下行于脊柱左侧，后转至其前方。其分支有壁支和脏支两种。

壁支　　为成对的肋间后动脉和肋下动脉，肋间后动脉位于肋间隙内，在相应肋沟内走行，共 11 对。肋下动脉位于第 12 肋下缘，共 1 对。二者均分布于胸壁、背部、腹壁上部和脊髓等处。

脏支　　细小，包括食管支、支气管支和心包支，分布于食管、气管、支气管和心包等处。

（六）腹部的动脉

腹主动脉是腹部的动脉主干，在膈的主动脉裂孔处续胸主动脉，位于脊柱的前方，也有壁支和脏支两种。

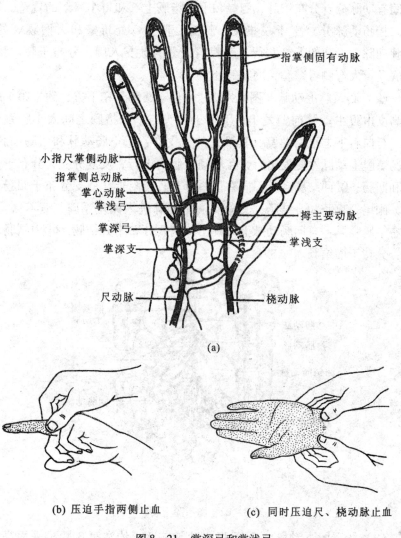

指掌侧固有动脉

小指尺掌侧动脉
指掌侧总动脉
掌心动脉
掌浅弓
掌深弓
掌深支

拇主要动脉
掌浅支

尺动脉
桡动脉

(a)

(b) 压迫手指两侧止血　　　(c) 同时压迫尺、桡动脉止血

图 8-21　掌深弓和掌浅弓

1. 壁支

血管较细，主要是腰动脉，共 4 对，分布于腹前外侧壁、腰部和脊髓及其被膜等处。

2. 脏支

血管粗大，分为成对和不成对脏支两种。不成对的脏支有腹腔干、肠系膜上动脉和肠系膜下动脉；成对的脏支有肾上腺中动脉、肾动脉和睾丸动脉。

（1）腹腔干　在主动脉裂孔稍下方，自腹主动脉前壁发出，为一短粗的动脉干，分为胃左动脉、肝总动脉和脾动脉三个分支。①胃左动脉：分布于食管腹段、贲门和胃小弯的胃壁；②肝总动脉：向右方走行，至十二指肠上部的上方发出肝固有动脉和胃十二指肠动脉两分支。

肝固有动脉分支分布于肝、胆囊和十二指肠上部和胃小弯侧的胃壁。胃十二指肠动脉分布于十二指肠、胰头、胃大弯处胃壁和大网膜等处；③脾动脉：沿胰的上缘左行，至脾门处分为数支入脾，分布于脾、胰、胃底及胃大弯侧胃壁和大网膜等处。

（2）肠系膜上动脉（图8-22）　位于腹腔干稍下方，约平第1腰椎高度由腹主动脉前壁发出，下行于胰头与十二指肠之间入小肠系膜根，行向右下方至右髂窝，其沿途的分支有：①空肠动脉和回肠动脉：自肠系膜上动脉左侧发出后，在小肠系膜内走行，反复分支，分布于空肠和回肠；②回结肠动脉：向右下斜行至盲肠附近，分支分布于回肠末端、阑尾、盲肠和升结肠，其分支阑尾动脉进入阑尾系膜，营养阑尾；③右结肠动脉：自回肠动脉上方发出，主要分布于升结肠；④中结肠动脉：分布于横结肠。

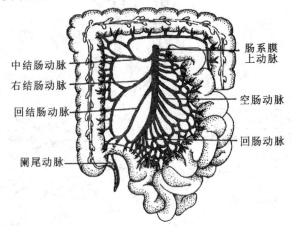

图8-22　肠系膜上动脉

（3）肠系膜下动脉　起于腹主动脉前壁，约在第3腰椎平面高度处，向左下走行，发出分支（图8-23）。①左结肠动脉：分布于降结肠；②乙状结肠动脉：有2~4支，分布于乙状结肠，与直肠上动脉和左结肠动脉均有吻合；③直肠上动脉：分布于直肠上部，与直肠下动脉的分支吻合。

（4）肾上腺中动脉　约在第1腰椎高度，起自腹主动脉，分布于肾上腺。

（5）肾动脉　约在第1~2腰椎椎间盘高度，发自腹主动脉，横行向外侧，经肾门入肾。

（6）睾丸动脉　细长，于肾动脉起始处稍下方发出，向外下方走行于腰大肌前面，穿腹股沟管入阴囊，参与精索组成，分布于睾丸和附睾，故又称精索内动脉。在女性该动脉为卵巢动脉，分布于输卵管壶腹部和卵巢。

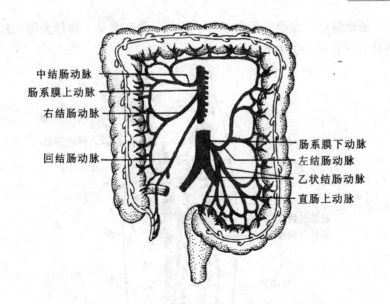

中结肠动脉
肠系膜上动脉
右结肠动脉
回结肠动脉

肠系膜下动脉
左结肠动脉
乙状结肠动脉
直肠上动脉

图 8 - 23　肠系膜下动脉

（七）髂总动脉

左、右髂总动脉，约在第 4 腰椎高度由腹主动脉发出，下行至骶髂关节前方，分为髂内、外动脉。

（八）盆部的动脉

髂内动脉是盆部的动脉主干，沿盆腔侧壁下行，也分为壁支和脏支（图 8 - 24）。

1. 壁支

（1）闭孔动脉　分支分布于髋关节和大腿内侧群肌等处。

（2）臀下动脉　分支分布于臀大肌。

2. 脏支

（1）膀胱下动脉　男性分布于膀胱底、前列腺和精囊等处。女性分布于膀胱底和阴道。

（2）子宫动脉　分支分布于子宫、卵巢、阴道和输卵管，与卵巢动脉吻合。

（3）阴部内动脉　分支分布于外生殖器、会阴部和肛门。

（4）直肠下动脉　分布于直肠下部、阴道（女）或前列腺（男）等处。

（九）下肢的动脉

髂外动脉由髂总动脉发出，沿腰大肌内侧缘行向下，经腹股沟韧带中点内侧后方深面至大腿前部，延续为股动脉。髂外动脉发出腹壁下动脉进入腹直肌鞘，分布于腹直肌并与腹壁上动脉相吻合。

股动脉　　在股三角内下行，转向后方至腘窝，移行为腘动脉。股动脉分支分布于髋关节和股部。

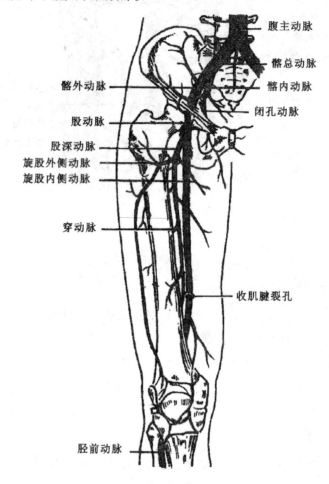

图 8 - 24　盆部与股动脉

腘动脉　　与股动脉相续，在腘窝深部下行，分为胫前动脉和胫后动脉两支。分支主要分布于膝关节及附近诸肌（图 8 - 25）。

胫前动脉　　穿小腿骨间膜下行至小腿肌前群之间，至足背移行为足背动脉。胫前动脉分支分布于小腿肌前群，足背动脉分布于足背和足趾等处。

胫后动脉　　下行于小腿后面浅、深肌群之间，经内踝后方转至足底，分为两支足底内侧动脉和足底外侧动脉。胫后动脉分支分布于小腿肌外侧群和后群。足底内、外侧动脉分布于足底。

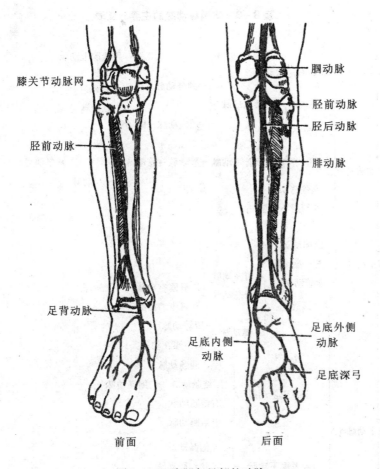

膝关节动脉网

胫前动脉

足背动脉

腘动脉

胫前动脉

胫后动脉

腓动脉

足底内侧动脉

足底外侧动脉

足底深弓

前面　　　　　　后面

图 8 - 25　小腿与足部的动脉

外伤常用止血部位

　　面动脉在咬肌前缘绕下颌体下缘的部位，位置表浅，可摸到其动脉搏动。面部外伤出血时，可将面动脉压向下颌体进行止血；当前臂和手部出血时，可在臂中部内侧将肱动脉压向肱骨，进行止血；股动脉在腹股沟韧带中点稍下方，位置表浅，活体上可摸到其搏动。下肢有大出血时，可在此向后外方将股动脉压向耻骨进行止血。

　　体循环动脉的主要分支归纳如下（表 8 - 3）。

表8-3 体循环动脉的主要分支表

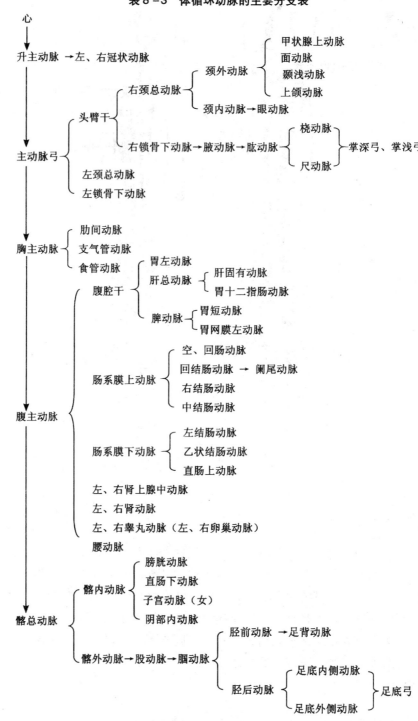

四、体循环的静脉

静脉在数量上比动脉多，管径较粗大。与伴行的动脉相比，静脉管

壁薄而柔软，弹性小，属支庞大。因此在结构和配布方面，静脉较动脉
有下列特点：①静脉瓣（图8－26）：静脉瓣是静脉管壁内面成对的半月
形的结构。作用是保证血液向心流动、防止血液逆流。四肢的浅静脉内
静脉瓣数量尤其多，全身的大静脉和肝门静脉及头部的静脉等，一般无
静脉瓣。②体循环静脉分浅、深两种：浅静脉位于皮下组织内，最终注
入深静脉，是进行输液、输血、取血和插入导管的适宜部位；深静脉位
于深筋膜深面或体腔内，多与同名动脉伴行。收纳静脉血的范围与伴行
动脉的分布范围大体一致。③静脉的吻合比较丰富。④特殊的静脉，如
硬脑膜窦，位于颅内，无平滑肌、无瓣膜，故损伤后易出血。

　　体循环的静脉包括上腔静脉系、下腔静脉系（图8－27）和心静脉
系（见心的静脉）。

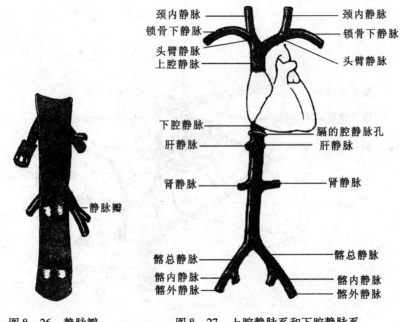

图8－26　静脉瓣　　　图8－27　上腔静脉系和下腔静脉系

（一）上腔静脉系

　　上腔静脉系由上腔静脉及其属支组成。收纳范围是：头颈部、胸部
和上肢的静脉血（心除外）。

1. 上腔静脉

　　上腔静脉是一条短粗的静脉干，由左、右头臂静脉在右侧第一肋软
骨与胸骨结合处的后方汇合而成。沿升主动脉右侧下行，注入右心房。
上腔静脉注入右心房之前，有奇静脉注入。

　　头臂静脉左、右各一，分别由同侧颈内静脉和锁骨下静脉在胸锁关
节后方汇合而成。汇合处所形成的夹角称静脉角，是淋巴导管注入静脉
的部位。

2. 头颈部的静脉

主要属支有颈内静脉和锁骨下静脉。

(1) 颈内静脉 是头颈部静脉血回流的主干,上端在颈静脉孔处续乙状窦(硬脑膜窦),颈内静脉的属支较多,按部位分为颅内支和颅外支。颅内支收集有来自脑膜、脑、颅骨、视器和前庭蜗器等处的静脉血。颅外支收集除上述器官以外的头颈部静脉血,其主要属支有面静脉等。面静脉起自内眦静脉,至舌骨大角高度注入颈内静脉。经内眦静脉可通过眼上静脉和眼下静脉与颅内的海绵窦交通。并借面深静脉与翼静脉丛吻合,而与海绵窦交通。加之面静脉在口角以上的一段缺少静脉瓣。因此面部发生化脓性感染时,若处理不当(如挤压等),可导致颅内感染。所以,将鼻根至两侧口角的三角区称为"危险三角"(图8-28)。

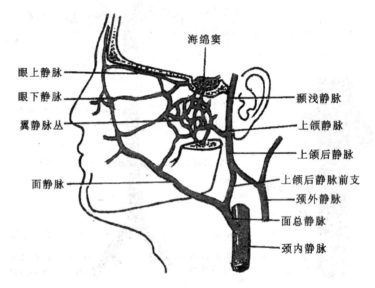

图 8-28 面静脉及其交通

(2) 颈外静脉 是颈部最粗大的浅静脉。主要收集头皮和面部以及部分深组织的静脉血。

(3) 头皮静脉 为颅顶浅筋膜内的静脉总称,表浅易见。临床小儿静脉输液常选用头皮静脉。

3. 上肢的静脉

上肢的静脉分浅、深静脉,浅、深静脉之间有很多交通支,最终汇入腋静脉。

(1) 上肢浅静脉 主要包括头静脉、贵要静脉、肘正中静脉和手背静脉网。在手指指背两侧有指背静脉,它们在手背吻合形成不恒定的手背静脉网(图8-29)。

　　手背静脉网　起于手指两侧的浅静脉，在手背中部互相吻合成网，临床常在此进行静脉穿刺输液。

　　头静脉　起自手背静脉网的桡侧，沿前臂的桡侧和臂的外侧面上行，最后注入腋静脉。

　　贵要静脉　起自手背静脉网的尺侧，沿前臂尺侧上行，最后注入肱静脉。

　　肘正中静脉　短粗且变异甚多，通常位于肘窝处连接头静脉和贵要静脉之间。临床上常在此进行取血和静脉注射。

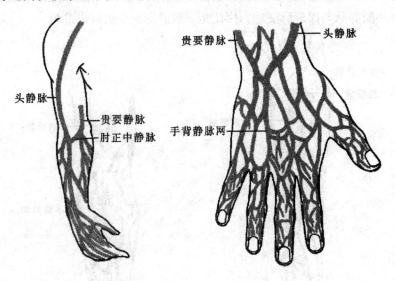

图 8-29　上肢浅静脉及手背静脉网

　　（2）上肢深静脉　与同名动脉伴行，最后汇入锁骨下静脉。

　　4. 胸部的静脉

　　主要为奇静脉。它沿胸椎体右侧上行，到第四胸椎高度稍向前经由肺根上方注入上腔静脉。奇静脉主要收集胸壁、食管、气管和支气管等处静脉血。

　　（二）下腔静脉系

　　下腔静脉系主干为下腔静脉，下腔静脉是人体最大的静脉干，由左、右髂总静脉在第5腰椎体汇合而成，穿膈静脉孔到达胸腔，注入右心房。它的收纳范围是：腹部、盆部和下肢的静脉血。髂总静脉在骶髂关节前方由同侧的髂内静脉和髂外静脉汇合而成。

　　1. 下肢的静脉

　　下肢的静脉和上肢的静脉一样也分浅、深静脉，但静脉瓣膜多，浅静脉与深静脉之间的吻合丰富。

　　（1）下肢的浅静脉　主要包括足背静脉弓、小隐静脉和大隐静脉

（图 8 - 30）。

足背静脉弓 由趾背静脉吻合形成。

小隐静脉 起自足背静脉弓外侧，经外踝后方，沿小腿后面上行至
腘窝，穿腘深筋膜注入腘静脉。

大隐静脉 是人体最长的静脉，于足内侧缘起自足背静脉弓的内
侧，经内踝前方，沿小腿内侧面、膝关节内后方、至大腿内侧上行，至
耻骨结节外下方 3 ~ 4cm 处穿过深筋膜的隐静脉裂孔注入股静脉。大隐
静脉在内踝前方的位置表浅而恒定，是输液和注射的常用部位。大隐静
脉和小隐静脉与深静脉交通，因此是下肢静脉曲张的好发部位。

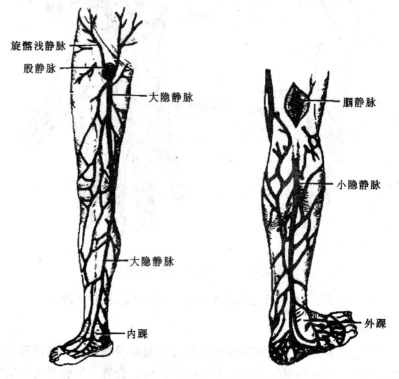

图 8 - 30　大隐静脉和小隐静脉

（2）下肢深静脉　与同名动脉伴行。最后汇入髂外静脉。如股静脉
与股动脉伴行，临床上常在此处作静脉穿刺插管，如行冠脉造影术。

2. 盆部的静脉

盆部的静脉主要有髂外静脉、髂内静脉及其属支。

（1）髂外静脉　是股静脉的直接延续，与同名动脉伴行，收集下肢
和一部分腹壁静脉的静脉血。

（2）髂内静脉　由盆部静脉汇合而成，髂内静脉收集盆部、臀部和
会阴部的静脉血，髂内静脉的属支有：壁支与同名动脉伴行，收集同名
动脉分布区域的静脉血；脏支在盆腔器官多形成静脉丛，如直肠静脉

丛、膀胱静脉丛和子宫静脉丛等（图8－31）。

3. 腹部的静脉

腹部的静脉都直接或间接注入下腔静脉。主要有肾静脉、睾丸静脉、肝静脉和肝门静脉等。

（1）肾静脉 左、右各一，经肾动脉前面向内行，注入下腔静脉。左肾静脉接受左睾丸（或卵巢）静脉和左肾上腺静脉。

（2）睾丸静脉 起自睾丸和附睾。左侧以直角汇入左肾静脉，右侧以锐角注入下腔静脉。由于左睾丸静脉以直角注入左肾静脉，血流缓慢，故左侧睾丸静脉曲张多见。女性此静脉称卵巢静脉。

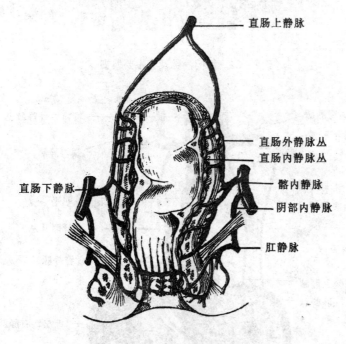

图8－31 直肠静脉

（3）肝静脉 一般为2~3条，收集肝内的血液，注入下腔静脉。

（4）肝门静脉 肝门静脉通常由肠系膜上静脉和脾静脉在胰后面汇合而成。它收集腹腔内不成对脏器（除肝外）的静脉血，被视为肝的功能血管。

肝门静脉的属支（图8－32）多与同名动脉伴行。包括肠系膜上静脉、脾静脉、肠系膜下静脉、胃左静脉和附脐静脉等。

肝门静脉与上、下腔静脉系之间有多处吻合，主要有：①食管静脉丛；②直肠静脉丛；③脐周静脉网（图8－33）。

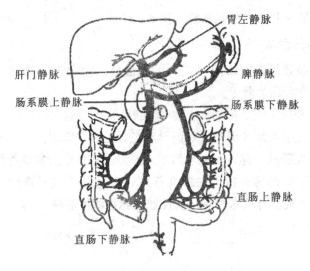

图 8 - 32　肝门静脉及其主要属支

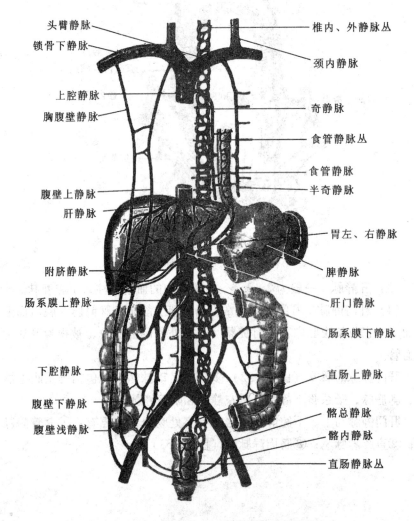

图 8 - 33　肝门静脉与上、下腔静脉系之间的吻合

体循环静脉回流归纳如下（表8-4）。

表8-4 体循环静脉回流表

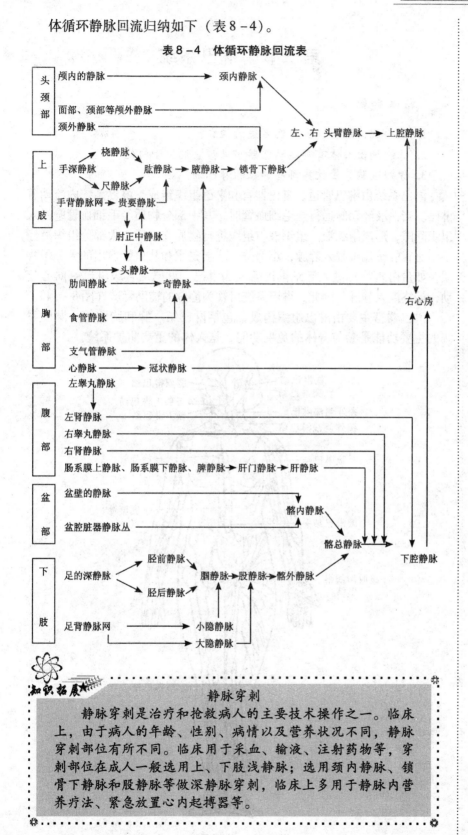

![体循环静脉回流表]

头颈部
- 颅内的静脉 → 颈内静脉
- 面部、颈部等颅外静脉
- 颈外静脉
- 左、右 头臂静脉 → 上腔静脉

上肢
- 手深静脉 → 桡静脉 / 尺静脉 → 肱静脉 → 腋静脉 → 锁骨下静脉
- 手背静脉网 → 贵要静脉
- 肘正中静脉
- 头静脉

胸部
- 肋间静脉 → 奇静脉
- 食管静脉
- 支气管静脉
- 心静脉 → 冠状静脉

腹部
- 左睾丸静脉
- 左肾静脉
- 右睾丸静脉
- 右肾静脉
- 肠系膜上静脉、肠系膜下静脉、脾静脉 → 肝门静脉 → 肝静脉

盆部
- 盆壁的静脉
- 盆腔脏器静脉丛 → 髂内静脉
- 髂总静脉 → 下腔静脉

下肢
- 足的深静脉 → 胫前静脉 / 胫后静脉 → 腘静脉 → 股静脉 → 髂外静脉
- 足背静脉网 → 小隐静脉 / 大隐静脉

右心房

知识拓展

静脉穿刺

静脉穿刺是治疗和抢救病人的主要技术操作之一。临床上，由于病人的年龄、性别、病情以及营养状况不同，静脉穿刺部位有所不同。临床用于采血、输液、注射药物等，穿刺部位在成人一般选用上、下肢浅静脉；选用颈内静脉、锁骨下静脉和股静脉等做深静脉穿刺，临床上多用于静脉内营养疗法、紧急放置心内起搏器等。

第三节　淋巴系统

 核心知识

1. 试一试，能否说出淋巴系统的组成？

2. 你能说出人体有哪些淋巴器官吗？它们位于何处？

3. 你知道胸导管收集哪些部位的淋巴吗？

淋巴系统由淋巴管道、淋巴器官和淋巴组织组成。淋巴系统内流动着淋巴。当血液经动脉运行至毛细血管时，其中部分物质经毛细血管壁渗入组织间隙，形成组织液。组织液与组织进行物质交换后，大部分组织液经毛细血管静脉端吸收入静脉，小部分（主要是水和从血管逸出的大分子物质，如蛋白质等）进入毛细淋巴管成为淋巴。淋巴沿各级淋巴管向心流动，最终汇入静脉。因此，淋巴系统可视为静脉的辅助管道（图 8-34）。

淋巴器官主要由淋巴组织构成，包括淋巴结、脾和胸腺等。淋巴系统的主要功能是参与身体的免疫功能，是人体的重要防护系统。

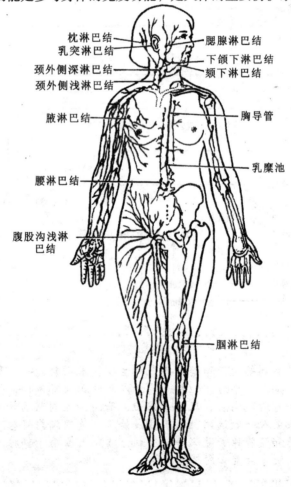

图 8-34　淋巴系统

一、淋巴管道

淋巴管道根据结构和功能特点，可分为毛细淋巴管、淋巴管、淋巴干和淋巴导管。

（一）毛细淋巴管

毛细淋巴管是淋巴管道的起始部分，位于组织间隙内，以盲端起始，并彼此吻合成网，管径粗细不匀，毛细淋巴管内无瓣膜，管壁由内皮构成，毛细淋巴管比毛细血管的通透性大，一些不易透过毛细血管的大分子物质（如蛋白质、细菌和癌细胞等）较易进入毛细淋巴管。

（二）淋巴管

淋巴管由毛细淋巴管汇合而成，其形态结构类似静脉。淋巴管可分为浅、深淋巴管两种：浅淋巴管常与浅静脉伴行；深淋巴管多与深部血管伴行。浅、深淋巴管之间存在广泛的交通吻合支。淋巴管在向心走行过程中，要经过一个或多个淋巴结。

（三）淋巴干

全身各部的浅、深淋巴管经过相应的淋巴结后，汇合成较大的淋巴管，称为淋巴干。全身淋巴干共有 9 条：头、颈部的淋巴管汇合成左、右颈干；胸腔器官和部分胸、腹壁淋巴管汇合成左、右支气管纵隔干；上肢和部分胸壁的淋巴管汇合成左、右锁骨下干；下肢、盆部和腹腔成对器官的淋巴管汇合成左、右腰干；腹腔不成对器官淋巴管汇合成一条的肠干（图 8-35）。

（四）淋巴导管

淋巴导管由 9 条淋巴干分别汇合成两条大的淋巴导管，即右淋巴导管和胸导管。

右淋巴导管　　右淋巴导管位于右颈根部，由右颈干、右锁骨下干和右支气管纵隔干汇合而成，主要收纳右半头颈部、右上肢和右侧半胸部的淋巴，即约全身右上 1/4 部位的淋巴，注入右静脉角。

胸导管　　胸导管是全身最大的淋巴管，胸导管通常在第 1 腰椎前方，起始于由左、右腰干和肠干汇合形成的膨大，即乳糜池。上行注入左静脉角。在汇入静脉角前收纳左支气管纵隔干、左颈干和左锁骨下干。胸导管通过上述 6 条淋巴干收集下半身、左半胸部、左上肢和头颈左半部的淋巴。即收纳约占全身 3/4 部位的淋巴。

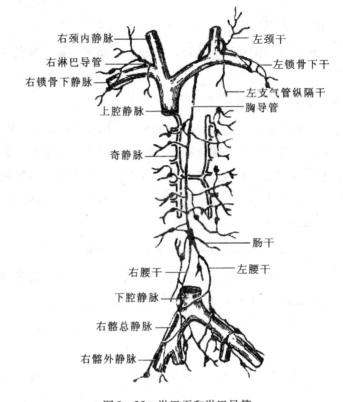

右颈内静脉 —— 左颈干
右淋巴导管 —— 左锁骨下干
右锁骨下静脉 —— 左支气管纵隔干
上腔静脉 —— 胸导管
奇静脉
肠干
右腰干 —— 左腰干
下腔静脉
右髂总静脉
右髂外静脉

图 8-35 淋巴干和淋巴导管

二、淋巴器官

淋巴器官包括淋巴结、脾和胸腺等。

（一）淋巴结

淋巴结是淋巴管向心行程中所经过的器官，一般为灰红色、质软的椭圆形小体，一侧隆凸，与淋巴结凸侧面相连的淋巴管为输入淋巴管；另一侧凹陷，称淋巴结门，是神经、血管出入处。与淋巴结门相连的淋巴管为输出淋巴管。一般一个淋巴结的输出淋巴管可成为另一个淋巴结的输入淋巴管。淋巴结多成群存在，分为浅、深淋巴结群，多沿血管周围配布，位于身体较安全、隐蔽的地方。浅淋巴结活体常可触及。淋巴结常以其所在部位或邻近的血管而命名。

1. 淋巴结的微细结构

淋巴结表面覆有由结缔组织构成的被膜，被膜向实质内伸出形成许多索条状的结构称小梁，小梁互相连接成网，构成淋巴结支架。淋巴结实质可分为皮质、髓质和淋巴窦三部分（图8-36）。

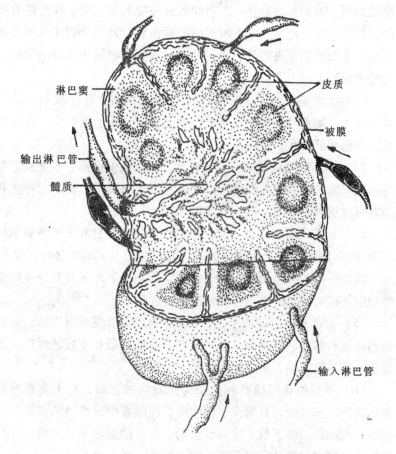

图 8 - 36　淋巴结的结构

（1）皮质　位于浅层，由淋巴小结、副皮质区和皮质淋巴窦构成。①淋巴小结：淋巴组织密集成团，主要由 B 淋巴细胞组成。淋巴小结中央区称生发中心。②副皮质区：位于皮质深层和淋巴小结之间，主要由 T 淋巴细胞构成。③皮质淋巴窦：位于被膜与皮质之间。

（2）髓质　位于中央部分，由髓索和髓质淋巴窦构成。①髓索：淋巴组织呈索条状并交织成网，主要含 B 淋巴细胞、浆细胞和巨噬细胞等。②髓质淋巴窦：窦壁由内皮细胞构成，窦内有许多网状细胞和巨噬细胞等。

2. 淋巴结的功能

过滤淋巴，参与机体的免疫功能。

3. 人体各部的淋巴结群

（1）头颈部淋巴结群　头颈部的淋巴结多位于头颈交界处，由后向前依次有枕淋巴结、乳突淋巴结、腮腺淋巴结、下颌下淋巴结和颏下淋巴结等，收纳头面部浅层的淋巴，注入沿颈外静脉和颈内静脉纵行排列的颈外侧浅淋巴结和颈外侧深淋巴结。①颈外侧浅淋巴结：位于胸锁乳突肌表面，沿颈外静脉排列，收纳颈部浅层的淋巴管，并汇集乳突淋巴结、枕淋巴结及部分下颌下淋巴结的输出管，其输出管注入颈外侧深淋巴结。②颈外侧深淋巴结：沿颈内静脉排列，收纳头颈部的淋巴，其输出管合成颈干。

（2）上肢的淋巴结群　主要为腋淋巴结群，位于腋腔内，收纳上肢、乳房、胸壁和腹壁上部等处的淋巴管。临床上乳腺炎、乳腺癌时可见腋淋巴结群肿大。

（3）胸部的淋巴结群　主要有支气管肺门淋巴结，收集胸前壁、乳房内侧、肺和纵隔等处的淋巴，汇入支气管纵隔干。临床上肺炎和肺结核时可见支气管肺门淋巴结肿大。

（4）腹部的淋巴结群　腰淋巴结位于腹主动脉和下腔静脉周围，收纳腹腔成对脏器的淋巴以及盆部、下肢的淋巴。其输出管合成腰干。

腹腔脏器的淋巴结在腹腔干、肠系膜上、下动脉及其分支附近，收纳腹腔不成对脏器的淋巴，其输出管合成肠干。

（5）盆部的淋巴结群　主要有髂内淋巴结和髂外淋巴结，分别位于髂内动脉和髂外动脉周围，收纳盆部、盆腔脏器和下肢的淋巴。其输出管汇入髂总淋巴结，最后汇入腰干。

（6）下肢的淋巴结群　主要为腹股沟淋巴结，位于腹股沟韧带下方，大腿根部前面，分为浅、深两组，即腹股沟浅淋巴结和腹股沟深淋巴结。收纳腹前壁下部、臀部、会阴、外生殖器和下肢的淋巴。其输出管汇入盆部的淋巴结，最后汇入腰淋巴结，注入腰干。

全身淋巴流注归纳如下（表8-5）。

表8-5　全身淋巴流注表

右头颈部淋巴→右颈外侧深淋巴→右颈干 ──┐
右上肢的淋巴→右腋淋巴→右锁骨下干 ──── ├ 右淋巴导管
右半胸部的淋巴→右支气管纵隔干 ──── ┘

左头颈部淋巴→左颈外侧深淋巴→左颈干 ──┐
左上肢的淋巴→左腋淋巴→左锁骨下干 ──── ├ 胸导管
左半胸部的淋巴→左支气管纵隔干 ──── ┘

胸腔内不成对脏器的淋巴→肠干 ──── ┐
　　　　　　　　　　　　　　　　├ 乳糜池
胸腔内成对脏器的淋巴 → 腰淋巴结 → 腰干 → ┘

盆部的淋巴、盆部的淋巴结 ────

下肢的淋巴 → 腹股沟深淋巴结

（二）脾

1. 脾的位置和形态

脾位于左季肋区，与左侧第9～11肋相对，其长轴与第10肋基本一致（图8-37）。正常人在肋弓下不能触及脾。脾的位置可因体位、呼吸等而改变。脾质软而脆，受暴力打击时可致脾破裂。脾为扁椭圆形或扁三角形的实质性器官，分为脏面、膈面和上、下两缘。脾的脏面凹陷，近中央的凹陷称脾门，有神经、血管等出、入脾。

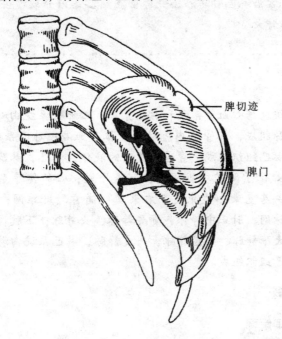

脾切迹

脾门

图8-37 脾的位置和形态

2. 脾的微细结构

脾表面光滑，有结缔组织构成的被膜，被膜向实质内伸入形成脾小梁，脾小梁互相连接成网，构成脾支架。脾的实质可分为白髓和红髓两部分。

（1）白髓 散布于红髓内，由脾小结（淋巴小结）和动脉周围淋巴鞘构成。①脾小结：主要由B淋巴细胞密集形成的团块，中央也有生发中心，偏于生发中心的一侧有1～2条小动脉，称中央动脉；②动脉周围淋巴鞘：主要由T淋巴细胞围绕中央动脉而成。

（2）红髓 由脾索和脾窦构成。脾索呈索条状相互交织成网，内含B淋巴细胞、网状细胞、巨噬细胞和红细胞等；脾窦位于脾索之间，为不规则的网状间隙，内含大量巨噬细胞。

3. 脾的功能

主要有造血功能、血液滤过功能、免疫功能和储血功能。

淋巴结肿大

当淋巴液流经淋巴结时，淋巴液中所含的细菌和其他异物被淋巴结内的吞噬细胞所消除，减少了病菌扩散感染的机会。当身体某一部位发生感染，细菌随淋巴液经过淋巴结时，会使其相应的淋巴结群出现肿大和疼痛。在身体患恶性肿瘤时，也常沿淋巴管转移，并停留在淋巴结内分裂增生，致使淋巴结肿大。

 小结

脉管系统包括心血管系统和淋巴系统；心血管系统由心、动脉、毛细血管和静脉组成，其管道内流动的液体是血液；淋巴系统由淋巴管、淋巴器官和淋巴组织组成，管道内流动的液体是淋巴，淋巴最终注入心血管系统。心位于胸腔中纵隔内，有4个腔；心的传导系统是：窦房结→房室结→房室束→左束支、右束支→浦肯野纤维网；上肢浅静脉有：手背静脉网、肘正中静脉、贵要静脉、头静脉；下肢浅静脉为：足背静脉网、大隐静脉、小隐静脉、头皮静脉；淋巴系统由淋巴管道、淋巴器官和淋巴组织组成。

 练习题

一、名词解释

1. 心包腔
2. 颈动脉窦
3. 静脉角

二、填空题

1. 右心室的入口是_____口，口的周缘有_____，出口是_____口，口的周缘有_____。

2. 主动脉全长分为三段，依次为_____、_____和_____。

3. 主动脉弓的凸侧由右向左依次发出_____、_____和_____三条动脉。

4. 头面部在体表可以触摸到搏动的动脉是_____和_____。

5. 上腔静脉系的主干是_____，它由_____和_____汇合而成，最后注入_____。

6. 上肢较为恒定的浅静脉有_____、_____和_____。

7. 头静脉起自_____，最后注入_____。

8. 贵要静脉起自_____，最后注入_____。

9. 下腔静脉系的主干是_____，它由_____和_____汇合而成，最后注入_____。

10. 大隐静脉起自_____，经_____前方上行，最后注入_____。

11. 肝门静脉多由_____和_____合成。

12. 淋巴管道包括_____、_____、_____和_____四种。

13. 淋巴器官有_____、_____和_____等。

三、单项选择题

1. 体循环起于（　　）。
   A. 主动脉　　　　　B. 左心房
   C. 左心室　　　　　D. 右心房　　　　　E. 右心室

2. 左心室内有（　　）。
   A. 卵圆窝　　　　　B. 二尖瓣
   C. 三尖瓣　　　　　D. 梳状肌　　　　　E. 肺动脉瓣

3. 心位于胸腔的（　　）。
   A. 前纵隔内　　　　B. 后纵隔内
   C. 中纵隔内　　　　D. 上纵隔内　　　　E. 下纵隔内

4. 右心室的出口是（　　）。
   A. 主动脉口　　　　B. 上腔静脉口
   C. 下腔静脉口　　　D. 肺静脉口　　　　E. 肺动脉口

5. 心的正常起搏点是（　　）。
   A. 卵圆窝　　　　　B. 房室结
   C. 窦房结　　　　　D. 房室束　　　　　E. 浦肯野纤维

6. 主动脉弓发出（　　）。
   A. 面动脉　　　　　B. 右颈总动脉
   C. 右锁骨下动脉　　D. 头臂干　　　　　E. 颈外动脉

7. 肺动脉干起于（　　）。
   A. 主动脉　　　　　B. 左心房
   C. 右心房　　　　　D. 左心室　　　　　E. 右心室

8. 能感受血压变化的结构是（　　）。
   A. 主动脉小球　　　B. 颈动脉小球
   C. 动脉韧带　　　　D. 颈动脉窦　　　　E. 冠状窦

9. 椎动脉起于（　　）。
   A. 颈总动脉　　　　B. 头臂干
   C. 甲状颈干　　　　D. 颈外动脉　　　　E. 锁骨下动脉

10. 翼点骨折时，可损伤的动脉是（　　）。
    A. 上颌动脉　　　　B. 脑膜中动脉
    C. 颞浅动脉　　　　D. 面动脉
    E. 髂内动脉眼动脉

11. 上腔静脉（　　）。

A. 由左、右头臂静脉汇合而成

B. 由左、右颈外静脉汇合而成

C. 由颈外静脉和颈内静脉汇合而成

D. 由颈内静脉和锁骨下静脉汇合而成

E. 注入左心房

12. 肘正中静脉（　　）。

A. 为上肢的深静脉　　　B. 注入肱静脉

C. 起自手背静脉网　　　D. 位于肘窝　　　　　E. 注入尺静脉

13. 大隐静脉（　　）。

A. 为下肢的深静脉　　　B. 起自足背静脉弓外侧

C. 经内踝后方上行　　　D. 注入股静脉　　　　E. 注入腘静脉

四、问答题

1. 简述体循环和肺循环途径（用箭头连接写出）。

2. 说出心的四个腔的入口、出口及各口的瓣膜。

3. 依次写出上、下肢的动脉主干名称。

4. 上肢浅静脉主要有哪几条？各注入何处？有何临床意义？

5. 简述肝门静脉组成、属支及收集范围。

6. 胸导管收纳哪几条淋巴干的淋巴？

参考答案（选择题）

1. C　2. B　3. C　4. D　5. C　6. D　7. E

8. D　9. E　10. B　11. A　12. D　13. D

（哈尔滨市卫生学校　张真　张冬　伞宁）

第九章　感觉器

感受器一词我们并不陌生，在神经组织一节已经提及。感受器分布广泛、种类繁多，有些非常简单，仅为感觉神经的游离末梢所形成；有些则极为复杂，除有特殊的感受器外，还有复杂的附属结构。这些由感受器及其附属结构构成的器官称为感觉器。感觉器包括视器、前庭蜗器、味器、嗅器和皮肤等。本章仅讲述视器、前庭蜗器和皮肤。通过本章学习，掌握眼球壁及眼球内容物的位置、结构和功能，前庭蜗器的组成、分部、结构和皮肤的组成；熟悉房水的产生及循环、眼球折光系统的组成、声波的传导途径，咽鼓管的沟通；了解眼副器的组成、结构及视器的血管、神经，皮肤的附属器。

第一节　视　　器

核心知识

1. 试一试，能否准确说出眼球壁的层次及结构？
2. 你能说出眼球内容物的名称、位置和功能吗？
3. 想一想，在视近物或远物时，晶状体如何进行调节？

视器又称眼，由眼球及眼副器两部分组成（图9-1）。能感受光波的刺激，并将刺激转变为神经冲动，沿视神经传导至大脑皮质视觉中枢而产生视觉。

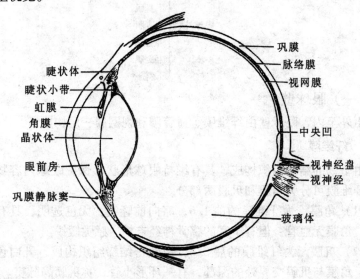

睫状体
睫状小带
虹膜
角膜
晶状体
眼前房
巩膜静脉窦

巩膜
脉络膜
视网膜
中央凹
视神经盘
视神经
玻璃体

图9-1　眼球水平切面

一、眼球

眼球位于眶的前部，是视器的主要部分，后方借视神经连于脑。眼球由眼球壁及其眼球内容物组成（表9-1）。

表9-1 视器结构表

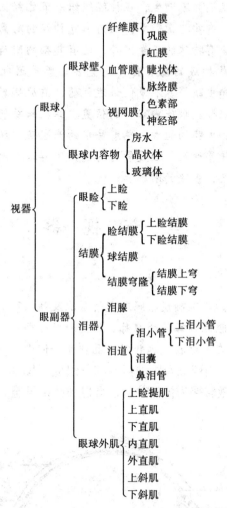

（一）眼球壁

由外至内，眼球壁由纤维膜、血管膜和视网膜三层构成。

1. 纤维膜

由坚韧的结缔组织构成，具有维持眼球形状、保护眼球内容物的作用。纤维膜可分为角膜和巩膜两部分。

（1）角膜　为纤维膜的前1/6，略向前隆突，无色透明，具有折光作用。角膜无血管，但有丰富的感觉神经末梢，感觉敏锐。

（2）巩膜　为纤维膜的后5/6，由致密结缔组织构成，乳白色，不透明。角膜与巩膜交界处的深部，有一环形小管，称巩膜静脉窦。

2. 血管膜

含有丰富的血管和色素细胞，呈棕黑色。位于纤维膜的内面，由前向后依次为虹膜、睫状体和脉络膜。

（1）虹膜　位于角膜后方，呈圆盘状，中央有一圆孔，称瞳孔。虹膜内有两种排列方向不同的平滑肌，一种环绕瞳孔周围排列，称瞳孔括约肌，该肌收缩，瞳孔缩小；另一种从瞳孔周缘呈辐射状排列，称瞳孔开大肌，该肌收缩，瞳孔开大。瞳孔是光线进入眼内的门户，其大小可调节进入眼球光线的多少。在弱光下或视远物时，瞳孔开大；在强光下或视近物时，瞳孔缩小。

（2）睫状体　是虹膜向后延续、增厚的部分，在眼球的矢状面上呈三角形。睫状体前部有许多向内的突起，称睫状突。睫状体与其内侧的晶状体之间有细丝状的睫状小带相连。睫状体内的平滑肌称睫状肌，该肌收缩，睫状突向晶状体靠近，使睫状小带松弛，从而调节晶状体的曲度。

（3）脉络膜　是血管膜的后2/3，衬于巩膜的内面，含有丰富的血管和色素细胞，具有营养眼球壁和吸收眼内散射光线的功能。

3. 视网膜

位于眼球血管膜的内面，具有感光功能。视网膜分两层，外层紧贴血管膜的内面，为色素部；内层为神经部（图9-2）。

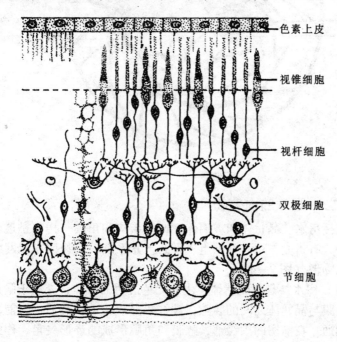

色素上皮

视锥细胞

视杆细胞

双极细胞

节细胞

图9-2　视网膜结构

（1）色素部　由单层色素细胞构成，细胞内含有黑色素。黑色素能吸收光线，可保护感光细胞免受过强光线的刺激。

（2）神经部　在活体上呈透明的橘红色，内含有三层细胞，由外向内依次是感光细胞、双极细胞和节细胞。最外层的感光细胞分视杆细胞和视锥细胞两种。视杆细胞能感受弱光；视锥细胞有感受强光和辨色能力。中层为双极细胞，将来自感光细胞的神经冲动传导至最内层的神经节细胞。节细胞为多极神经元，其轴突向视神经盘处集中，穿过脉络膜和巩膜后部构成视神经。视神经自眼球后部穿出，向后经视神经管入颅腔连于脑。

视网膜的内外两层连接疏松，在病理情况下易发生分离，临床称之为视网膜剥离症。

视网膜的后部或眼球后部的内面称眼底（图9-3）。在眼底稍偏鼻侧处，有一白色圆盘状突起，为视神经纤维汇集处，称视神经盘或视神经乳头。此处无感光能力，称为盲点。视神经盘颞侧约4mm处，有一黄色圆形小区，称黄斑。黄斑的中心略凹陷，称中央凹，是感光和辨色最敏锐的地方。

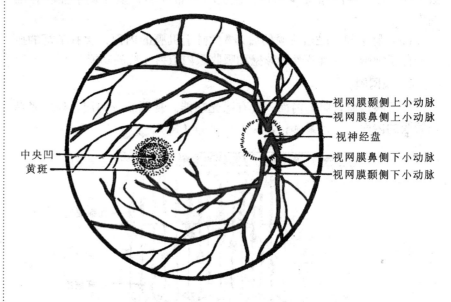

中央凹
黄斑

视网膜颞侧上小动脉
视网膜鼻侧上小动脉
视神经盘
视网膜鼻侧下小动脉
视网膜颞侧下小动脉

图9-3 眼底（右眼）

（二）眼球的内容物

包括房水、晶状体和玻璃体。这些结构和角膜一样都是透明的，无血管，具有折光作用，共同组成眼的折光系统，使物体在视网膜上映出清晰的物像（图9-4）。

（1）房水 是由睫状体产生的无色透明的液体，充满于眼房内。眼房是角膜与晶状体之间的腔隙，被虹膜分隔成前房和后房，前、后房经瞳孔相通。在前房的周缘部，虹膜和角膜形成的环形夹角，称虹膜角膜角（前房角）。房水自后房经瞳孔至前房，再经虹膜角膜角渗入巩膜静脉窦。房水除具有折光作用外，还有营养角膜和晶状体以及维持眼内压的作用。房水经常循环更新，如循环障碍，可引起眼内压升高，使视力受损，临床称为青光眼。

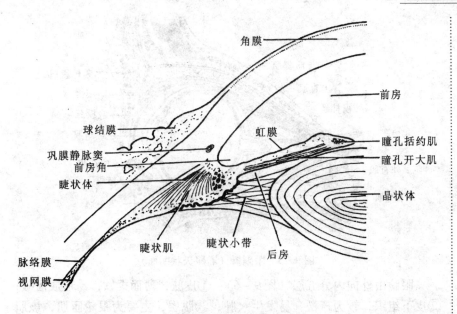

图9-4 眼球水平切面局部放大

（2）晶状体 位于虹膜后方，呈双凸透镜状，无色透明，具有弹性，不含血管和神经。晶状体表面为有高度弹性的晶状体囊，其周边部借睫状小带与睫状体相连，晶状体的曲度可随睫状肌的舒缩而变化。当视近物时，睫状肌收缩，使睫状体向前内移位，睫状小带松弛，晶状体由于本身的弹性而变凸，折光力增强；看远物时，则反之。通过晶状体曲度的变化，从不同距离的物体反射出来的光线进入眼球后，均聚焦于视网膜，在视网膜上形成清晰的物像。

（3）玻璃体 为无色透明的胶状物质，充填于晶状体和视网膜之间，具有折光和支撑视网膜的作用。

光线经角膜、房水、晶状体和玻璃体等一系列折光物质投射到视网膜后，引起感光细胞兴奋，产生冲动，经双极细胞、节细胞和视神经传入脑，形成视觉。

二、眼副器

眼副器包括眼睑、结膜、泪器和眼球外肌等，对眼球起保护、运动和支持作用（图9-5）。

（一）眼睑

位于眼球的前方，分为上睑和下睑。具有保护眼球的功能。上、下睑的游离缘称睑缘，生有睫毛。睫毛根部有皮脂腺，称睑缘腺。若发炎，睑缘肿痛，称外麦粒肿，是眼科的一种常见病。上下睑缘之间的裂隙称睑裂，睑裂的内外侧角分别称内眦和外眦。上、下睑缘近内眦处各有一小孔，称泪点，是泪小管的入口。

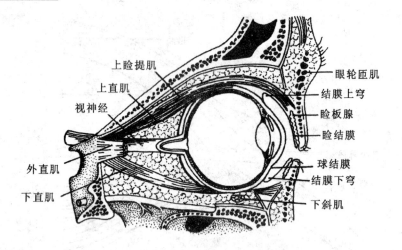

图 9 - 5　眼副器（右眼矢状断面）

眼睑由外向内分五层（图 9 - 6）：①皮肤，薄而柔软，易形成褶皱；②皮下组织，较为疏松，易发生水肿；③肌层，主要为眼轮匝肌，该肌收缩使睑裂闭合。在上睑还有提上睑肌，收缩时可开大睑裂；④睑板，略呈半月形，由致密结缔组织构成，内含睑板腺。睑板腺的导管开口于睑缘，其油性分泌物有润滑睑缘和阻止泪液外溢的作用；⑤睑结膜，贴附于睑板的内面，为一层很薄的黏膜。

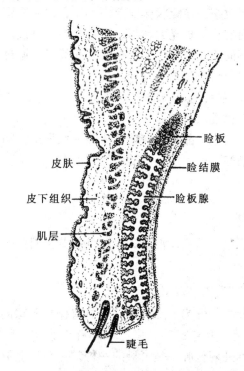

图 9 - 6　眼睑结构（矢状切）

（二）结膜

结膜是一层薄而透明的黏膜，衬贴于巩膜前部的表面和眼睑的内面，富含血管。按其分部可分为三部分，贴衬于睑板内面的部分叫睑结膜；贴附在巩膜前部表面，并与角膜上皮相延续的为球结膜。上下睑结膜与球结膜之间移行的部分，分别称为结膜上穹和结膜下穹（图9-7）。

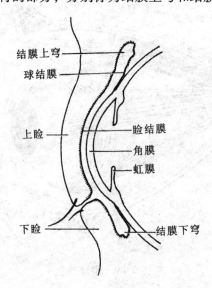

图9-7 结膜

（三）泪器

包括泪腺和泪道（图9-8）。

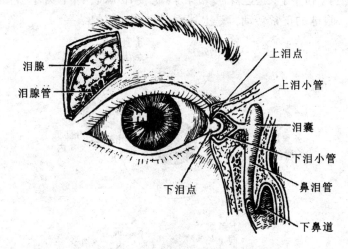

图9-8 泪器

泪腺 位于眼球外上方，其排泄管开口于结膜上穹的外侧部。分泌的泪液借瞬眼活动涂抹于眼球的表面，有湿润角膜和冲洗微尘的作用。

泪道 包括泪小管、泪囊和鼻泪管。泪小管有上下两条，各起始于上下睑缘的泪点，最初均垂直走行，后折向内侧，末端汇合，开口于泪囊。泪囊位于泪囊窝内，其下部移行于鼻泪管。鼻泪管位于骨性鼻泪管内，末端开口于下鼻道。

（四）眼球外肌

配布于眼球的周围，共有7块（图9-9）。

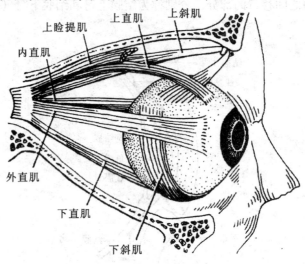

图9-9 眼球外肌

眼球外肌中一块是提上睑的上睑提肌，其他六块都是运动眼球的，它们分别称为内直肌、外直肌、上直肌、下直肌、上斜肌和下斜肌。内直肌和外直肌可分别使眼球转向内侧和外侧，上直肌和下直肌分别使眼球转向上内和下内，上斜肌和下斜肌使眼球转向下外和上外（图9-10）。眼球的正常转动，是上述六肌协同作用的结果。

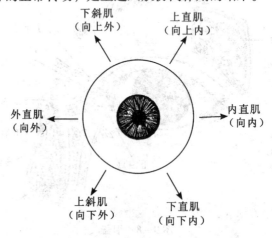

图9-10 眼球外肌的作用

三、眼的血管

动脉 眼的血液供应来自眼动脉。眼动脉是颈内动脉在颅内的分支，分布于眼球和眼副器等处。其最重要的分支是视网膜中央动脉。视网膜中央动脉于视乳头穿出后，分成四小支，即视网膜颞侧上、下小动脉和鼻侧上、下小动脉。

静脉　视网膜中央静脉及其属支均与同名动脉伴行，在穿出视神经后注入眼静脉。眼静脉收集眼球和框内其他结构的静脉血，向后注入颅内的海绵窦，向前与内眦静脉相交通。

角膜移植

角膜移植是利用异体的正常透明角膜组织，取代置换混浊、病变的角膜组织使患眼复明或控制角膜病变的眼科中重要的复明手术之一。该手术为目前同种器官移植中成功率最高的一种。角膜移植是最先获得成功的器官移植术，因为正常的角膜无血管及淋巴管，移植片不易被患者机体的免疫系统识别，因而一般不会引起排斥反应。

第二节　前庭蜗器

 核心知识

1. 你能否说出前庭蜗器的组成？咽鼓管的位置和沟通？
2. 你知道位置觉感受器和听觉感受器分别位于何处吗？
3. 试一试，能否准确描述声波的传导途径？

前庭蜗器又称耳，分外耳、中耳和内耳三部分（图9-11）。内耳是接收声波和位觉刺激的感受器所在地，外耳和中耳是收集和传导声波的结构。

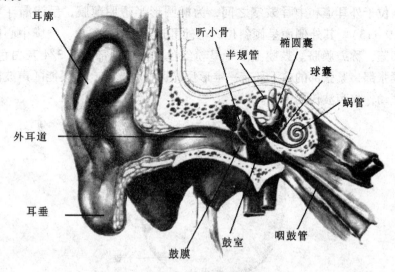

图9-11　前庭蜗器概观

一、外耳

由耳廓、外耳道和鼓膜组成。

（一）耳廓

由弹性软骨作支架，外被皮肤，皮下组织少，血管、神经丰富。下部无软骨的部分称耳垂，是临床常用的采血部位。耳廓外侧面的中部深凹为外耳门，外耳门前外方的突起称耳屏（图9－12）。

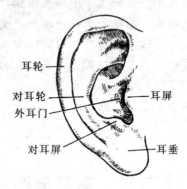

图9－12　耳廓

（二）外耳道

外耳道长约2.5cm，是声波传导的通道。其外1/3为软骨部，内2/3为骨部。外耳道为一弯曲的管道，作外耳检查时，需先将耳廓向后上方牵拉，使外耳道变直，方能看清鼓膜。外耳道皮肤与软骨膜、鼓膜结合紧密，因骨膜上神经末梢丰富，故外耳道患疖肿时，疼痛剧烈。外耳道皮肤内含有耵聍腺，可分泌耵聍。

（三）鼓膜

位于外耳道和中耳鼓室之间，为椭圆形半透明薄膜，呈浅漏斗状（图9－13）。其外侧面呈倾斜位，与外耳道下壁呈45°角。鼓膜中心向内凹陷，称鼓膜脐。鼓膜上1/4呈粉红色，称松弛部，下3/4灰白色，称紧张部，紧张部的前下部有一锥形反光区，称光锥。鼓膜能随声波同步振动，将声波传向中耳。

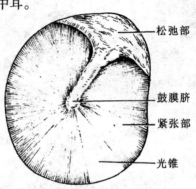

图9－13　鼓膜

二、中耳

中耳位于外耳与内耳之间，包括鼓室、咽鼓管和乳突小房。

（一）鼓室

鼓室位于鼓膜和内耳之间，为颞骨内外形不规则的小腔，室壁衬有黏膜，并与咽鼓管及乳突小房内黏膜相延续。鼓室外侧壁即鼓膜，内侧壁是内耳的外壁，其上部有一卵圆形的孔，称前庭窗；下部有一圆孔，称蜗窗。蜗窗被第二鼓膜封闭。鼓室的前壁有咽鼓管通咽，后壁有乳突小房的开口。

鼓室内有三块听小骨（图9-14），即锤骨、砧骨和镫骨。锤骨居外侧，紧附鼓膜内面；砧骨居中；镫骨在内侧，附于前庭窗的周缘。三块听小骨以关节相连，构成听骨链。当声波振动鼓膜时，振动借听骨链的传导，使镫骨在前庭窗上来回摆动，从而将声波的振动，由鼓膜传向中耳和内耳。

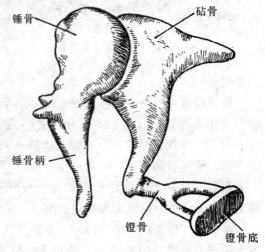

图9-14　听小骨

（二）咽鼓管

是咽腔连通鼓室的管道，管壁衬有黏膜。咽鼓管的存在可使鼓室内、外的气压保持平衡，有利于鼓膜的振动。小儿的咽鼓管短而平直，管腔较大，故咽部的感染易经此管蔓延至鼓室，引起中耳炎。

（三）乳突小房

是颞骨乳突内许多含气的小房，小房的壁衬有黏膜，相邻的小房互相通连。乳突小房的前部借乳突窦通鼓室，故中耳炎如不及时治疗，可并发乳突炎。

三、内耳

内耳位于颞骨岩部内，由复杂的弯曲管道组成，故称迷路。内有位、听觉感受器。迷路由骨迷路和膜迷路两部分组成，膜迷路套在骨迷路内，两者的形态基本一致。膜迷路与骨迷路之间的间隙内含有外淋巴，膜迷路管腔内有内淋巴。

（一）骨迷路

为骨密质构成的管道，由后外向前内，分别为骨半规管、前庭和耳蜗三部分（图9-15）。

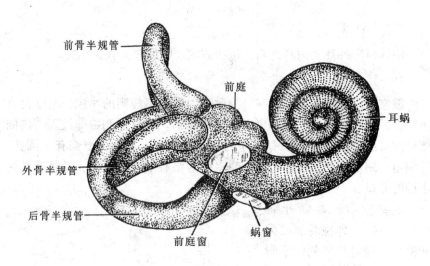

图 9 – 15 骨迷路

骨半规管 是三个互相垂直排列的半环形小管，根据位置，分别称为前骨半规管、后骨半规管和外骨半规管。它们都以骨脚与前庭相连。每个骨半规管都有两个骨脚，其中一个骨脚在接近前庭处形成一个膨大部，称壶腹部。

前庭 位于骨迷路中部，骨半规管和耳蜗之间，为一球状膨大部，其外侧壁上有前庭窗和蜗窗。

耳蜗 位于前庭的前内侧，形似蜗牛壳，由一条蜗螺旋管绕蜗轴盘旋两圈半而成（图 9 – 16）。蜗轴呈圆锥形，是耳蜗的骨质中轴，它向蜗螺旋管内伸出骨螺旋板。

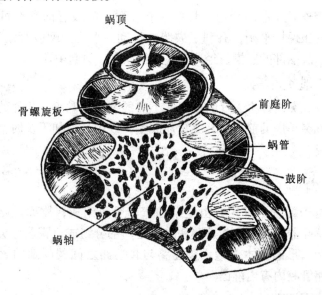

图 9 – 16 耳蜗

（二）膜迷路

位于骨迷路内的封闭的膜性管和囊，管径较小，由外上向前内也分为三部，即膜半规管、椭圆囊和球囊、蜗管（图9-17）。

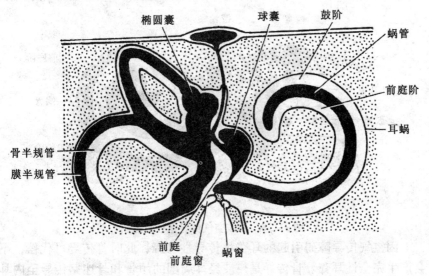

图9-17　膜迷路

膜半规管　　是位于骨半规管内的膜性管道，形状和位置与骨半规管相似。在骨壶腹处相应的膨大部称为膜壶腹。膜壶腹壁内有隆起的壶腹嵴。壶腹嵴是位置觉感受器，能感受旋转变速运动的刺激。

椭圆囊和球囊　　是前庭内两个互相通连的膜性小囊。椭圆囊和球囊还分别和骨半规管和蜗管相连通。椭圆囊和球囊的内面各有一个斑状隆起，分别称为椭圆囊斑和球囊斑，它们也是位置觉感受器，能感受直线变速运动的刺激。

蜗管　　位于耳蜗内的膜性管道，连与骨螺旋板的周缘，随同蜗螺旋管野盘绕两圈半，以盲端止于耳蜗顶部。通过蜗轴的纵切面上，蜗管呈三角形，其上壁称前庭膜，外侧壁与蜗螺旋管的内面相贴，下壁为基底膜，此膜上有螺旋器。螺旋器是听觉感受器。

蜗管将蜗螺旋管腔分隔成两条螺旋形管道：在蜗管上方的称前庭阶；在下方的称鼓阶。前庭阶和鼓阶都是骨迷路和膜迷路之间扩大的间隙，其内充满外淋巴。二者在耳蜗的顶部互相通连，而它们的另一端则分别与前庭窗和蜗窗相接。

声波的传导　　声波传入内耳有两条途径，一条是空气传导（图9-18），另一条是骨传导。正常情况下以空气传导为主，它也有两条途径。

（1）声波→耳廓→外耳道→振动鼓膜→听骨链运动→前庭窗→引起前庭阶的外淋巴振动→蜗管内淋巴的振动→螺旋器感受声觉，产生冲动→蜗神经→大脑听觉中枢。此条途径是正常情况下最主要的听觉传导途径。当听骨链损坏时，空气传导可经第二途径。

（2）声波 →耳廓→外耳道→振动鼓膜→鼓室内空气振动→蜗窗→引起鼓阶外淋巴的振动→蜗管内淋巴的振动→螺旋器感受声觉，产生冲动→蜗神经→大脑听觉中枢。

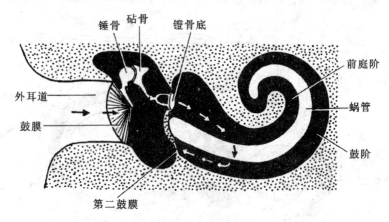

图9-18　声波空气传导途径示意图

因空气传导障碍引起的耳聋称传导性耳聋，此时骨传导可代偿，不会产生完全性耳聋。骨传导是声波经耳周围的颅骨和骨迷路传导至内耳的过程，正常情况下作用微弱。

药物性耳聋

　　因药物而引起的耳聋就叫做药物性耳聋。常常以链霉素、庆大霉素致聋者最多。医学上把这类有毒的抗生素叫做耳毒性抗生素。耳毒性抗生素可引起耳聋严重并发症。如发生头晕、恶心、走路不稳，以及高音调耳鸣、听力下降，甚至耳聋。已引起我们的高度重视，其中毒情况主要取决于人体的易感性。因此，在使用这类抗生素时，要特别慎重。

第三节　皮肤

 核心知识

1. 你能否说出皮肤分为几层？表皮分为几层？

2. 想一想，皮下注射和皮内注射有什么不同？

皮肤覆盖于体表，是对痛、温、压、触等外部刺激感受面最大的器官。皮肤借皮下组织与深部的结构相连，有保护深部结构、感受刺激、调节体温、排泄和吸收等功能。

一、皮肤的微细结构

皮肤分浅、深两层，浅层为表皮，深层称真皮。

（一）表皮

由角化的复层扁平上皮构成，表皮的一般厚度为0.1mm左右，但人体各部分的表皮厚薄不一，眼睑处最薄，手掌和足底处最厚，可达1mm左右。根据细胞分化程度和形态特点，表皮从内到外可分为5层（图9-19）。

基底层　借基膜与深部的真皮相连，为一层矮柱状基底细胞，有活跃的分裂能力，基底细胞之间有少量的黑色素细胞，能产生黑色素，吸收和散射紫外线，保护皮肤。

棘层　由4~10层表面有细小棘状突起的多边形细胞组成。

颗粒层　由3~5层梭形细胞组成。细胞质内有许多不规则形的透明角质颗粒。

透明层　由数层扁平细胞组成。细胞质呈均质透明状，细胞核已消失。

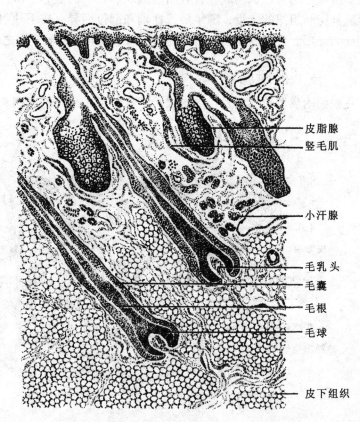

皮脂腺
竖毛肌
小汗腺
毛乳头
毛囊
毛根
毛球
皮下组织

图9-19　头皮（垂直切）

角质层　由数层至数十层扁平的角质细胞组成。细胞内充满干硬的角蛋白，故表皮抗摩擦，耐酸碱。

上皮细胞由基底层细胞不断分裂增殖，新生的细胞向浅层不断推移，角质层靠近表面的细胞逐渐脱落，成为皮屑。

（二）真皮

位于表皮深面，由致密结缔组织构成，一般厚约1.2mm。真皮分为乳头层和网织层。

乳头层 较薄，紧邻表皮基底层。结缔组织呈乳头状突向表皮，称真皮乳头。真皮乳头使表皮与表皮连接面积扩大。真皮乳头内含丰富的毛细血管和感受器，如游离神经末梢、触觉小体等。

网织层 较厚，在乳头层的深面，二者无明显分界。网织层的结构较致密，胶原纤维束交织成网，并有较多的弹性纤维，使皮肤有较大的韧性和弹性。此层内含有较多的小血管、淋巴管和神经，以及毛囊、皮脂腺、汗腺和环层小体等。

（三）皮下组织

皮下组织即浅筋膜，位于真皮的深面，不属于皮肤的组成部分。皮下组织由疏松结缔组织构成，含有脂肪组织、较大的血管、淋巴管和皮神经。其脂肪组织的含量，随年龄、性别和部位而异。皮下注射时，药物即注入此层，而皮内注射则是将药物注入表皮与真皮乳头层之间。

二、皮肤的附属器

皮肤的附属器包括毛发、皮脂腺、汗腺和指（趾）甲（图9-20）。

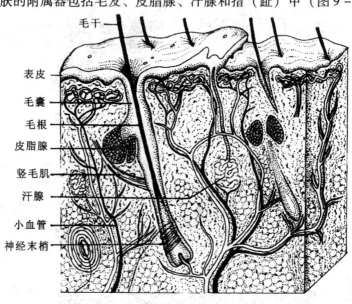

图9-20 皮肤附属器

毛发 分毛干和毛根两部分。毛干露于皮肤的外面，毛根埋在皮肤内，周围包有毛囊。毛囊由上皮组织和结缔组织构成。毛根和毛囊的下端都较膨大，底部凹陷，结缔组织突入其内，形成毛乳头。毛乳头对体毛的生长有重要作用，若破坏毛乳头，毛发可脱落并停止生长。毛发的一侧附有斜行的平滑肌束，称竖毛肌，其一端连于真皮乳头层内，收缩时，可使毛发直立。

皮脂腺　位于毛囊和竖毛肌之间，其导管开口于毛囊。皮脂腺分泌皮脂，有柔润皮肤，保护毛发的作用。

汗腺　全身的皮肤几乎都布有汗腺，其中手掌和足底最多，汗腺是管状腺，汗腺分泌的汗液经导管排到皮肤表面，有湿润皮肤，调节体温、调节水盐平衡和排泄代谢废物的作用。腋窝、会阴等处的皮肤含有大汗腺，其分泌物经细菌作用后，可产生特殊气味。大汗腺在青春期较发达，随年龄增长而逐渐退化。

指（趾）甲　位于手指和足趾远端的背面，为表皮角质层增厚而形成的坚硬板状结构。其外露部分称甲体。甲的近端埋入皮肤内的部分称甲根。甲根深部的上皮为甲母质，是甲的生长点，拔甲时，不可破坏。甲体两侧和甲根前面的皮肤皱襞，称甲襞，甲襞和甲体之间的沟，称甲沟。

小结

感觉器是感受器及其附属结构的总称。本章学习了视器、前庭蜗器和皮肤三种感觉器。视器由眼球和眼副器两部分组成，眼球包括眼球壁和眼球内容物，眼球壁分为三层。眼球内容物有房水、晶状体和玻璃体，它们与角膜共同组成眼的折光系统；前庭蜗器分外耳、中耳和内耳三部分，外耳和中耳是收集和传导声波的结构，内耳是接受声波和位置刺激的感受器所在地；皮肤分表皮和真皮两层，表皮从内到外又可分为5层，真皮为乳头层和网织层两层。

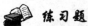

练习题

一、名词解释

1. 视神经盘

2. 结膜

二、填空

1. 眼球壁有三层，由外向内分别为 _____、_____ 和_____。

2. 鼓膜位于 _____ 和 _____ 之间，其中心略向内凹陷，称_____。

3. 真皮可分为_____和_____两层。

三、选择题

1. 沟通眼前后房的结构是（　　　）。

    A. 泪点　　　　　　　　B. 巩膜静脉窦

    C. 瞳孔　　　　　　　　D. 虹膜角膜角　　　　　E. 睫状体

2. 引起中耳炎的主要感染途径是（　　　）。

    A. 外耳道　　　　　　　B. 内耳门

    C. 咽鼓管　　　　　　　D. 前庭窗　　　　　　　E. 鼓膜

3. 关于真皮的叙述，错误的是（　　　）。

    A. 由致密结缔组织构成

    B. 分为乳头层和网织层

    C. 含有丰富的血管和神经

    D. 皮下注射时，药物即注入此层

    E. 位于表皮的深面

四、简答题

1. 光线从外界进入眼球到达视网膜需经过哪些结构？

2. 皮下注射与皮内注射有什么不同？

参考答案（选择题）

1. C　　　2. C　　　3. D

（兰州市卫校　许晓光　刘宏家　莫建杰）

第十章 神经系统

神经系统是机体的主导系统。它可通过感受器接受机体内、外环境的刺激，经传入神经将信息传至各级中枢，中枢将信息整合后，有目的地随时发出冲动，经周围神经调节机体其他器官的活动，使机体成为一个有机的整体，以适应机体内、外环境的各种变化。通过本章学习，掌握神经系统的组成，反射弧的组成，神经系统的常用术语，脊髓的位置及主要功能，脑干的位置、分部及生命中枢的概念，大脑半球的分叶、主要沟、回，内囊的位置和分部；熟悉脊髓的形态结构，脑的组成，脑和脊髓的被膜、血管和脑脊液循环，内脏神经的概念；了解脊神经、脑神经的组成、分支及其分布等。

第一节 概 述

 核心知识

1. 试一试，能否说出神经系统的组成？
2. 你能否举例说明反射弧的组成及功能？
3. 想一想，神经系统的常用术语有哪些？

一、神经系统的组成

神经系统分为中枢神经系统和周围神经系统两部分（图 10 –1）。中枢神经系统包括脑和脊髓；周围神经系统包括脑神经、脊神经和内脏神经。内脏神经支配内脏、心血管、平滑肌和腺体。

脑神经、脊神经和内脏神经中都有感觉纤维和运动纤维。感觉神经是将冲动自感受器传向中枢部，因此又称传入神经；运动神经则将冲动自中枢部传向周围的效应器，因此又称传出神经。

二、神经系统的活动方式

神经系统的基本活动方式是反射，完成反射活动的结构基础是反射弧。反射弧包括感受器、传入神经、中枢、传出神经、效应器五部分（图 10 –2）。反射弧的五部分，缺少任何一个环节，都不能完成反射。

神经元之间的信息传递通过神经元之间的接触点，即突触来完成，多数突触依靠一些化学物质将信息从一个神经元传向另一个神经元。

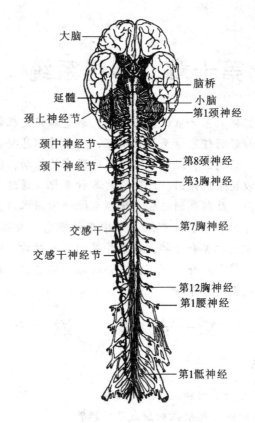

图 10-1 神经系统的构成

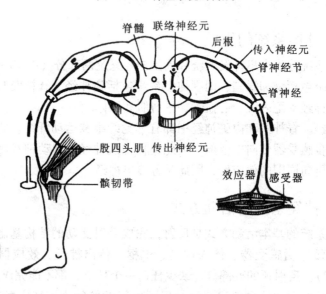

图 10-2 反射弧示意图

三、神经系统的常用术语

神经系统结构复杂，名词繁多，常用的有以下术语。

神经核和神经节　　形态和功能相似的神经元胞体聚集成团，位于中枢神经系统内的称神经核；位于周围神经系统内的称神经节。

纤维束和神经　　起止、行程和功能基本相同的神经纤维聚集而成，位于中枢神经系统的束状结构称纤维束，位于周围神经系统的条索状结构称神经。

灰质和皮质　　位于中枢神经系统内，主要由神经元的胞体和树突聚集而成，因色泽灰暗而称灰质。分布在大脑和小脑表层的灰质特称皮质。

白质和髓质　　位于中枢神经系统内，主要由神经纤维聚集而成，因呈白色而称白质。位于大脑和小脑皮质深面的白质称髓质。

网状结构　　位于中枢神经系统内，由灰质和白质混合而成，即神经纤维交织成网，灰质团块散于其中。

第二节　中枢神经系统

 核心知识

1. 你能说出蛛网膜下隙穿刺或麻醉的常选部位和临床意义吗？
2. 用所学解剖知识，能分析一侧内囊损伤的临床表现吗？

一、脊髓

脊髓与脑相比是功能较低级的部分。脊髓与脑的各部之间有着广泛的联系，来自躯干、四肢的各种刺激通过脊髓传导到脑才能产生感觉，脑也要通过脊髓来完成复杂的功能。在正常生理状况下，脊髓的许多活动是在脑的控制下完成的，但脊髓本身也能完成许多反射活动。

（一）脊髓的位置和外形

脊髓位于椎管内，上端平枕骨大孔处与延髓相连，下端在成人平第1腰椎体下缘，全长约42~45cm，新生儿则终止于第3腰椎水平，故临床上常选择第3、4或第4、5腰椎棘突之间进行蛛网膜下隙穿刺或麻醉术，以避免损伤脊髓。

脊髓呈前、后稍扁的圆柱形，全长粗细不等，有两个梭形的膨大，即颈膨大和腰骶膨大。这两个膨大的形成是因为内部的神经元数量相对较多，与四肢的活动有关。脊髓末端变细，称为脊髓圆锥，自此处向下延为细长的无神经组织的终丝（图10-3）。

脊髓表面有6条纵行的沟，前面正中较深的沟称前正中裂，后面正中较浅的沟称后正中沟，二者将脊髓分为左右对称的两半。前正中裂和后正中沟的两侧各有一条浅沟，分别称为前外侧沟和后外侧沟。前、后外侧沟分别连有脊神经前根和后根（图10-4）。

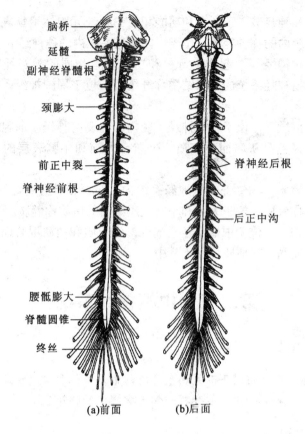

脑桥
延髓
副神经脊髓根
颈膨大
前正中裂
脊神经前根
腰骶膨大
脊髓圆锥
终丝

脊神经后根
后正中沟

(a)前面　　　(b)后面

图 10 - 3　脊髓的外形

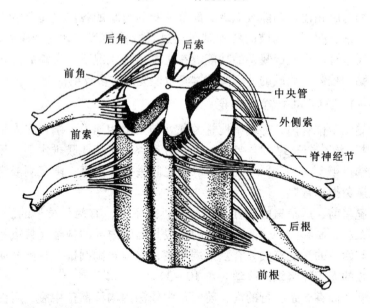

后角　　后索
前角
前索

中央管
外侧索
脊神经节
后根
前根

图 10 - 4　脊髓与脊神经

　　脊髓在外形上没有明显的节段性，但每一对脊神经前、后根所连的一段脊髓，称一个脊髓节段，因为有 31 对脊神经，故脊髓也可分为 31

个节段：即 8 个颈段、12 个胸段、5 个腰段、5 个骶段和 1 个尾段。

（二）脊髓的内部结构

脊髓内部结构由灰质、白质和网状结构三部分构成。

1. 灰质

在脊髓的中央有纵贯全长的中央管，围绕中央管周围的是 "H" 形的灰质。每侧的灰质，向前扩大的部分为前角，主要由大型的运动神经元组成，其轴突自前外侧沟穿出构成前根，组成脊神经的躯体运动纤维成分，支配四肢、躯干的骨骼肌运动。

脊髓灰质向后凸出的狭长部分为后角，内含联络神经元，参与脊髓间的联络作用。

在脊髓胸 1 到腰 3 节段的前、后角之间还有向外伸出的侧角，内含交感神经元，是交感神经的低级中枢，其轴突随脊神经前根出椎管。骶髓的第 2~4 节段，无侧角，但在相当于侧角的部位，有副交感神经元，称骶副交感核，是副交感神经的低级中枢之一。它发出的轴突也随前根穿出。

2. 白质

围绕在灰质的周围，借脊髓表面的纵沟分为三个索，前正中裂与前外侧沟之间为前索，前、后外侧沟之间为外侧索，后外侧沟与后正中沟之间为后索，各索内均由上、下行的神经纤维构成。在灰质前连合的前方有纤维横越，称白质前连合。在灰质后角基部外侧与白质之间，灰、白质混合交织，称网状结构，在颈部比较明显。

（1）上行纤维束　主要为薄束、楔束和脊髓丘脑束。

薄束和楔束　这两个束均位于后索内（图 10－5）。薄束起自同侧第 5 胸节以下的脊神经节细胞的中枢突，楔束起自同侧第 4 胸节以上的脊神经节细胞的中枢突。薄、楔束分别传导来自同侧下半身和上半身的本体感觉（肌、腱、关节的位置觉、运动觉和振动觉）和皮肤的精细触觉（即辨别两点距离，物体的形状、大小和纹理粗细等）冲动。

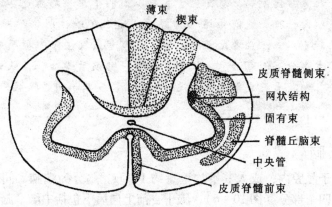

图 10－5　脊髓的内部结构

脊髓丘脑束 包括脊髓丘脑侧束和脊髓丘脑前束，将来自躯干和四肢皮肤的痛觉、温度觉、粗触觉及压觉冲动上传入脑。

（2）下行纤维束 主要有皮质脊髓束，行于脊髓前索的称皮质脊髓前束，下行于脊髓外侧索的称皮质脊髓侧束。

皮质脊髓前束 由大脑皮质发出的纤维下行至延髓，少数不交叉，直接下行于脊髓前索的称皮质脊髓前束，该束止于双侧的前角运动神经元，支配躯干肌的随意运动。

皮质脊髓侧束 由大脑皮质发出纤维下行至延髓下部锥体，大部分纤维交叉后在脊髓外侧索下行，称皮质脊髓侧束，该束纵贯脊髓的全长，沿途发出纤维止于同侧的前角运动神经元，支配上、下肢骨骼肌的随意运动。

因此，支配上、下肢骨骼肌随意运动的脊髓前角运动神经元只接受对侧大脑皮质运动中枢的纤维，而支配躯干肌随意运动的脊髓前角运动神经元则受双侧大脑皮质运动中枢的控制。故当脊髓损伤一侧皮质脊髓束时，仅表现出损伤平面以下的肢体瘫痪，而躯干肌不瘫痪。

3. 网状结构

指后角基部外侧与外侧索白质之间的灰、白质混合交织部位。

（三）脊髓的功能

传导功能 脊髓是脑与躯体、四肢感受器和效应器联系的枢纽。脊髓内上、下行纤维束是实现传导功能的重要结构。

反射功能 脊髓各节段均能单独与邻近节段共同构成反射中枢。脊髓的反射功能，是对来自内、外刺激所产生的不随意性反应，如膝反射等。

脊髓灰质炎

脊髓灰质炎又称小儿麻痹症，是由脊髓灰质炎病毒引起的小儿急性传染病，多发生于 5 岁以前的小儿，尤其是婴幼儿。病毒侵犯脊髓前角运动神经元，造成弛缓性肌肉麻痹，病情轻重不一，轻者无瘫痪出现，严重者累及生命中枢而死亡；大部分病例可治愈，仅小部分留下瘫痪后遗症。自从口服的脊髓灰质炎减毒活疫苗投入使用后，发病率明显降低。

二、脑

脑位于颅腔内，成人其平均重量约 1400g。脑分为端脑、间脑、脑干和小脑四个部分（图 10-6），脑干自前上向后下包括中脑、脑桥和延髓。延髓向下经枕骨大孔与脊髓相连。

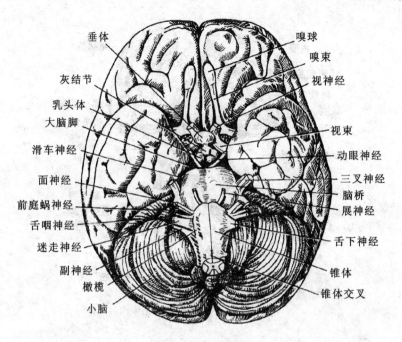

图 10 - 6　脑底面

（一）脑干

　　脑干是中枢神经系统中位于脊髓和间脑之间的一个较小部分，由前上向后下依次为中脑、脑桥和延髓，分为腹侧面（图 10 - 7）和背侧面（图 10 - 8）。背侧面与小脑相连，腹侧面靠脑底。中脑向上与间脑相连接，延髓向下出枕骨大孔延续为脊髓。

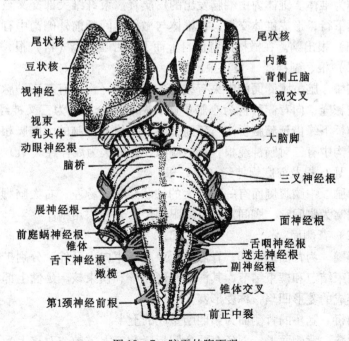

图 10 - 7　脑干的腹面观

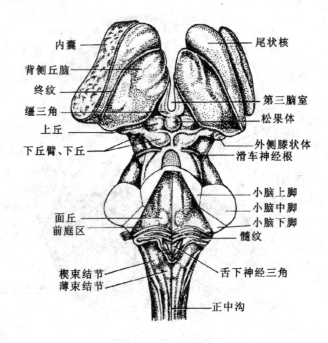

内囊
背侧丘脑
终纹
缰三角
上丘
下丘臂、下丘
面丘
前庭区
楔束结节
薄束结节

尾状核
第三脑室
松果体
外侧膝状体
滑车神经根
小脑上脚
小脑中脚
小脑下脚
髓纹
舌下神经三角
正中沟

图 10 - 8　脑干的背面观

1. 脑干的外形

（1）腹侧面。

延髓　形似倒置的圆锥体，下部与脊髓外形相近，脊髓表面的纵行沟裂向上延续到延髓上部。在延髓腹面，前正中裂两侧各有一个纵行隆起，称为锥体。锥体内由端脑发出的皮质脊髓束纤维大部交叉至对侧脊髓侧索下行，形成锥体交叉。在椎体与橄榄之间的前外侧沟中有舌下神经（Ⅻ）根出脑。在橄榄的背侧自上而下有舌咽神经（Ⅸ）根、迷走神经（Ⅹ）根、副神经（Ⅺ）根出脑。

脑桥　脑桥腹侧面的中央有纵行的基底沟，沟内有基底动脉。沟的两侧较膨隆，向背侧移行为小脑中脚，两者的分界处为三叉神经（Ⅴ）根。脑桥下缘借延髓脑桥沟与延髓分界，上缘与中脑的大脑脚相接。延髓脑桥沟中有三对脑神经根，自内侧向外侧依次为展神经（Ⅵ）根、面神经（Ⅶ）根及前庭蜗神经（Ⅷ）根。

中脑　中脑腹侧面有一对粗大的柱状结构，称左、右大脑脚，两脚的中间窝为脚间窝，脚间窝内有动眼神经（Ⅲ）根出脑。

（2）背侧面。

延髓　为背面的下部，脊髓的薄束和楔束向上延伸，分别扩展为膨隆的薄束结节和楔束结节，其深面有薄束核和楔束核。延髓上部和脑桥共同形成的菱形凹陷，称菱形窝。

脑桥　脑桥的背侧面为第四脑室底的上半。

中脑　背侧面上、下各有两个圆形隆起，上方的一对称上丘，与视觉反射有关；下方的一对为下丘，与听觉反射有关。在下丘的下方有滑车神经（Ⅳ）根出脑，它是唯一从脑干背侧发出的脑神经。

第四脑室为位于延髓、脑桥和小脑之间的裂隙，顶为小脑，底为菱形窝，内有脑脊液。它向上借中脑水管与第三脑室相通，向下通脊髓中央管，并借顶部的正中孔和两个外侧孔通蛛网膜下隙。

2. 脑干的内部结构

脑干由灰质、白质和网状结构构成。

（1）灰质　脑干的灰质配布与脊髓不同，它不形成连续的灰质柱，而是分散成团，称神经核（图10－9）。若干功能相同的脑神经核，在脑干内有规律地排列成纵行。脑神经核分为两种，与运动有关的称脑神经运动核；与感觉有关的称脑神经感觉核。各脑神经核的名称和位置，也多与其相连脑神经的名称和连脑部位大致相对应。

（2）白质　主要由纤维束组成。这些纤维束多位于脑干的腹侧部和外侧部，具有传导功能。

（3）网状结构　位于脑干的中央部，与中枢神经系统的各部有广泛联系。

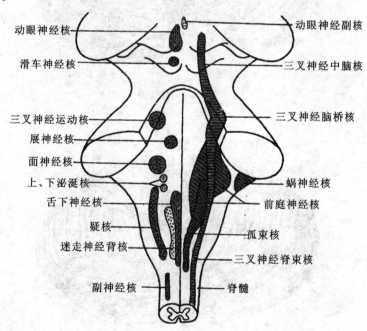

图10－9　脑神经核在脑干背面的投影

3. 脑干的功能

（1）传导功能　在脑干中有大脑皮质与脊髓相互联系的上、下行神经纤维束。

（2）反射功能　脑干内有多个反射的低级中枢，如延髓内有呼吸中枢和心血管活动中枢，合称为"生命中枢"。另外，脑桥内有角膜反射中枢、中脑内有瞳孔对光反射中枢等。

（3）网状结构功能　维持大脑皮质觉醒、调解骨骼肌张力和警觉状态功能等。

（二）小脑

小脑位于颅后窝，脑桥和延髓的背侧。小脑中间比较狭窄的部位，称小脑蚓，两侧膨大的部分，称小脑半球（图 10 - 10）。小脑半球在靠近延髓的背面向下膨隆，称小脑扁桃体，当颅脑外伤、颅内血肿等病变，引起颅内压过高时，该部会嵌入枕骨大孔，形成小脑扁桃体疝（枕骨大孔疝）。从而使延髓受压，导致呼吸、循环障碍，危及生命。

小脑对维持身体平衡，调节肌张力及对随意运动的协调起重要作用。

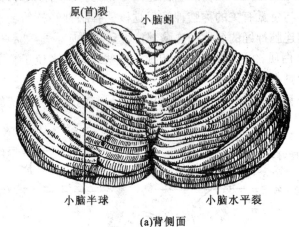

(a)背侧面

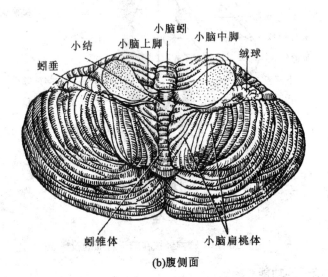

(b)腹侧面

图 10 - 10　小脑的外形

（三）间脑

间脑位于脑干与端脑之间，连接大脑半球和中脑，由于大脑半球高度发展而掩盖了间脑的两侧和背面，仅部分腹侧暴露于脑底。间脑主要包括背侧丘脑、下丘脑等部分（图 10 - 11）。

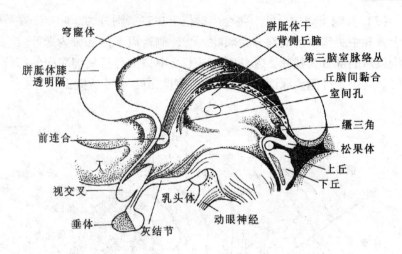

图 10-11　间脑内侧面

1. 背侧丘脑

又称丘脑，位于间脑背侧的中央，由一对卵圆形的灰质团块组成，中间的裂隙是第三脑室。背侧丘脑灰质的内部在水平面上被呈"Y"形的纤维板分为：前核群、内侧核群和外侧核群。

2. 下丘脑

位于背侧丘脑的前下方，下丘脑下面最前方是视交叉，后方有灰结节，向下移行为漏斗，漏斗下端与垂体相接，灰结节后方有一对圆形隆起，称乳头体。

下丘脑内有室旁核和视上核，两核发出的纤维至垂体后叶，可调节内脏活动和内分泌活动。

3. 第三脑室

位于两侧背侧丘脑和下丘脑之间的矢状裂隙，内有脑脊液、向下借中脑水管与第四脑室相通，前上方借室间孔通侧脑室。

（四）端脑

端脑是脑的最高级部位，被大脑纵裂分为左、右大脑半球。大脑半球遮盖着间脑和中脑，并把小脑推向后方。大脑半球和小脑之间有大脑横裂。

1. 大脑半球的外形和分叶

大脑半球的表面凹凸不平，凹陷处称为沟，沟之间形成长短、大小不一的隆起，称为脑回（图 10-12）。

（1）大脑半球的外形　分为上外侧面、内侧面和下面。每个半球有三条较明显的沟：①外侧沟，半球最深最明显的沟，起于半球下面，转到上外侧面，行向后上方。②中央沟，起于半球上缘中点稍后方，沿上外侧面斜向前下方，几达外侧沟，此沟上端延伸至半球内侧面。③顶枕沟，位于半球内侧面后部，自下向上并略转至上外侧面。

（2）大脑半球的分叶　每个半球借上述三条沟分为5叶：①在外侧沟上方和中央沟以前的部分为额叶。②外侧沟以下的部分为颞叶。③顶枕沟以后的部分为枕叶。④外侧沟以上、中央沟与顶枕沟之间的部分为顶叶。⑤位于外侧沟深面的为岛叶，被额、顶、颞叶所掩盖。

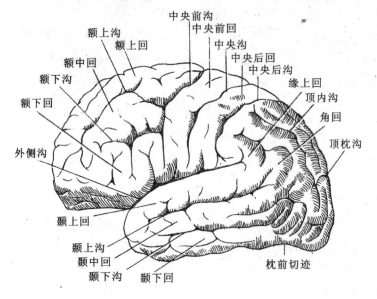

图 10 - 12　大脑半球外侧面

（3）大脑半球重要的沟回　在半球的上外侧面，中央沟前方，有与之平行的中央前沟。自中央前沟有两条向前水平走行的沟，为额上沟和额下沟。由上述三沟将额叶分成4个脑回：中央前回位于中央沟和中央前沟之间。额上回位于额上沟上方，沿半球上缘并转至半球内侧面。额中回位于额上、下沟之间。额下回位于额下沟和外侧沟之间。在中央沟后方，有与之平行的中央后沟，此沟与中央沟之间为中央后回。在颞叶外侧沟的下壁上有颞横回（图 10 - 13）。

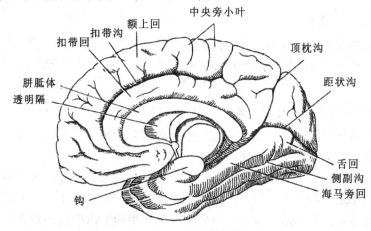

图 10 - 13　大脑半球外侧面

　　在半球的内侧面，有中央前、后回从外侧面延伸到内侧面的部分，为中央旁小叶。在中部有前后方向上略呈弓形的胼胝体。在胼胝体后下方，有呈弓形的距状沟。

　　在半球底面，额叶内有纵行的嗅束，其前端膨大为嗅球，后者与嗅神经相连。

2. 端脑的内部结构

　　大脑半球表层的灰质称大脑皮质，皮质深方的白质称髓质。髓质内含有若干个灰质团块称为基底核。端脑内的裂隙为侧脑室。

　　（1）大脑皮质　　是脑的最重要部分，也是高级神经活动的物质基础。机体各种功能活动的最高中枢在大脑皮质上具有定位关系，形成许多重要中枢，但这些中枢只是执行某种功能的核心部分。按照大脑皮质的功能定位分为躯体运动中枢、躯体感觉中枢、视觉中枢、听觉中枢和语言中枢等（图10-14，图10-15）。

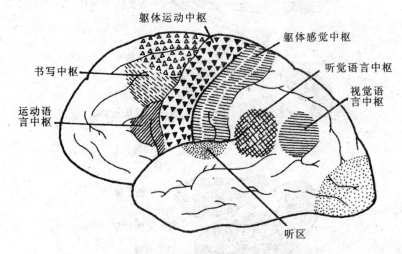

图 10-14　大脑皮质功能区（外侧面）

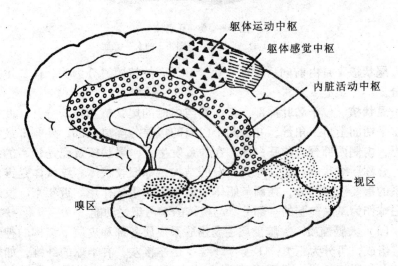

图 10-15　大脑皮质功能区（内侧面）

躯体运动中枢 位于中央前回和中央旁小叶前部，该中枢内的神经细胞发出锥体束，支配骨骼肌的随意运动。

躯体感觉中枢 位于中央后回和中央旁小叶后部，接受背侧丘脑腹后核传来的对侧半身痛、温、触、压以及位置和运动觉。

视觉中枢 位于枕叶距状沟两侧的皮质。

听觉中枢 位于颞横回，每侧的听觉中枢都接受来自两耳的冲动，因此一侧听觉中枢受损、不致引起全聋。

（2）**基底核** 位于白质内，位置靠近脑底，包括尾状核、豆状核和杏仁体（图10－16）。

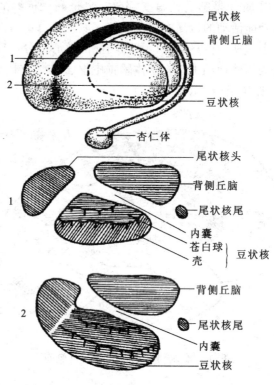

图 10－16　基底核
中图为 1 的水平切面，下图为 2 的水平切面

尾状核 是由前向后弯曲、呈"C"形的核团，分为头、体、尾三部分。

豆状核 位于岛叶深部，借内囊与内侧的尾状核和丘脑分开，此核在水平切面上呈三角形，并被两个白质的板层分隔成三部，外侧部最大称壳，内侧两部分合称苍白球。在种系发生上，尾状核及壳是较新的结构，合称新纹状体。苍白球为较旧的结构，称旧纹状体。纹状体是锥体外系的重要组成部分，在调节躯体运动中起到重要作用。近年来，发现苍白球作为基底前脑的一部分参与机体的学习记忆功能。

（3）**大脑髓质** 大脑髓质主要由联系皮质各部和皮质下结构的神经纤维组成，可分为三类：①连合纤维：是连接左、右半球的纤维，如胼胝体。②联络纤维：是联系同侧半球内各部分皮质的纤维。③投射纤维：由大脑皮质与皮质下各中枢间的上、下行纤维组成，它们大部分经过内囊。

内囊　为位于背侧丘脑、尾状核和豆状核之间的白质（图10-17）。在水平切面上呈"<"形，分为内囊前肢（前脚）、内囊膝和内囊后肢（后脚）三部分。内囊前肢伸向前外，位于豆状核与尾状核之间。内囊后肢伸向后外，位于豆状核和背侧丘脑之间。内囊膝介于前、后肢之间，即"<"字形转角处。

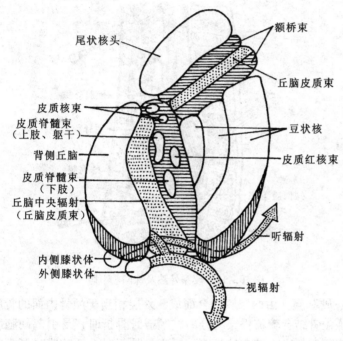

图10-17　内囊结构示意图

通过内囊的纤维主要有：内囊膝部有皮质核束；内囊后肢有皮质脊髓束、丘脑皮质束、视辐射和听辐射。因此，当内囊损伤广泛时，患者会出现偏身感觉丧失（丘脑中央辐射受损），对侧偏瘫（皮质脊髓束、皮质核束损伤）和偏盲（视辐射受损）的"三偏"症状。

（4）侧脑室　侧脑室为位于大脑半球内的一对裂隙，呈"C"字形，内有脑脊液。侧脑室经左、右室间孔与第三脑室相通。室腔内有脉络丛。

三、脑和脊髓的被膜与血管

（一）脑和脊髓的被膜

脑和脊髓外面均有三层被膜，由外向内依次为硬膜、蛛网膜和软膜。三层被膜在枕骨大孔处互相移行。这些被膜对脑和脊髓具有支持、保护和营养功能。

1. 硬膜

包裹脊髓的硬膜，称硬脊膜；包裹脑的硬膜称硬脑膜。

（1）硬脊膜　上方附着于枕骨大孔的边缘并与硬脑膜相续，下部在第2骶椎水平向下变细，包裹终丝，末端附于尾骨。硬脊膜与椎管内面骨膜之间有窄隙，称硬膜外隙（图10－18），内有静脉丛、淋巴管、疏松结缔组织、脂肪，脊神经根也通过此隙。硬膜外隙内略呈负压，临床手术麻醉时，将麻药注入此隙，可以阻滞脊神经冲动的传导，称硬膜外麻醉。

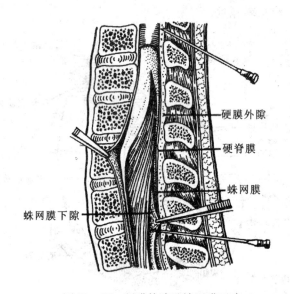

图 10－18　硬膜外隙及蛛网膜下隙

（2）硬脑膜　由两层膜结合而成，外层相当于颅骨内面的骨膜。硬脑膜与颅盖骨结合较疏松，易分离，颅盖骨骨折时，易引起硬脑膜外血肿。硬脑膜与颅底骨结合较紧密，颅底骨骨折时，硬脑膜易撕裂，如果同时有蛛网膜撕裂，可出现脑脊液外漏。硬脑膜内层在某些地方离开外层折叠成板状，深入到脑的裂隙中。伸入左、右大脑半球之间的突起呈矢状位，形如镰刀，称大脑镰；伸入大、小脑之间的突起呈水平位，称小脑幕（图10－19）。小脑幕前缘游离并成弧形，称小脑幕切迹。幕切迹与颅骨斜坡之间有中脑，当颅内压增高时，可将大脑颞叶内面的海马旁回和钩挤入小脑幕切迹内，压迫中脑的大脑脚和动眼神经，形成小脑幕切迹疝，引起瞳孔放大、肢体瘫痪等症状。

硬脑膜内、外两层分离处的间隙，称硬脑膜窦。窦内含有静脉血，主要的硬脑膜窦有：上矢状窦，位于大脑镰上缘内，不成对；横窦，位于颅骨横窦沟中、小脑幕后缘内，左右成对；乙状窦，位于颅骨乙状窦沟中，左右成对，此窦接横窦；窦汇，位于左、右横窦与上矢状窦汇合处，不成对；海绵窦，位于颅中窝蝶骨体两侧，左右之间以数个横支相连。动眼神经、滑车神经、眼神经和上颌神经贴窦的外侧壁通过，窦内有颈内动脉和展神经穿行，因此，海绵窦炎症时可累及上述结构。

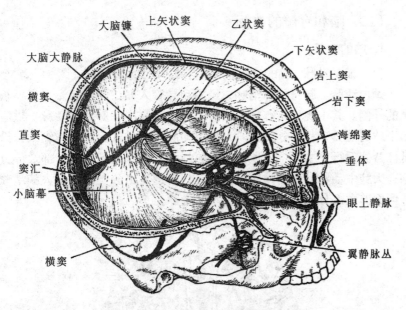

图 10 - 19　硬脑膜及硬脑膜窦

2. 蛛网膜

位于硬膜与软膜之间。位于脑外面的蛛网膜称脑蛛网膜；位于脊髓外面的蛛网膜，称脊髓蛛网膜。两者在枕骨大孔处相连续。蛛网膜与软膜之间有较宽的蛛网膜下隙，此腔隙内充满脑脊液，在某些地方腔隙扩大，称蛛网膜下池。其中小脑延髓池位于小脑与延髓之间；脊髓末端与第 2 骶椎水平之间的一段蛛网膜下隙，称为终池。终池内无脊髓，但有马尾和终丝，临床上在此处做腰穿较安全。

蛛网膜在上矢状窦两旁有许多小的突起，突入上矢状窦内，称蛛网膜粒。蛛网膜下隙内的脑脊液经过蛛网膜粒渗入上矢状窦内（图 10 - 20）。

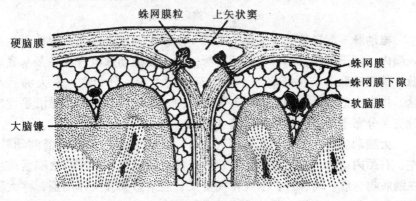

图 10 - 20　脑的被膜

3. 软膜

包括软脑膜和软脊膜。软膜位于蛛网膜的内面，薄而透明，紧贴于脑和脊髓表面并深入其沟裂中。在脑室的一定部位，软脑膜的毛细血管丛与室管膜上皮一起突入脑室内，形成脉络丛。脉络丛能产生脑脊液。

（二）脑和脊髓的血管

1. 脑的血管

（1）脑的动脉　脑的动脉主要来自颈内动脉和椎动脉（图 10 –21）。

　　颈内动脉　起自颈总动脉，经颈动脉管入颅，向前穿海绵窦至视交叉的外侧。其主要分支有：大脑前动脉、大脑中动脉和眼动脉，供应大脑半球的前 2/3 和部分间脑。大脑前动脉向前进入大脑半球纵裂，沿胼胝体背侧后行。主要供应顶枕沟以前的大脑半球内侧面的上部及部分间脑；大脑中动脉沿外侧沟向后上行走，沿途发出分支分布于大脑半球上外侧面的大部分及岛叶、纹状体和内囊等。

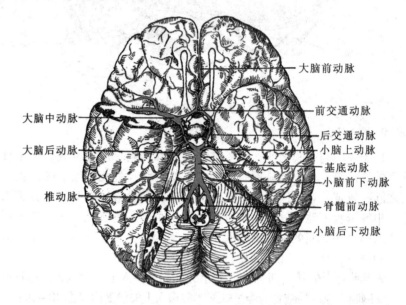

图 10 –21　脑底的动脉

　　椎动脉　起自锁骨下动脉，穿第 6 至第 1 颈椎横突孔，经枕骨大孔入颅内，行于延髓腹侧，在脑桥下缘，左、右椎动脉汇合成一条基底动脉。基底动脉沿脑桥基底沟上行，至脑桥上缘，分为左、右大脑后动脉，供应大脑半球内侧面的后 1/3 和下面。椎动脉、基底动脉沿途发出分支，分布于延髓、脑桥和小脑（图 10 –22）。

　　大脑动脉环　又称 willis 环（图 10 –23），由左、右大脑前动脉，左、右颈内动脉，左、右后交通动脉，前交通动脉和左、右大脑后动脉在脑底吻合成一动脉环，围绕在视交叉、灰结节和乳头体周围，称大脑动脉环。此环对确保大脑的血流供应起到重要作用。

　　大脑动脉环和大脑前、中、后动脉的分支有两类：①皮质支，较短，分布于大脑皮质和大脑髓质的浅部。②中央支，细而长，从大脑动脉环或大脑前、中、后动脉发出后，几乎以垂直方向进入脑实质，供应大脑髓质的深部、基底核、内囊和间脑等深部结构。当动脉硬化、血压过高时，供应内囊的中央支（主要来自大脑中动脉），易破裂出血，引起相应部位的脑组织损伤，产生严重的症状。

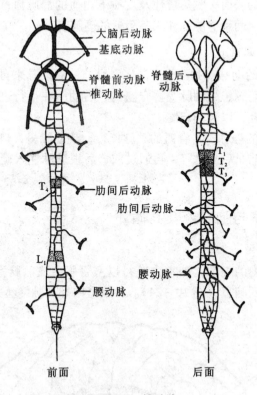

图 10 - 22 椎动脉

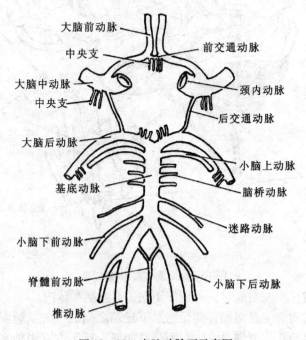

图 10 - 23 大脑动脉环示意图

（2）脑的静脉 脑的静脉不与动脉伴行，可分为浅、深静脉两组。浅静脉位于脑的表面，收集皮质及皮质下白质的静脉血；深静脉收集脑深部的静脉血。两种静脉均注入其附近的硬脑膜窦。

2. 脊髓的血管

（1）脊髓的动脉 有两个来源：脊髓前、后动脉来自椎动脉，脊髓支来自肋间后动脉、腰动脉等。脊髓前、后动脉在下行过程中，不断得到脊髓支的增补，以营养脊髓。

（2）脊髓的静脉 与脊髓的动脉伴行，较动脉多，口径也较大，最后集中于脊髓前、后静脉等，再通过前、后根静脉注入硬膜外隙内的椎内静脉丛。

四、脑室与脑脊液及其循环

（一）脑室

脑室为脑内的腔隙，脑室内壁衬以室管膜上皮。脑室包括侧脑室、第三脑室和第四脑室（图 10-24）。各脑室内都有脉络丛并充满脑脊液。

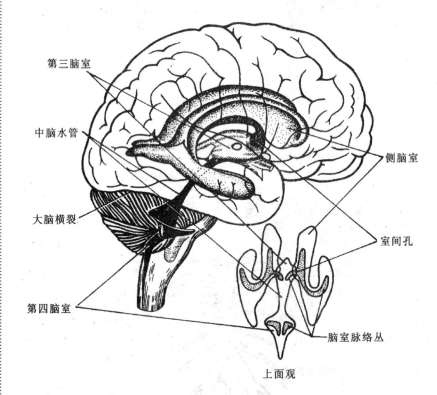

图 10-24 脑室投影模式图

侧脑室 左右成对，分别位于左、右大脑半球内。

第三脑室 是两侧背侧丘脑及下丘脑之间的一矢状裂隙。前上方有左、右室间孔，分别与左、右侧脑室相通，后下方有中脑水管，与第四脑室相连。

　　第四脑室　是延髓、脑桥与小脑之间的腔隙，称第四脑室。它向上借中脑水管与第三脑室相通，向下通脊髓的中央管，并借顶部的正中孔和两个外侧孔与蛛网膜下隙相通，脑脊液可经这三个孔流入蛛网膜下隙。

（二）脑脊液及其循环

1. 脑脊液

　　脑脊液由各脑室脉络丛产生。脑脊液主要位于脑室和脑、脊髓周围的蛛网膜下隙中，是无色透明的液体，总量约 100 ~ 120mL，有保护脑和脊髓免受外力震荡、维持颅内压，供给脑和脊髓营养物质及运走其代谢产物的作用。

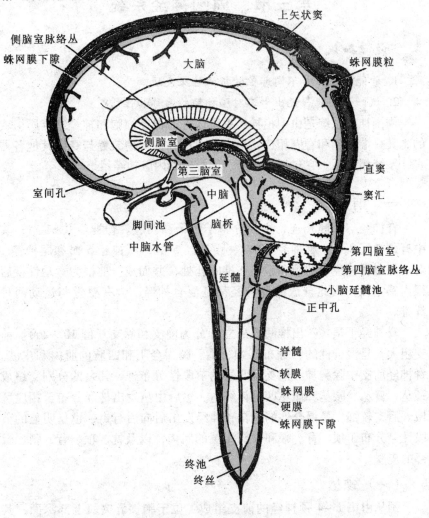

图 10 - 25　脑脊液循环模式图

2. 脑脊液的循环途径

　　左、右侧脑室脉络丛产生的脑脊液，经左、右室间孔进入第三脑室，与第三脑室脉络丛产生的脑脊液一起经中脑水管流入第四脑室，然后与第四脑室脉络丛产生的脑脊液一起经第四脑室正中孔和左、右外侧孔流入蛛网膜下隙。脑脊液在脑蛛网膜下隙和脊髓蛛网膜下隙内流动，最后主要在上矢状窦处经蛛网膜粒渗透入硬脑膜窦，与静脉血混合，经颈静脉孔出颅（图 10-25）。

正常情况下，脑脊液的产生和吸收是平衡的。当脑脊液循环受阻时，便可引起颅内压升高和脑积水。脑脊液循环途径可简示如下：

左、右侧脑室→室间孔→第三脑室→中脑水管→第四脑室→正中孔和左、右外侧孔→蛛网膜下隙→蛛网膜粒→上矢状窦→颈内静脉

第三节 周围神经系统

核心知识

1. 你能说出肱骨不同部位骨折的临床表现吗？
2. 试一试，能否说出十二对脑神经的名称和性质？

周围神经系统是由中枢神经系统以外的神经细胞和神经纤维所组成的，其一端与脑和脊髓相连，另一端通过各种末梢装置与身体其他各器官、系统相联系。它包括脊神经、脑神经和内脏神经系统。

一、脊神经

脊神经与脊髓相连，主要分布于躯干和四肢。脊神经共 31 对，其中有颈神经 8 对、胸神经 12 对、腰神经 5 对、骶神经 5 对和尾神经 1 对。每对脊神经由前根和后根在椎间孔处合并而成。前根为运动性，后根为感觉性，因此合成的脊神经都是混合神经，含有感觉与运动两种纤维。

脊神经干很短，出椎间孔后立即分为前支和后支（图 10-26）。前支粗大，是混合性的，分布于颈、胸、腹、会阴和四肢的肌肉和皮肤。脊神经前支中除胸神经前支呈明显的节段性分布外，其余的分别交织成颈丛、臂丛、腰丛和骶丛四对神经丛，然后由丛发出神经分布至相应区域。后支较细，是混合性的，自脊神经发出后向后行走，也呈明显的节段性，分布于项、背、腰和臀部深层的肌肉，以及枕、项、背、腰、臀部的皮肤。

（一）颈丛

颈丛由第 1~4 颈神经的前支组成，位于胸锁乳突肌上部深面，其分支有皮支和肌支。

皮支 自胸锁乳突肌后缘中点附近穿出，分布于枕部、耳部及其周围、颈部和肩部等处皮肤。颈丛皮支的穿出部位比较集中，做颈部表浅手术时，常在此做局部阻滞麻醉。

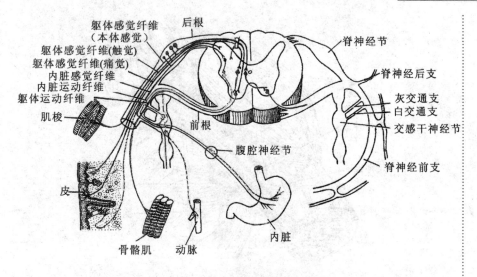

图 10-26 脊神经的组成和分布

肌支 主要有膈神经（图 10-27）。膈神经是混合性神经，自颈丛发出后在颈部垂直下降，经胸廓上口入胸腔，在肺根前方下降至膈。膈神经的运动纤维支配膈肌运动，感觉纤维分布于胸膜、心包。右侧膈神经的感觉纤维还分布到肝和胆囊表面的腹膜和胆道等处。膈神经损伤，可引起同侧膈肌瘫痪，严重者会导致呼吸困难或窒息。

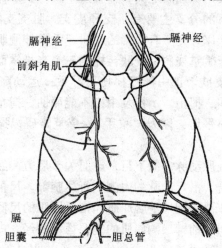

图 10-27 膈神经

（二）臂丛

臂丛由第 5~8 颈神经的前支组成。臂丛经颈根部行于锁骨下动脉后上方，再经锁骨后方进入腋窝围绕在腋动脉的周围（图 10-28）。其分支主要分布于上肢和胸背部的皮肤和肌肉。主要分支如下。

腋神经 自臂丛发出后，绕肱骨外科颈至三角肌深面。其肌支支配三角肌和小圆肌，皮支由三角肌后缘穿出，分布于肩部和臂外侧上部皮肤（图10-29）。腋神经损伤可使三角肌萎缩，影响肩关节的运动等。

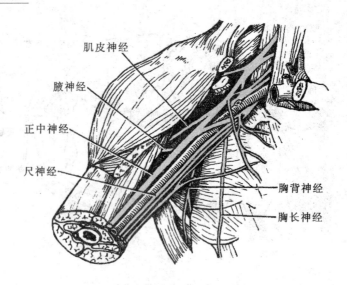

图 10 - 28　臂丛及其分支

肌皮神经　　在肱二头肌和肱肌之间向下走行，沿途发出分支支配上述肌肉。肌皮神经终支在肘关节稍上方穿出深筋膜，分布于前臂外侧皮肤。

正中神经　　沿肱二头肌内侧缘下降至肘窝（图 10 - 30），经肘窝下行于前臂前群浅、深屈肌之间，经腕入手掌。正中神经在臂部一般无分支，在肘部以下的分支主要有肌支和皮支。肌支支配除尺侧腕屈肌、肱桡肌和指尺侧半以外的所有前臂的屈肌，手掌外侧肌群及中间群的小部分；皮支分布于手掌桡侧半皮肤，桡侧三个半指掌面皮肤，以及其背面中节和远节的皮肤。正中神经损伤可导致：运动障碍表现为不能旋前，屈腕能力减弱，拇指、示指及中指不能屈曲，拇指不能对掌。由于鱼际萎缩，手掌显平坦，称为"猿手"；感觉障碍以拇指、示指和中指的远节最为明显。

尺神经　　在肱动脉内侧下行，至肘关节后方，经肱骨内上髁后方尺神经沟进入前臂，沿尺动脉的内侧下行达腕部。尺神经在前臂发出肌支和皮支。肌支主要支配尺侧腕屈肌和指深屈肌的尺侧半及手肌的大部分，尺神经是手肌和前臂尺侧屈肌的主要运动神经。皮支分布于手背面尺侧半和尺侧两个半手指（正中神经分布区以外的部分）、手掌面尺侧半及尺侧一个半手指的皮肤（图 10 - 31）。尺神经损伤主要表现为：无名指和小指的远节指骨不能屈曲，屈腕能力减弱，拇指不能内收，各指不能互相靠拢。小鱼际和小指的感觉丧失。各掌指关节过伸，第 4、5 指的指间关节变屈，出现"爪形手"。若尺神经与正中神经合并损伤，由于小鱼际、鱼际均萎缩，手掌更显平坦，类似"猿手"。

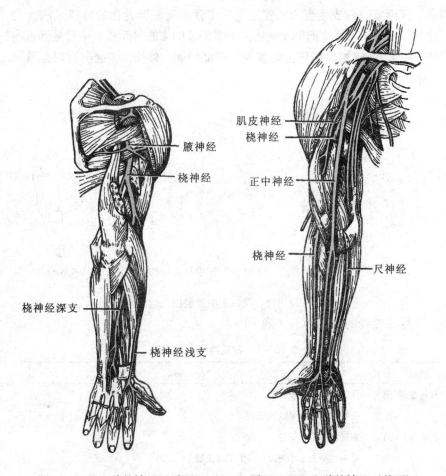

图 10 - 29　上肢的神经（后面）　　　图 10 - 30　上肢的神经（前面）

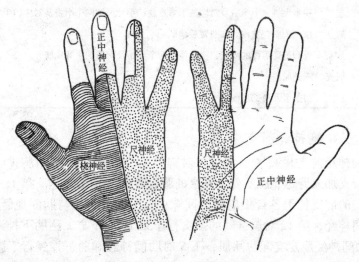

图 10 - 31　手部皮神经分布

桡神经　　自臂丛发出后，在腋窝内位于腋动脉后方，向下经肱三头肌深面、肱骨背面的桡神经沟斜向外下，至肱骨外上髁前方，分为深、浅两支。深支主要为肌支，支配臂背面及前臂背面的伸肌。浅支为皮支，分布于手背桡侧半及桡侧两个半手指的皮肤（示指、中指只到近侧指间关节）。桡神经损伤主要表现为不能伸腕、伸指，举起前臂时呈垂腕（图 10 -32）。

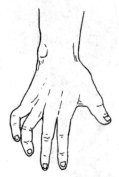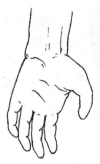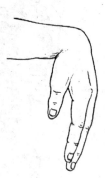

"爪形手"(尺神经损伤)　　"猿手"(正中神经损伤)　　垂腕(桡神经损伤)

图 10 -32　桡、尺、正中神经损伤时的表现

臂丛神经的分布如下（表 10 -1）。

表 10 -1　臂丛神经的分布表

神经	分支	分　布
肌皮神经	肌支	肱二头肌、肱肌
	皮支	前臂前面外侧半的皮肤
正中神经	肌支	前臂前肌群大部分，大鱼际
	皮支	手掌桡侧三个半指及对应的手掌皮肤
尺神经	肌支	前臂前肌群小部分、手肌内侧群和中间群大部分
	皮支	手掌尺侧一个半指及对应的手掌皮肤、手背尺侧两个半指及对应的手背皮肤
桡神经	肌支	肱三头肌、肱桡肌和前臂后群肌
	皮支	臂和前臂后面的皮肤，手指桡侧两个半指及对应的手背皮肤
腋神经	肌支	三角肌
	皮支	肩关节及肩部皮肤

（三）胸神经前支

胸神经前支共 12 对，除第 1 对胸神经的前支、第 12 对胸神经的前支有分支加入臂丛、腰丛外，其余的胸神经前支不构成丛。第 1 ~ 11 对胸神经的前支位于各自相应的肋间隙中，沿肋骨下缘与肋间血管伴行，称肋间神经，第 12 对胸神经的前支行于第 12 肋下方，称肋下神经。上 6 对肋间神经肌支支配肋间肌，下 5 对肋间神经和肋下神经行于腹内斜肌和腹横肌之间，并进入腹直肌鞘，肌支支配腹肌。胸神经的皮支分布有明显的皮肤节段性：第 2 对肋间神经分布到胸骨角平面；第 4 对肋间神经分布到乳头平面；第 6 对肋间神经分布到剑突平面；第 8 对肋间神经分布到肋弓平面；第 10 对肋间神经分布到脐平面；第 12 对肋间神经

分布到脐耻中点平面（图 10－33）。临床上施行椎管麻醉时，均按此测定麻醉区的高低。

胸神经皮支分布规律如下（表 10－2）。

表 10－2　胸神经皮支分布规律

胸神经皮支	分　布
第 2 对胸神经	胸骨角平面
第 4 对胸神经	乳头平面
第 6 对胸神经	剑突平面
第 8 对胸神经	肋弓平面
第 10 对胸神经	脐平面
第 12 对胸神经	脐与耻骨联合上缘连线中点平面

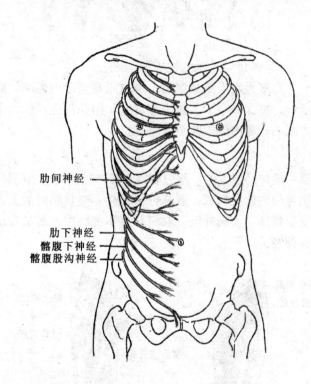

图 10－33　肋间神经在胸腹壁的分布

（四）腰丛

腰丛由第 12 对胸神经前支的一部分、第 1～3 腰神经前支和第 4 腰神经前支的一部分组成，位于腰大肌深面，腰椎横突的前方。腰丛的皮支支配腹壁下部、大腿、小腿及足等处皮肤，肌支支配髂腰肌、腰方肌、股前肌群及股内收肌群等。腰丛的主要分支如下（图 10－34）。

股神经　　这是腰丛中最大的一支，发出后，先在腰大肌与髂肌之间下行，经腹股沟韧带深面至股部，在股前面分数支。股神经的肌支主要支配股前肌群，其作用是屈髋关节，伸膝关节。皮支分布于股前面、小腿内侧和足内侧皮肤。

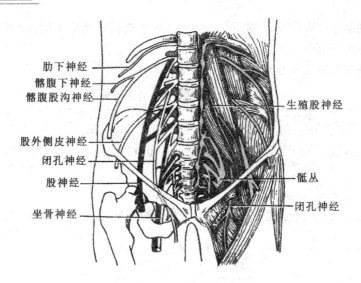

肋下神经
髂腹下神经
髂腹股沟神经
股外侧皮神经
闭孔神经
股神经
坐骨神经

生殖股神经
骶丛
闭孔神经

图 10 - 34　腰、骶丛及主要分支

闭孔神经　　自腰大肌内侧缘穿出，穿过闭孔至股内侧部。肌支分布于大腿内收肌群，皮支分布于大腿内侧皮肤。闭孔神经损伤，主要表现为大腿内收力减弱，股内侧皮肤感觉障碍。

（五）骶丛

骶丛是由第 4 腰神经前支的一部分和第 5 腰神经前支组成的腰骶干、全部骶神经及尾神经的前支构成。骶丛位于骶骨和梨状肌的前面。骶丛发出的短神经支配臀部、大腿外侧、肛门及会阴部肌肉，骶丛发出的长神经主要是坐骨神经。

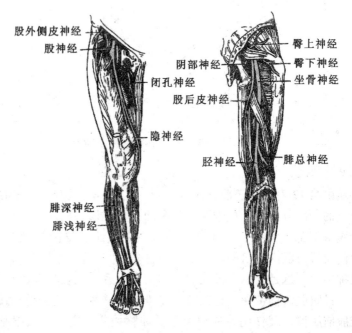

股外侧皮神经
股神经
闭孔神经
股后皮神经
隐神经
阴部神经
臀上神经
臀下神经
坐骨神经
胫神经
腓总神经
腓深神经
腓浅神经

图 10 - 35　下肢的神经（前、后面）

坐骨神经 是全身最粗大的神经，也是骶丛的主要神经（图10－35）。坐骨神经出骨盆，走行于臀大肌深面，经股骨大转子和坐骨结节之间下降至股骨后部，分支至大腿后部肌群。坐骨神经下行至腘窝，分为内侧的胫神经和外侧的腓总神经。

胫神经 胫神经是坐骨神经干的直接延续，支配小腿肌和足底肌，管理小腿和足的感觉。

腓总神经 腓总神经支配小腿前、外侧肌群，管理小腿外侧、足背、趾背的皮肤的感觉。

脊神经的常见损伤

肱骨中段骨折易伤及桡神经，表现为屈肘和垂腕；肱骨内上髁骨折易伤及尺神经，表现为"爪形手"；肱骨外科颈骨折易伤及腋神经，表现为"方肩"；正中神经损伤，主要表现为"猿手"；腓总神经损伤，主要表现为"马蹄内翻足"；胫神经损伤，主要表现为"钩状外翻足"。

二、脑神经

脑神经与脑相连，共12对。按其所含纤维的成分，可分为运动性神经、感觉性神经和混合性神经（表10－3，表10－4，表10－5）。

表10－3 感觉性脑神经

顺序名称	纤维成分	分布	连脑部位	进出颅腔的部位
Ⅰ 嗅神经	内脏感觉	鼻腔黏膜嗅区	端脑	筛孔
Ⅱ 视神经	躯体感觉	眼球视网膜	间脑	视神经管
Ⅷ 前庭窝神经	躯体感觉	壶腹嵴、球囊斑、椭圆囊斑、螺旋器	脑桥	内耳门

表10－4 运动性脑神经

顺序名称	纤维成分	分布	连脑部位	进出颅腔的部位
Ⅲ 动眼神经	躯体运动	上、下、内直肌、下斜肌、上睑提肌	中脑	眶上裂
	内脏运动	瞳孔括约肌、睫状肌		
Ⅳ 滑车神经	躯体运动	上斜肌	中脑	眶上裂
Ⅵ 展神经	躯体运动	外直肌	脑桥	眶上裂
Ⅺ 副神经	躯体运动	胸锁乳突肌、斜方肌、咽喉肌	延髓	颈静脉孔
Ⅻ 舌下神经	躯体运动	舌内、外肌	延髓	舌下神经管

表10－5 混合性脑神经

顺序名称	性质	纤维成分	分布	连脑部位	进出颅腔的部位
Ⅴ 三叉神经	混合性	躯体感觉	头面部皮肤、口鼻黏膜、舌前2/3的黏膜及眶内	脑桥	眼神经（眶上裂）
					上颌神经（圆孔）
		躯体运动	咀嚼肌		下颌神经（卵圆孔）
Ⅶ 面神经	混合性	躯体运动	表情肌、颈阔肌	脑桥	内耳门—茎乳孔

续表

顺序名称	性质	纤维成分	分布	连脑部位	进出颅腔的部位
		内脏运动	下颌下腺、舌下腺、泪腺		
		内脏感觉	舌前2/3的味蕾		
IX舌咽神经	混合性	内脏运动	腮腺	延髓	颈静脉孔
		内脏感觉	舌后1/3的黏膜和味蕾、鼓室、咽等黏膜		
		躯体运动	咽肌		
X迷走神经	混合性	内脏感觉	胸、腹腔脏器的平滑肌、心肌	延髓	颈静脉孔
		内脏运动	腺体、胸腹腔脏器的黏膜		
		躯体运动	咽喉肌		
		躯体感觉	耳廓、外耳道的皮肤		

脑神经分布概况（图10-36）。

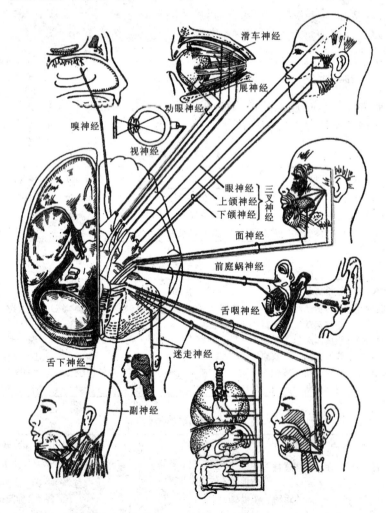

图10-36 脑神经分布示意图

三、内脏神经

内脏神经是指分布于内脏器官、心血管及腺体的神经（图 10 – 37），分内脏运动神经和内脏感觉神经两种。内脏神经系统主要是内脏运动神经，调节内脏、心血管的运动和腺体的分泌，通常不受人的意识控制，是不随意的。

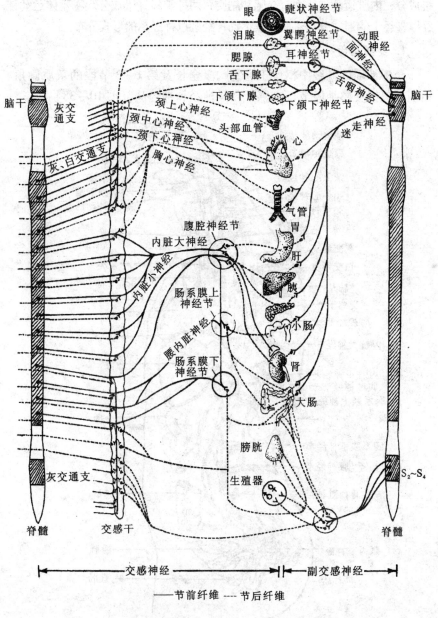

图 10 – 37　内脏运动神经概况

（一）内脏运动神经

内脏运动神经与躯体运动神经的区别：①躯体运动神经支配骨骼

肌，受意识控制；内脏运动神经支配平滑肌、心肌和腺体，在一定程度上不受意识的直接控制。②躯体运动神经自低级中枢发出后直接支配骨骼肌的运动；内脏运动神经自低级中枢发出后，需在周围部的内脏神经节内交换神经元，即需经过两个神经元才能到达所支配的器官，因此把位于脑干和脊髓的低级中枢发出的神经纤维称节前纤维，把位于内脏神经节内的神经元发出的纤维称节后纤维。③躯体运动神经只有一种神经纤维成分；内脏运动神经则有交感和副交感两种神经纤维成分。④躯体运动神经以神经干的形式分布；而内脏运动神经则以神经丛的形式分布。

1. 交感神经

交感神经的低级中枢位于脊髓胸段全长及第 1～3 节段的灰质侧角。周围部包括交感神经节、交感干以及神经和神经丛（图 10 - 38）。

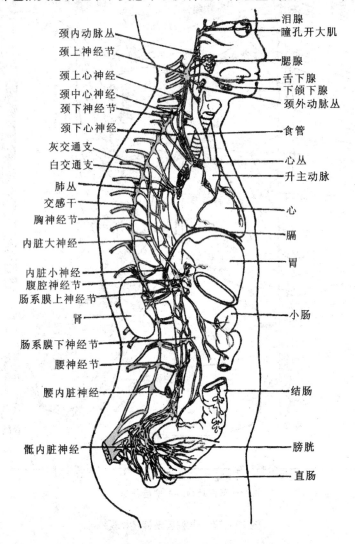

颈内动脉丛　泪腺
颈上神经节　瞳孔开大肌
颈上心神经　腮腺
颈中心神经　舌下腺
颈下神经节　下颌下腺
颈下心神经　颈外动脉丛
灰交通支　食管
白交通支　心丛
肺丛　升主动脉
交感干　心
胸神经节　膈
内脏大神经　胃
内脏小神经
腹腔神经节
肠系膜上神经节　小肠
肾
肠系膜下神经节
腰神经节
腰内脏神经　结肠
骶内脏神经　膀胱
直肠

图 10 - 38　交感干及其分布

交感神经节按位置的不同分为椎前节和椎旁节。椎前节位于脊柱前方，呈不规则的节状团块，包括腹腔神经节、主动脉肾神经节、肠系膜上神经节以及肠系膜下神经节等，它们分别位于同名动脉根部附近；椎旁节位于脊柱的两旁，每侧的椎旁节相互连接，构成串珠状的交感干。

交感神经的节后纤维部分伴随神经分布于躯干、四肢血管的平滑肌、汗腺和竖毛肌，部分攀附动脉分布到瞳孔开大肌、泪腺、唾液腺等处，部分与交感神经的分支交织成内脏神经丛，如心丛、肺丛、盆丛等。

2. 副交感神经

副交感神经低级中枢位于脑干的副交感神经核（Ⅲ、Ⅶ、Ⅸ、Ⅹ）和骶髓第 2~4 节内的骶副交感核。周围部包括副交感神经节和节后神经纤维。

副交感神经节包括：器官旁节和器官内节。器官旁节位于节后神经纤维所支配器官的附近；器官内节位于节后神经纤维所支配的器官内。

交感神经和副交感神经的比较如下（表 10-6）。

表 10-6 交感神经和副交感神经的区别

比较内容	交感神经	副交感神经
低级中枢的位置	脊髓胸 1~腰 3 节段灰质侧角	脑干副交感核与骶副交感核
神经节	椎旁节和椎前节	器官旁节和器官内节
节前、后纤维	节前纤维短、节后纤维长	节前纤维长、节后纤维短
分布范围	分布范围广泛，分布于全身血管及胸、腹、盆腔脏器的平滑肌、心肌、腺体及竖毛肌和瞳孔开大肌、肾上腺髓质	分布于胸、腹、盆腔脏器的平滑肌、心肌、腺体及瞳孔括约肌

（二）内脏感觉神经

内脏感觉神经是指将内脏所受到的刺激传入中枢的神经纤维。

内脏感觉神经虽然在形态、结构上与躯体感觉神经相似，但内脏感觉和躯体感觉相比有如下特点。

（1）一般活动不引起感觉，但强烈的内脏活动引起感觉，如内脏的痉挛性收缩可引起剧痛。

（2）对牵拉、膨胀和冷热等刺激敏感，对切割等刺激不敏感。故临床手术中切割内脏时，患者无明显感觉，但当受到牵拉时，患者则有较难忍受的感觉。

（3）内脏感觉神经的传入途径比较分散，即一个脏器的感觉纤维经过多个节段的脊神经进入中枢，而一条脊神经又包含来自多个脏器的感觉纤维，因此，内脏痛往往是弥散的，而且定位也不十分准确。当某些内脏器官发生病变时，常在体表一定区域产生感觉过敏或疼痛，这种现象称为牵涉性痛。牵涉性痛有时发生在患病内脏邻近的皮肤区，有时发生在距患病内脏较远的皮肤区。例如，心绞痛时，常在胸前区及左臂内侧皮肤感到疼痛；肝胆疾患时，常在右肩部感到疼痛等。临床上借助牵涉性痛可有助于内脏疾病的定位诊断。

第四节　脑和脊髓的传导路

 核心知识

1. 想一想，各种感觉是怎样传入大脑的？
2. 你能否解释一侧内囊受损，临床症状为什么常表现在对侧？
3. 比较视觉传导路的不同部位受损，其临床表现有何不同？

传导路是指感受器或效应器与脑之间传递神经冲动的通路。这一通路由若干神经元组成，它们之间借突触相互联系。由感受器经传入神经、各级中枢至大脑皮质的神经通路称感觉传导路，又称上行传导路；由大脑皮质经皮质下各级中枢、传出神经至效应器的神经通路称为运动传导路，又称下行传导路。

一、感觉传导路

（一）躯干和四肢的本体感觉（深感觉）和皮肤的精细触觉传导路

此条传导路传导躯干、四肢本体感觉（肌、腱、关节的位置觉、运动觉和振动觉）和皮肤的精细触觉（即辨别两点距离，物体的形状、大小和纹理粗细等）冲动，由三级神经元组成（图10-39）。

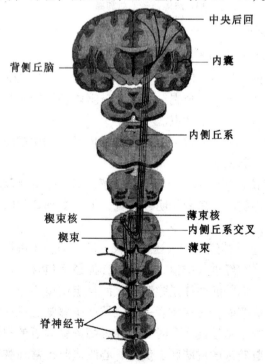

图10-39　躯干和四肢的本体感觉和皮肤的精细触觉传导通路

第一级神经元胞体位于脊神经节内，其周围突分布于躯干、四肢的肌、腱、关节等处的本体感受器和皮肤的精细触觉感受器，中枢突经后根人脊髓后形成上行的薄束和楔束，并上升至延髓，分别止于同侧的薄束核和楔束核。

第二级神经元胞体位于薄束核和楔束核，它们发出的轴突，前行至中央管腹侧，在中线上与对侧纤维左右交叉，交叉处称内侧丘系交叉，交叉后的纤维在中线两侧上行，称内侧丘系。内侧丘系上行，经脑桥、中脑止于背侧丘脑腹后核。

第三级神经元胞体位于背侧丘脑腹后核，它们的轴突构成丘脑皮质束，经内囊后肢投射到中央后回的上 2/3 和中央旁小叶的后部。

此通路如受损，患者在闭眼时不能确定相应各关节的位置和运动方向，以及皮肤对两点间的距离的辨别点。

（二）躯干和四肢的痛、温、粗触觉（浅感觉）传导路

该传导路是传导躯干和四肢皮肤的痛觉、温度觉、粗触觉及压觉冲动，由三级神经元组成（图 10 - 40）。

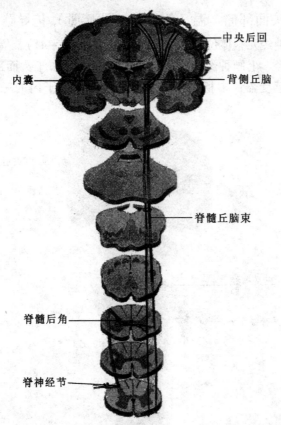

图 10 - 40 躯干和四肢的痛、温、粗触觉传导通路

第一级神经元胞体位于脊神经节内，其周围突分布于躯干、四肢皮肤的有关感受器；中枢突经后根人脊髓，在脊髓内上升 1 ~ 2 个节段，

再进入同侧灰质后角，终止于后角。

第二级神经元胞体主要位于同侧脊髓后角的部分神经元，轴突经中央管前方交叉到对侧的外侧索和前索上行，构成脊髓丘脑束，继续上行经脑桥、中脑终止于背侧丘脑腹后核。

第三级神经元胞体位于背侧丘脑腹后核，它们的轴突形成丘脑皮质束，经内囊后肢投射到中央后回的上 2/3 和中央旁小叶后部。

如损伤脊髓丘脑束或脊髓丘脑束以上部分，则出现伤面以下对侧痛、温的感觉消失。躯干和四肢深、浅感觉传导路比较如下（表10－7）。

表10－7　躯干和四肢深、浅感觉传导路比较

传导路	深感觉传导路	浅感觉传导路
第1级神经元位置	脊神经节	脊神经节
第2级神经元位置	薄束核、楔束核	脊髓后角
第3级神经元位置	背侧丘脑	背侧丘脑
纤维交叉位置	脑干	脊髓

（三）头面部痛、温、粗触觉（浅感觉）传导路

第一级神经元胞体位于三叉神经节内（图10－41），周围突经三叉神经的眼神经、上颌神经和下颌神经的分支，分布于头面部皮肤和口、鼻腔黏膜的感受器；中枢突经三叉神经根进入脑干内的三叉神经感觉核群。

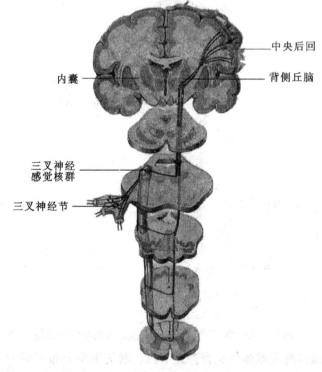

图10－41　头面部的痛、温、粗触觉传导通路

第二级神经元胞体位于三叉神经感觉核群内，其轴突组成纤维交叉至对侧上行至背侧丘脑腹后核。

第三级神经元位于背侧丘脑腹后核内，由此核发出丘脑皮质束，经内囊后肢，投射到中央后回下部。

当此通路受损时，如果受损在交叉以上，则对侧头面部浅感觉障碍；若受损在交叉以下，则同侧头面部浅感觉障碍。

（四）视觉传导路

视觉传导路由三级神经元组成（图10 - 42）。

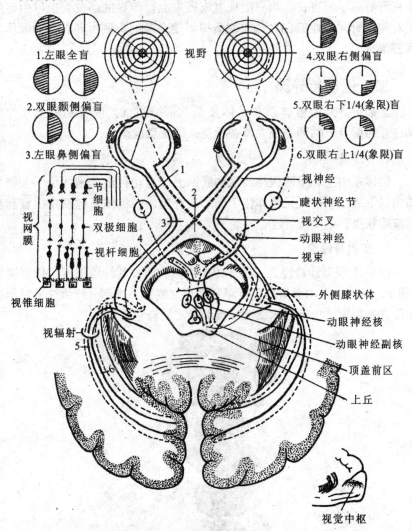

图10 - 42 视觉传导通路

第一级神经元胞体位于眼球视网膜的双极细胞，它接受视锥细胞和视杆细胞的冲动。

第二级神经元胞体位于视网膜的节细胞，节细胞的轴突在视神经盘处集合成视神经，经视神经管入颅形成视交叉、并向后延续为视束。在视交叉中只有来自视网膜鼻侧半的纤维交叉，而来自颞侧半的纤维不交叉。因此，每侧视束是由同侧颞侧半视网膜的纤维和对侧鼻侧半视网膜的纤维组成。

第三级神经元胞体位于外侧膝状体，外侧膝状体内的神经细胞发出的轴突组成视辐射，经内囊后肢投射到枕叶距状沟上、下皮质的视觉中枢，产生视觉。

当视觉传导通路不同部位受损，可引起不同的视野缺损：①一侧视神经受损可引起该侧眼视野全盲；②视交叉处的交叉纤维受损可引起双眼视野颞侧半偏盲；③当一侧视束或视束上行传导的部位受损可引起双眼对侧视野同向性偏盲（如左侧受损可使左眼的鼻侧半和右眼的颞侧半视野偏盲）。

二、运动传导路

运动传导路由锥体系和锥体外系两部分组成，两者功能上互相协调，互相配合，共同完成人体各项复杂的随意运动。

（一）锥体系

锥体系由上、下两级神经元构成，上级运动神经元胞体位于大脑皮质内，下级运动神经元胞体位于脑干或脊髓内。锥体系包括皮质脊髓束和皮质核束。

1. 皮质脊髓束

（1）上级运动神经元　胞体位于中央前回，其纤维组成皮质脊髓束（图10-43），经内囊后肢下行至延髓形成锥体，大部分纤维交叉后形成皮质脊髓侧束，少部分未交叉纤维形成皮质脊髓前束。

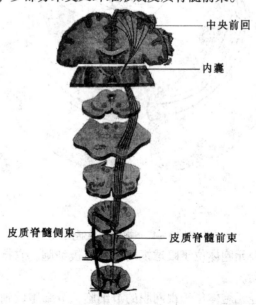

图10-43　皮质脊髓束

（2）下级运动神经元 是位于脊髓的前角运动神经元，其纤维参与组成脊神经，支配骨骼肌。上、下运动神经元损伤后的表现比较如下（表10－8）。

表10－8 上、下运动神经元损伤后的表现比较

项 目	上级运动神经元	下级运动神经元
瘫痪特点	痉挛性（硬瘫）	弛缓性（软瘫）
病理反射	出现（阳性）	不出现（阴性）
早期肌萎缩	不明显	明显
肌张力	增高	降低

2. 皮质核束

（1）上级运动神经元 胞体位于中央前回，其纤维组成皮质核束（图10－44）下行至脑干。

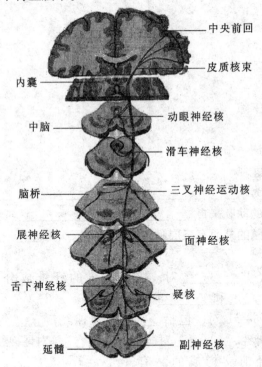

图10－44 皮质核束

（2）下级运动神经元 胞体位于脑干的躯体运动性脑神经核，其纤维组成脑神经。

（二）锥体外系

锥体外系主要是指锥体系以外的、控制骨骼肌运动的下行纤维束。主要功能是协调肌群运动，维持肌张力，协助锥体系完成精细的随意运动。

小结

　　神经系统包括中枢神经系统和周围神经系统，中枢神经系统包括脑和脊髓，周围神经系统包括脑神经、脊神经和内脏神经。脊神经共31对，都为混合性神经；脑神经共12对；内脏神经分为内脏感觉神经和内脏运动神经，内脏运动神经分为交感神经和副交感两种。

　　脑分为端脑、间脑、脑干和小脑4个部分，脑干自前上向后下包括中脑、脑桥和延髓。

　　脑和脊髓的外面有三层膜，由外向内依次为硬膜、蛛网膜和软膜。

　　脑脊液由各脑室脉络丛产生，其循环途径：左、右侧脑室→室间孔→第三脑室→中脑水管→第四脑室→正中孔和左、右外侧孔→蛛网膜下隙→蛛网膜粒→上矢状窦→颈内静脉

 练习题

一、名词解释

1. 内囊

2. 硬膜外隙

3. 脉络丛

4. 蛛网膜下隙

5. 神经核

6. 牵涉性痛

二、填空题

1. 脑可分为_____、_____、_____和_____。

2. 营养脑的动脉来自_____和_____。

3. 脑和脊髓的外面有三层膜，由外向内依次为_____、_____和_____。

4. 脑神经共_____对，按其所含的纤维成分可将其分为_____、_____和_____三类。

5. 脊神经共31对，包括_____颈神经，_____对胸神经，_____对腰神经，_____对骶神经和_____对尾神经。

6. 脊神经前支构成的丛有_____、_____、_____和_____四组。

7. 锥体束包括_____和_____。

8. 三叉神经分支为_____、_____和_____。

9. 出入颈静脉孔的脑神经有_____、_____和_____。

10. 躯干、四肢本体觉传导通路中，第一级神经元胞体位于_____；第二级神经元胞体位于_____；第三级神经元胞体位于_____。

三、单项选择题

1. 连于脑干背面的神经是（　　　）。

　　A. 动眼神经　　　　　B. 滑车神经

　　C. 舌下神经　　　　　D. 视神经　　　　　　E. 三叉神经

2. 大脑皮质的躯体运动区位于（　　　）。

　　A. 中央前回和中央旁小叶的前部

　　B. 距状沟的两侧

　　C. 中央后回和中央旁小叶的后部

　　D. 颞横回

　　E. 额上回

3. 硬膜外麻醉是将药物注入（　　　）。

　　A. 中央管内　　　　　B. 硬膜外隙

　　C. 蛛网膜下隙　　　　D. 硬脑膜窦　　　　　E. 脑室

4. 属于混合性脑神经的是（　　　）。

　　A. 滑车神经　　　　　B. 副神经

　　C. 舌咽神经　　　　　D. 动眼神经　　　　　E. 视神经

5. 肱骨中段骨折最易损伤的神经是（　　　）。

　　A. 腋神经　　　　　　B. 尺神经

　　C. 正中神经　　　　　D. 桡神经　　　　　　E. 肌皮神经

6. "生命中枢"位于（　　　）。

　　A. 中脑　　　　　　　B. 间脑

　　C. 延髓　　　　　　　D. 脑桥　　　　　　　E. 端脑

7. 右侧内囊受损可出现（　　　）。

　　A. 全身瘫痪　　　　　B. 左半身瘫痪

　　C. 右半身瘫痪　　　　D. 左眼全盲

　　E. 头面部全部肌肉瘫痪

8. 对脊髓节段的叙述，错误的是（　　　）。

　　A. 共有 31 节　　　　B. 7 个颈节

　　C. 12 个胸节　　　　D. 5 个腰节　　　　　E. 5 个骶节

9. 脊髓内传导躯干、四肢深感觉的纤维是（　　　）。

　　A. 皮质脊髓侧束　　　B. 内侧丘系

　　C. 脊髓丘脑束　　　　D. 薄束和楔束

　　E. 皮质脊髓前束

10. 支配面部表情肌的神经是（　　　）。

　　A. 下颌神经　　　　　　　B. 面神经

　　C. 舌咽神经　　　　　　　D. 上颌神经

　　E. 迷走神经

四、问答题

1. 简述脑脊液的产生及其循环途径。

2. 说出十二对脑神经的名称。

3. 用解剖学知识，分析一侧内囊损伤的临床表现。

4. 简述腰椎穿刺的常选部位和临床意义。

5. 内脏运动神经和躯体运动神经的主要区别是什么？

6. 试分析视觉传导通路不同部位受损，临床表现有何不同？

参考答案（选择题）

1. B 2. A 3. B 4. C 5. D

6. C 7. B 8. B 9. D 10. B

（兰州市卫校 许晓光 刘宏家 莫建杰）

第十一章　内分泌系统

你是否记得，在上皮组织所讲授的腺上皮、腺、内分泌腺和激素的概念？这些知识为今天学习内分泌系统奠定了必要的基础。内分泌系统由内分泌腺、内分泌组织和内分泌细胞组成。它是体内重要的调控系统，在与神经系统的密切配合下，共同调节机体的各种生理活动，特别是对新陈代谢、生长发育和生殖功能的调节。通过本章学习，掌握内分泌系统的组成，甲状腺和肾上腺的形态、位置及微细结构，垂体的位置、分部和微细结构；熟悉甲状旁腺的微细结构；了解甲状旁腺的形态、位置。

第一节　概述

 核心知识

1. 你知道内分泌系统的组成吗？
2. 想一想，内分泌器官主要包括哪些？
3. 你能否说出内分泌腺的结构特点？

内分泌系统由内分泌腺、内分泌组织和内分泌细胞组成。内分泌腺是结构上独立存在，肉眼可见的内分泌器官，主要有垂体、甲状腺、甲状旁腺和肾上腺等；内分泌组织是指某些器官内的内分泌细胞集中分布的区域，如胰腺内的胰岛、卵巢内的卵泡和黄体、睾丸内的间质细胞等；内分泌细胞则广泛、散在分布于身体各处，如心、肺、肾、皮肤、下丘脑和胃肠道等器官组织内（图11-1）。

内分泌腺的细胞多排列成索状、团状或围成滤泡，周围有丰富的毛细血管和淋巴管。内分泌细胞分泌的生物活性物质称为激素。激素直接透入血液或淋巴，通过血液循环到达靶细胞、靶组织、靶器官等发挥其作用。因此，内分泌系统对机体的调节是通过激素作用来实现的。一般一种激素只能作用于对应的特定结构，激素作用的细胞、组织和器官称为靶细胞、靶组织和靶器官。

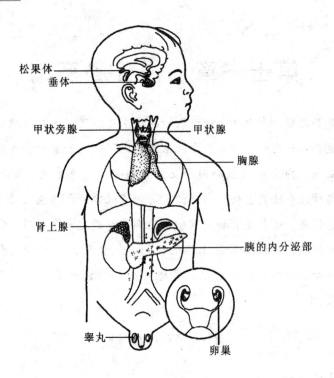

图 11 - 1　人体的内分泌腺

第二节　内分泌腺

 核心知识

1. 你能否说出甲状腺和肾上腺的形态、位置?
2. 试一试，能否说出甲状腺滤泡的结构特点及功能?
3. 比较肾上腺皮质各部在形态与功能上有何不同?
4. 你知道垂体的位置、分部和分泌的激素吗?

一、甲状腺

(一) 甲状腺的形态和位置

甲状腺重约 20 ~ 30g，是人体最大的内分泌腺。甲状腺略呈 "H" 形，分左、右两个侧叶，中间以峡部相连。两个侧叶贴附在喉下部和气管上部的两侧面，上达甲状软骨板的中部，下抵第 6 气管软骨环。峡部多位于第 2 ~ 4 气管软骨的前方 (图 11 - 2)。因此行气管切开术时，应避免其损伤。峡部的上缘常有向上伸出的锥状叶，可达舌骨。

甲状腺两侧叶借结缔组织与喉软骨（环状软骨）相连，故吞咽时甲状腺可随喉上、下移动。

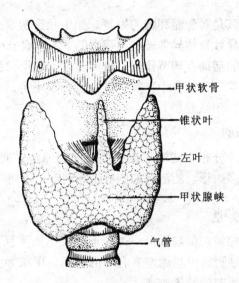

图 11 - 2　甲状腺（前面观）

（二）甲状腺的微细结构

甲状腺的外面包有一薄层致密的结缔组织被膜，被膜中的结缔组织伸入甲状腺实质内，将其分成许多小叶，每个小叶内含许多甲状腺滤泡和滤泡旁细胞。

1. 甲状腺滤泡

由单层腺上皮构成的圆形或卵圆形的囊（图 11 - 3）。囊壁（滤泡壁）由单层立方上皮细胞构成。滤泡腔内充满胶状的甲状腺球蛋白和甲状腺激素。滤泡上皮细胞的形态和胶质的量，随甲状腺功能状态的不同而发生变化。甲状腺机能过度活跃时，滤泡上皮细胞呈柱形，滤泡腔内的胶质减少；甲状腺机能低下时，滤泡上皮细胞呈扁平状，滤泡腔内的胶质增多。

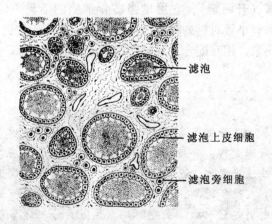

图 11 - 3　甲状腺的微细结构

滤泡上皮细胞分泌甲状腺激素，可调节机体的基础代谢和促进机体的生长发育。尤其是对骨骼和脑的发育。如甲状腺激素分泌不足时，会影响小儿发育，导致身体异常矮小，智力低下，形成呆小症。

碘对甲状腺的活动有调节作用。缺碘时可引起甲状腺组织增生而导致腺体增大。如果日常饮食中，碘的供给量长期不足，可引起单纯性甲状腺肿大（地方性甲状腺肿）。

2. 滤泡旁细胞

常单个或成群分布于滤泡上皮细胞之间和滤泡之间的结缔组织内，细胞呈卵圆形或多边形。滤泡旁细胞分泌降钙素，可使血钙降低。

二、甲状旁腺

甲状旁腺为棕黄色的扁圆形小体，形状大小如黄豆，上、下各一对（图 11-4），均贴附在甲状腺左、右叶的后面。甲状旁腺偶有埋入甲状腺实质内，使手术时寻找困难。

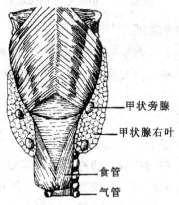

图 11-4 甲状腺和甲状旁腺

甲状旁腺有主细胞和嗜酸细胞两种。主细胞占大多数，可合成和分泌甲状旁腺素（升钙素），它可增强破骨细胞的活动，促使骨质溶解，并能促进肠和肾小管对钙的吸收，从而使血钙升高。升钙素和滤泡旁细胞分泌的降钙素，相互配合，共同作用使血钙维持平衡。

降钙素和生长激素

甲状旁腺分泌不足或手术时甲状旁腺被切除过多，会产生钙的代谢失常，导致手足抽搐症，甚至死亡。功能亢进时引起骨质过度吸收，而易发生骨折。生长激素可促进机体的生长发育。幼年时期，生长激素分泌不足可导致侏儒症，分泌过多则引起巨人症。成年时期，该激素分泌过多则可导致肢端肥大症。

三、肾上腺

（一）肾上腺的形态和位置

肾上腺为实质性器官，左、右各一，分别位于左、右肾的上方。右侧为三角形，左侧近似半月形。两腺体共重 12～17g。肾上腺表面覆有薄层的结缔组织膜，与同侧肾共同包于肾筋膜内。

（二）肾上腺的微细结构

肾上腺的实质可分为位于周围的浅黄色皮质和中央的棕色髓质（图11－5）。

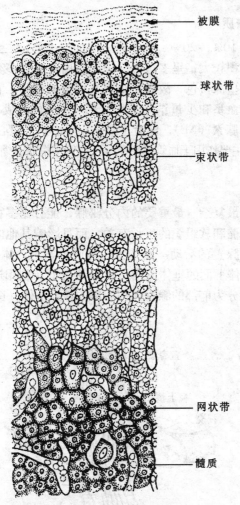

图 11－5　肾上腺的微细结构

1. 肾上腺皮质

占肾上腺的大部分（80%～90%），根据腺细胞的排列、形态及着色等不同特点，由外向内依次分为球状带、束状带和网状带三部分。

（1）球状带　位于皮质的浅层，较薄，占皮质的15%，腺细胞呈低柱或立方形，细胞质较少，内含嗜碱性颗粒，细胞核染色较深。腺细胞排列呈球状团块，细胞团之间有血窦和结缔组织。球状带细胞分泌盐皮质激素（主要为醛固酮），对调节体内的钠、钾及水的平衡具有重要作用。

（2）束状带　位于球状带的深面，此层最厚，占皮质的78%。细胞体积较大，呈多边形。腺细胞排列成与被膜相垂直的索状。索与索平行排列，细胞索之间有丰富的血窦。束状带细胞分泌糖皮质激素（如氢化可的松等），具有调节糖、脂肪和蛋白质三大营养物质代谢的作用。

（3）网状带　占皮质的7%，位于皮质的最深层。细胞呈多边形，排列成索状并相互连接成网，网眼内有血窦。网状带细胞分泌雄激素和少量的雌激素。

2. 肾上腺髓质

占肾上腺的10% ~20%，位于肾上腺的中央部，主要由髓质细胞构成。髓质细胞体积较大，呈多边形，细胞质内含有许多分泌颗粒，用铬盐处理后，颗粒呈深黄色，故髓质细胞又称嗜铬细胞。它们聚集排列成团或索，其间有血窦和少量结缔组织。髓质细胞能合成和分泌肾上腺素（E）和去甲肾上腺素（NE）。前者主要作用于心肌，使心肌收缩力加强，心率加快；后者主要作用于血管平滑肌，使血管平滑肌收缩，血压升高。

四、垂体

垂体是体内最复杂、最重要的内分泌腺，能分泌多种激素。这些激素不仅与身体骨骼和软组织的生长有关，而且影响其他内分泌腺（甲状腺、肾上腺、性腺）的活动。垂体为一椭圆形器官，体积小，重0.5 ~1.0g，位于蝶骨体上面的垂体窝内，借漏斗与下丘脑相连，前上方与视交叉相邻。垂体分为前部的腺垂体和后部的神经垂体（图11 –6）。

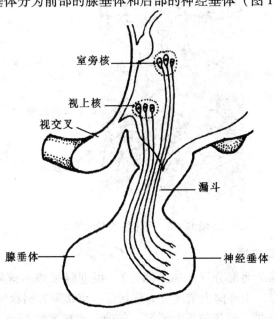

室旁核

视上核

视交叉

漏斗

腺垂体

神经垂体

图11 –6　垂体的正中矢状切面

（一）腺垂体

腺垂体约占垂体总重量的70%，主要由腺细胞构成。腺细胞排列呈团或索状，团索之间富有血窦。根据 HE 染色特征，腺细胞分为嗜酸性细胞、嗜碱性细胞和嫌色细胞三种（图11-7）。

1. 嗜酸性细胞

细胞体积较大，形态不规则。细胞质内含有许多粗大的酸性颗粒，细胞核为圆形或椭圆形，位于细胞的一侧。嗜酸性粒细胞能分泌生长激素（GH）和催乳激素（PRL）。生长激素可促进骨的生长。催乳激素可促进乳腺的发育，在妊娠晚期和哺乳期可促进乳汁的分泌。

2. 嗜碱性细胞

数量最少，细胞体积大小不等，细胞质内含有嗜碱性颗粒，细胞核染色较深。这类细胞分泌三种激素。

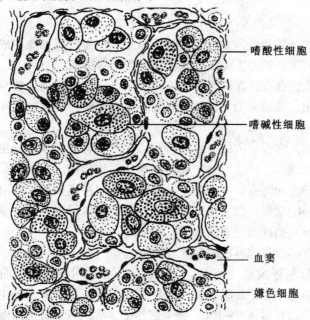

图11-7　腺垂体的微细结构

（1）促甲状腺激素（TSH）　能促进甲状腺分泌甲状腺素。

（2）促性腺激素　包括卵泡刺激素（FSH）和黄体生成素（LH）两种。卵泡刺激素在女性可促进卵泡的生长发育，在男性可促进精子的形成；黄体生成素在女性可促进黄体的形成和分泌，在男性则促进睾丸间质细胞分泌雄激素，故又称为睾丸间质细胞刺激素。

（3）促肾上腺皮质激素（ACTH）　可促进肾上腺皮质分泌糖皮质激素。

3. 嫌色细胞

三种细胞中最多的一种。细胞间界限不明显，细胞质中不含染色颗粒，细胞核染色较浅。一般认为嫌色细胞无分泌激素的功能。

垂体的分部、分类及产生的激素简表如下（表11-1）。

表11-1　垂体的分部、分类及产生的激素

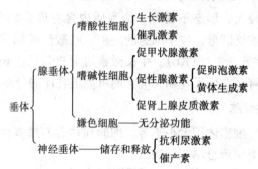

（二）神经垂体

位于腺垂体的后方，由无髓神经纤维和神经胶质细胞构成，其间含有丰富的血窦。神经垂体不含腺细胞，无分泌功能。

下丘脑前部有许多较大的分泌神经元，它们构成视上核与室旁核两个神经核团，其轴突为无髓神经纤维。无髓神经纤维经过漏斗进入神经垂体。

视上核及室旁核内的分泌神经元，能产生含有激素的分泌颗粒，分泌颗粒沿无髓神经纤维借轴浆运输到神经垂体储存。当机体需要时，下丘脑分泌神经元兴奋，神经冲动沿轴突传导至神经末梢，以出胞方式使分泌颗粒内的激素释放入血窦。因此，神经垂体无内分泌功能，只是储存和释放下丘脑神经激素的部位。

神经垂体储存和释放的激素有两种。

（1）抗利尿激素（ADH）　又称加压素，可促进肾远曲小管和集合管上皮细胞对水的重吸收，使尿量减少。若抗利尿激素分泌不足，则尿量大增，每日可达 $5 \sim 10L$，称为尿崩症。大剂量的抗利尿激素，有促进血管平滑肌收缩，升高血压的作用。

（2）催产素（OXT）　可引起子宫平滑肌的强力收缩，加速胎儿娩出，也可以促进乳腺的分泌。

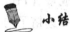 小结

内分泌系统由内分泌腺、内分泌组织和内分泌细胞组成。内分泌腺是结构上独立存在，肉眼可见的内分泌器官；内分泌组织是指某些器官内的内分泌细胞集中分布的区域；内分泌细胞则广泛、散在分布于身体各处。

内分泌细胞分泌的生物活性物质，称为激素。激素直接透入血液或淋巴，通过血液循环到达靶细胞、靶组织、靶器官发挥其作用。

内分泌系统与神经系统密切相关、互相配合，共同调节机体的各种功能活动以维持内环境的相对稳定。

练习题

一、名词解释

1. 内分泌腺
2. 甲状腺滤泡

二、填空

1. _____细胞分泌甲状腺激素，_____细胞分泌降钙素，_____细胞分泌升钙素。

2. 根据 HE 染色特征，构成腺垂体的腺细胞分为_____细胞、_____细胞和_____细胞三种。

3. 肾上腺皮质由外向内依次分为_____带、_____带和_____带三部分。

三、选择题

1. 腺垂体嗜酸性细胞分泌（　　）。
   A. 促肾上腺皮质激素　　B. 促甲状腺激素
   C. 促性腺激素　　　　　D. 生长激素　　　　E. 黄体生长素

2. 关于甲状旁腺描述错误的是（　　）。
   A. 腺细胞分为主细胞和嗜酸性细胞
   B. 嗜酸性细胞体积大，胞质嗜酸性
   C. 主细胞分泌的激素属肽类激素
   D. 分泌的激素参与血钙浓度调节
   E. 嗜酸性细胞随年龄增长而减少

3. 产生肾上腺素的细胞是（　　）。
   A. 嗜酸性细胞　　　　　B. 嗜铬细胞
   C. 主细胞　　　　　　　D. 交感神经节细胞　　E. 嫌色细胞

四、简答题

1. 试述肾上腺皮质的结构和功能。
2. 试述垂体的位置和分部。

参考答案（选择题）

1. D　　2. E　　3. B

（首都铁路卫生学校　柳海滨）

第十二章　胚胎学概要

让我们共同回忆绪论一章所讲授的胚胎学概念：胚胎学又称发生学，是研究个体发生、发育及生长变化规律的科学。叙述怎样从一个受精卵发育成胚胎，也可广义地理解为研究精子、卵子的发生、成熟和受精以及受精卵发育为成体过程的学科。本章主要介绍人体胚胎的早期发育、胎膜和胎盘、胎儿血液循环的特点及出生后心血管系统的变化等。通过本章学习，掌握受精、植入的概念，胎盘的结构及功能，胎儿血液循环的特点；熟悉胎儿出生后心血液系统的变化；了解精子与卵子的发育、成熟，卵裂的概念，胚泡的形成，胎膜、蜕膜的概念与蜕膜的分部。

第一节　人体的发生

核心知识

1. 你能说出受精的概念和受精的部位吗？
2. 试一试，能否说出受精的条件和受精的意义？

一、精子的成熟

精子由睾丸精曲小管中的精原细胞生长分裂为初级精母细胞，每个初级精母细胞再经过两次成熟分裂，形成4个精子，它们都只含有23条染色体，其中2个精子的染色体是22＋X，另2个精子的染色体是22＋Y（图12-1）。这22条为常染色体，X和Y为性染色体。精子发生于睾丸，储存于附睾内继续发育，只具有运动能力，而没有受精能力。精子进入女性生殖管道后，经子宫和输卵管分泌物的作用，才获得受精能力，受精能力仅可维持24小时左右。

二、卵子的成熟

卵子发生于卵巢，通常成熟于输卵管，从卵原细胞生长增大，成为初级卵母细胞，再经过两次成熟分裂，形成卵子。因胞质分配不均，结果只形成一个大而圆的卵细胞和3个小而圆的极体，各含23条染色体，即22＋X（图12-1）。第一次成熟分裂是在卵巢内进行，第二次成熟分裂是在输卵管壶腹部受精时才完成，若卵子未受精，第二次成熟分裂就不能完成，会于排卵后12~24小时后退化，随月经排出体外。精子与卵子的发生比较（表12-1）。

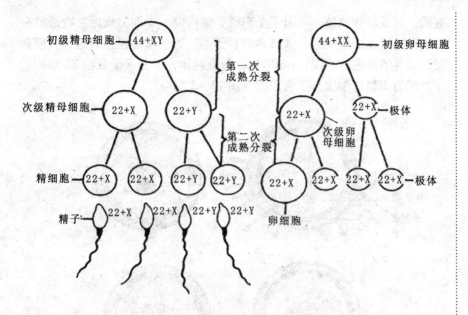

图 12 – 1　生殖细胞发生示意图

表 12 – 1　精子与卵子的发生比较

生殖细胞	发生部位	成熟部位	成熟分裂	染色体	发育比例	存活时间
精细胞	精曲小管	女性生殖管道	2 次	22 + X	1:4	1 ~ 3 天
				22 + Y		受精能力 24 小时
卵细胞	卵巢	输卵管	2 次	22 + XX	1:1	12 ~ 24 小时

三、受精

精子与卵子结合形成受精卵的过程，称受精。受精部位一般在输卵管壶腹部。

（一）受精的条件

（1）有足够数量和正常发育的精子与卵子，如果精液内精子数量低于 500 万个/mL 或所含有的异常精子数超过 20% 时，可造成男性不育。

（2）男、女性生殖管道必须畅通，如粘连、狭窄，均会影响受精或造成输卵管妊娠。

（3）精子与卵子必须在限定时间内相遇，受精一般发生在排卵后的 24 小时之内。

以上是受精的必备条件。目前许多人工避孕方法，就是抑制排卵，阻止受精，改变子宫内环境，从而达到避孕目的。对于不孕症，可以进行人工授精。

（二）受精的过程

已获得受精能力的精子，穿过放射冠和透明带与卵接触，两者的细胞膜迅速融合，于是精子的细胞质与核进入卵内。同时，精子的核膨大变圆，形成雄性原核。卵由于受到精子的激发，立即完成第二次成熟分裂，形成成熟的卵细胞，其核称雌性原核。2 个原核相互靠近，核膜消失，二者的染色体相混，各提供 23 条染色体，于是又恢复由 23 对染色体组成的 2 倍体细胞，受精完成（图 12 - 2）。

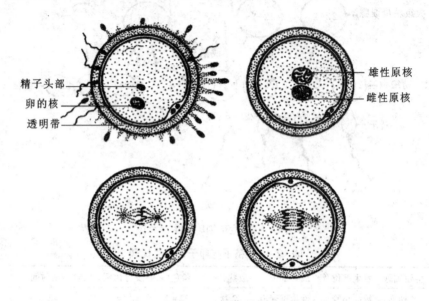

图 12 - 2　受精过程

（三）受精的意义

（1）受精是新生命的起点，标志着个体发育的开始。

（2）受精卵的染色体恢复 23 对，具有双亲的遗传基因，即使新个体具有亲代的遗传性，又有不同于亲代的特异性。

（3）受精决定性别，带有 Y 染色体的精子与卵子结合，形成受精卵的核型为 44 + XY，胚胎的性别就是男性；带 X 染色体的精子与卵子结合，形成受精卵的核型为 44 + XX，胚胎的性别就是女性。

试管婴儿

　　人们常望文生义的误解，试管婴儿就是试管里长大的孩子，不需要母亲承受十月怀胎之苦。其实不然，试管婴儿的医学术语是体外受精—胚胎移植技术，其过程是女方先用药物促排卵，再从卵巢内取出卵子，男方取出精子，在实验室将精子、卵子结合培养成胚胎，然后再将胚胎转移到子宫腔内，使之着床、妊娠。

第二节　胚胎的早期发育

核心知识

1. 你能准确解释卵裂、卵裂球和桑葚胚的概念吗?
2. 想一想，蜕膜可分为几部分?
3. 你能说出什么是植入和植入的常见部位吗?

受精后前 8 周的胚胎发育，称为胚胎的早期发育，主要包括卵裂、桑葚胚、胚泡形成和植入等发育过程。

一、卵裂

受精卵早期的细胞分裂称卵裂。卵裂形成的细胞称卵裂球。在受精后的第 3 天受精卵已分裂形成 12～16 个细胞的实心球，形似桑葚，称为桑葚胚（图 12－3）。受精卵在进行卵裂的同时，由输卵管逐渐向子宫腔移动，到桑葚胚时，已进入子宫腔。早期卵裂球仍然具有全能发育的潜能，如果将两细胞卵裂球或桑葚胚分为两半，每一半都可以发育成为一个全胚（单卵双胎）。

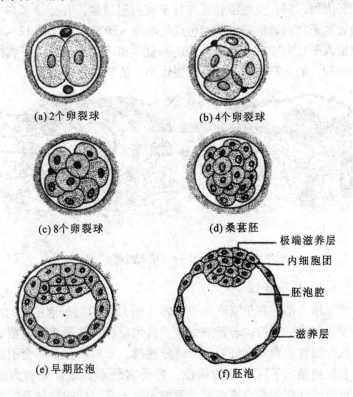

(a) 2个卵裂球　　(b) 4个卵裂球

(c) 8个卵裂球　　(d) 桑葚胚

极端滋养层
内细胞团
胚泡腔
滋养层

(e) 早期胚泡　　(f) 胚泡

图 12－3　卵裂、桑葚胚、胚泡的形成

二、胚泡的形成

桑葚胚进入子宫腔后，继续进行细胞分裂，形成囊泡状，称囊泡或胚泡。胚泡内的腔，称胚泡腔，胚泡壁为一层扁平细胞，称滋养层。腔内的一侧有一细胞团，称内细胞群。覆盖在内细胞群外面的滋养层，称极端滋养层。滋养层将来发育成胎盘和绒毛，内细胞群将来发育成胚胎。随着胚泡的形成和增大，透明带逐渐消失。胚泡逐渐与子宫内膜接触，植入开始。

三、植入

胚泡逐渐埋入子宫内膜的过程称植入，又称着床。胚泡着床是妊娠的第一步，也是妊娠成功的关键。任何受精卵必须在子宫内膜植入，才能从母体获取营养物质，逐渐发育、分化、生长，并通过胎盘排泄代谢产物，最终成为一个新的个体。

（一）植入时间

开始于受精后的第 6 天，到第 11～12 天完成。

（二）植入的过程

胚泡植入时，极端滋养层先与子宫内膜接触，并分泌蛋白水解酶将接触处的子宫内膜溶解，胚泡由此逐渐埋入子宫内膜（图 12 - 4），胚泡全部植入子宫内膜后，缺口处上皮修复，植入完成。此时子宫内膜正处于分泌期，能为早期胚胎的发育提供丰富的营养物质。

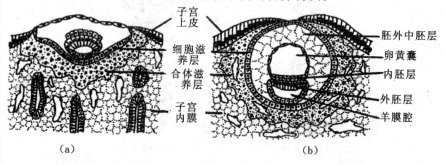

图 12 - 4　植入过程

（三）植入部位

常见植入部位在子宫底和子宫体（图 12 - 5）。胚泡植入的部位，即将来发生胎盘的部位。若胚泡植入子宫颈附近，并形成胎盘覆盖子宫内口，成为前置胎盘，在妊娠后期或分娩时，如果胎盘早剥会引起严重出血。若胚泡植入子宫以外的部位，称子宫外孕。最常见的为输卵管妊娠；也有的在腹膜腔内或卵巢表面植入。子宫以外的结构不能适应胎儿的生长发育，故多引起胚胎早期死亡或组织破裂。

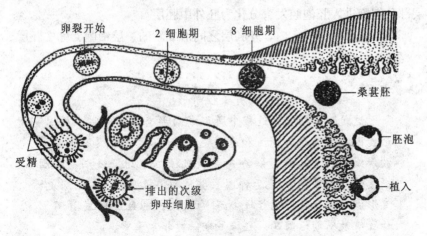

图 12 - 5　排卵、受精、卵裂和植入的位置

四、蜕膜

　　妊娠的子宫内膜功能层在分娩时将脱落，所以称蜕膜。蜕膜分三部分（图 12 - 6）：位于胚胎深部的，称底蜕膜，也称基蜕膜；覆盖胚胎子宫腔面的，称包蜕膜；其余的部分称壁蜕膜。随着胚胎的生长发育，最后，包蜕膜与壁蜕膜相贴，并互相融合后逐渐退化变薄，此时子宫腔消失。底蜕膜将来发育成胎盘的母体部分。

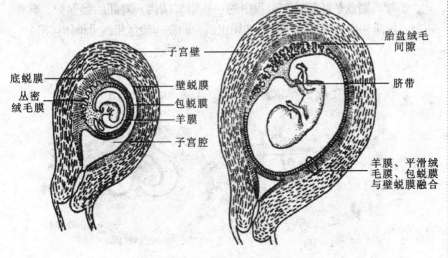

图 12 - 6　胎膜和蜕膜的位置关系

五、三胚层的形成

　　胚泡植入子宫内膜后，内细胞群不断分裂增殖，靠近胚泡腔，首先分化出一层细胞，称内胚层。内胚层细胞迅速向外扩展，围成一封闭的囊称卵黄囊。与此同时，内细胞群其余部分的中央出现一腔隙，称羊膜腔。羊膜腔底部一层细胞为外胚层。内、外胚层紧密相贴，形如盘状，称胎盘。

　　在内细胞群演变的同时，滋养层细胞也不断变化，由一层变两层。外层细胞界线不清称合体滋养层；内层细胞界线清楚称细胞滋养层。此层部分细胞进入胚泡腔发育分化为胚外中胚层。

胚胎发育第3周，内、外胚层之间形成新的一层细胞，称中胚层。

先天性畸形

这是胚胎在发育过程中所形成的形态结构异常。原因有遗传因素（染色体畸变和基因突变），环境因素（有害物质、放射线、致畸药物、病毒感染、机械性压迫、吸烟、酗酒、严重营养不良等）或两种因素共同存在。胚胎3~8周是器官形成期，受致畸因子干扰影响最大，易致胚胎发育畸形，称致畸敏感期。因此，妊娠早期保健非常重要。

第三节　胎膜和胎盘

 核心知识

1. 对照胚胎标本与模型，你能否说出胎膜的结构？
2. 试一试，能否说出胎盘的形态、结构与功能？

胎膜与胎盘是胚胎发育过程中的一些附属结构，对胚胎起保护、营养、呼吸、排泄和内分泌等作用。胎儿娩出后，胎膜和胎盘相继由母体排出。

一、胎膜

胎膜包括绒毛膜、卵黄囊、尿囊、羊膜和脐带（图12-7）。

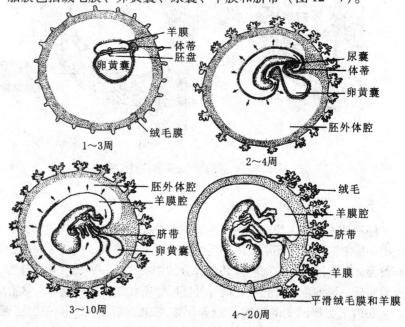

图12-7　胎膜的形成与变化

（一）绒毛膜

绒毛膜由滋养层和胚外中胚层发育而成。胚胎第 2 周，滋养层和胚外中胚层共同向滋养层外生长，形成许多细小指状突起，称绒毛，这时的滋养层便发育成为绒毛膜。绒毛中轴为胚外中胚层，内有血管，含胎儿血液。绒毛膜分两部分，与包蜕膜相邻接的绒毛逐渐退化消失，称平滑绒毛膜；与底蜕膜相邻接的绒毛发育旺盛，称丛密绒毛膜，以后参与胎盘的构成。绒毛膜的主要功能是从母体子宫吸收营养物质，供胎儿生长发育，并排出胎儿的代谢产物。

胚胎发育早期，如果绒毛膜内的胚外中胚层变性水肿，形成大小不等水泡样结构，并互相串连成葡萄状，称为水泡状胎块，简称葡萄胎。如果滋养层细胞发生癌变，则称绒毛膜上皮癌。

（二）卵黄囊

随着胚盘向腹侧卷曲及脐带的形成，与中肠相连通的卵黄囊逐渐变小。胚胎第 4 周末，卵黄囊被包入脐带，最后闭锁为卵黄蒂与消化管断离。

（三）尿囊

在卵黄囊顶部的尾侧，内胚层向体蒂内突出形成一小盲管，称尿囊。尿囊根部参与膀胱顶部形成，其余部分退化并卷入脐带内。尿囊壁的胚外中胚层，形成一对尿囊动脉和一对尿囊静脉，以后演变为一对脐动脉和一条脐静脉。

（四）羊膜

羊膜是一层半透明薄膜，形成羊膜腔的壁。由羊膜上皮及胚外中胚层所组成，其中没有血管。随着胚盘卷曲和羊膜腔的逐渐扩大，最后整个胚胎被包在羊膜腔内。羊膜腔内充满羊水，羊水由羊膜上皮细胞的分泌物和胚胎的排泄物组成。羊水处于不断新陈代谢中，经常更新。其作用是：可防止胎儿肢体粘连；缓冲外力对胎儿的振动和压迫；分娩时有扩张宫颈和冲洗润滑产道的作用。若穿刺吸取羊水可进行细胞染色体检查，预测胎儿性别和遗传性疾病的诊断。

足月胎儿的羊水约 1000mL。少于 500mL 为羊水过少，常见于胎儿无肾或尿道闭锁等；多于 2000mL 为羊水过多，常见于消化道闭锁或无脑儿等。

（五）脐带

脐带是胎儿与胎盘之间相连接的条索状结构，是胎儿与胎盘间物质运输的通道，由羊膜将体蒂、卵黄囊、尿囊等结构包绕而成。晚期脐带内的卵黄囊、尿囊退化消失，只有两条脐动脉和一条脐静脉。

足月胎儿脐带长约 55cm。脐带过短，会影响胎儿娩出或引起胎儿娩出时胎盘过早剥离而出血过多。脐带过长可缠绕胎儿颈部或肢体等，会影响胎儿发育，甚至导致胎儿死亡。

二、胎盘

（一）胎盘的构成和形态结构

胎盘由胎儿的丛密绒毛膜与母体子宫的底蜕膜构成。胎盘呈圆盘状，直径为 15 ~ 20cm，重约 500g。胎盘的胎儿面覆盖羊膜，表面光滑，中央与脐带相连，透过羊膜可见其下方的脐动、静脉血管的分支，从脐带附着处向周围呈放射状蜿蜒走行。胎盘母体面粗糙（图 12 - 8）。

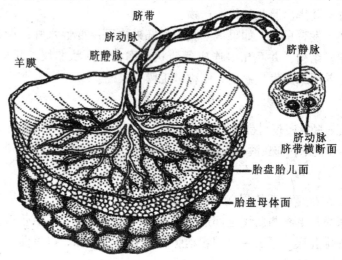

图 12 - 8　胎盘整体观

丛密绒毛膜上的绒毛形成 15 ~ 20 个胎盘小叶。胎盘小叶之间有底蜕膜形成的胎盘隔。胎盘隔之间的腔隙，称胎盘血窦，又称绒毛间隙，其内充满母体血液，绒毛即浸于胎盘血窦内的母体血液中（图 12 - 9）。

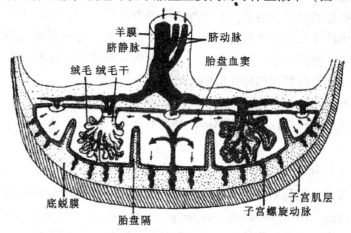

图 12 - 9　胎盘结构模式图

（二）胎盘的血液循环和胎盘膜

在胚盘内，母体与胎儿的血液循环是两个独立的体系，互不混合，但可进行物质交换。母体动脉血由子宫螺旋动脉注入绒毛间隙，在此与绒毛内毛细血管的胎儿血进行物质交换后，由子宫静脉回流入母体。胎儿的静脉血由脐动脉最终进入绒毛毛细血管，在此与绒毛间隙内的母体血液进行物质交换后，成为动脉血，汇入脐静脉回流到胎儿体内。

胎盘膜 胎儿和母体的血液之间隔着数层结构，即：①绒毛表面的滋养层细胞及其基膜。②绒毛内毛细血管的内皮及其基膜。③两层基膜之间的结缔组织。这三层结构合称胎盘膜，也称胎盘屏障（图 12 - 10）。

胎盘膜功能 它是将母体血与胎儿血隔开，又能进行选择性物质交换所通过的结构。能阻止母血中大分子物质，如细菌等，进入胎儿体内，对胎儿有保护作用。但是某些药物、病毒和激素可通过胎盘屏障进入胎儿体内，影响胎儿发育，甚至引起先天性畸形，故妊娠期间应慎重用药。

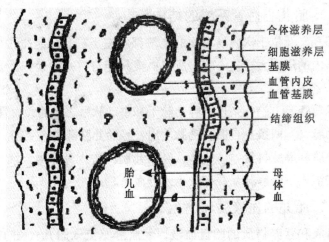

合体滋养层
细胞滋养层
基膜
血管内皮
血管基膜
结缔组织
胎儿血
母体血

图 12 - 10 胎盘屏障（示意图）

（三）胎盘的功能

1. 物质交换

胎儿通过胎盘从母血中获得氧和营养物质，同时将二氧化碳和其他代谢产物，排入母血中，再由母体排出体外。

2. 分泌功能

胎盘形成后取代黄体，分泌激素，主要有以下几种。

（1）绒毛膜促性腺激素 能促进母体卵巢内的黄体继续生长发育，维持妊娠，在受精后第 2 周，在孕妇尿中出现，故临床检查孕妇尿中有无此激素，作为早期妊娠的辅助诊断。

（2）绒毛膜促乳腺生长激素（胎盘催乳素） 能促进母体乳腺的生长发育。

（3）雌激素和孕激素 能维持妊娠。

第四节　胎儿的血液循环

 核心知识

1. 试一试，能否说出胎儿血液循环的特点？
2. 想一想，胎儿出生后心血管系统发生什么变化？

胎儿在母体子宫内没有呼吸，胎儿与外界的物质交换必须通过胎盘来进行。所以，胎儿心血管系统的结构特点和血液循环途径与出生后大不相同。

一、胎儿血液循环特点

（一）胎儿心血管系统的结构特点

卵圆孔　位于房间隔右面的尾侧部。左、右心房经此孔相通。由于右心房内的压力大于左心房，所以血液只能自右心房经卵圆孔流入左心房。

动脉导管　是一条连接肺动脉干和主动脉弓之间的大血管。

脐动脉　两条，自髂总动脉发出，经胎儿脐部进入脐带。

脐静脉和静脉导管　一条，经胎儿脐部进入其体内，续为静脉导管，直接汇入下腔静脉，并有分支入肝血窦。

（二）胎儿的血液循环途径

含有氧和营养物质的胎盘血液，经脐静脉流入胎儿（图12－11）。当血液流入肝时，大部分血液经静脉导管汇入下腔静脉，小部分经肝血窦后再入下腔静脉。下腔静脉的血液流入右心房后，大部分经卵圆孔流入左心房，再经左心室流入升主动脉。升主动脉的大部分血液经主动脉弓的分支流入头颈部和上肢，其余的血液流入降主动脉。由上腔静脉流入右心房的血液与少量未能进入左心房的下腔静脉血液相混合，经右心室入肺动脉干。因肺尚处于静息状态，不需呼吸，所以肺动脉干内的血液大部分经动脉导管流入降主动脉。降主动脉中的血液一部分供应躯干和下肢，另一部分经脐动脉流入胎盘与母体血液进行物质交换。

胎儿血液循环的血液流动主途径：胎盘绒毛毛细血管的血液与绒毛间隙中母体血之间进行物质交换后→脐静脉→胎儿肝内静脉导管→下腔静脉→右心房 →卵圆孔→左心房→左心室→主动脉→脐动脉→胎盘绒毛的毛细血管。

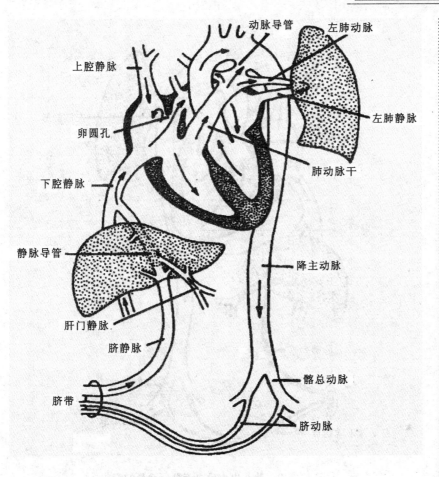

图 12 - 11　胎儿血液循环途径

（三）胎儿血液循环特点

（1）胎儿通过脐动脉、脐静脉与胎盘相连，在胎盘与母体间进行气体和物质的交换。

（2）脐静脉进入胎儿体内，通过静脉导管连到下腔静脉。

（3）右心房血流量大于左心房，血液由卵圆孔流入左心房。

（4）右心室血流入肺动脉，大部分血液经动脉导管流入主动脉弓。

（5）左、右髂内动脉的分支为左、右脐动脉。

（6）动、静脉血混合。

二、胎儿出生后心血管系统的变化

胎儿出生后，胎盘血液循环中断，肺呼吸开始，动脉血和静脉血分流，体循环和肺循环分别同时进行，原适合胎儿生长的血液循环发生明显的改变（图 12 - 12）。胎儿及胎儿出生后心血管系统的变化比较如下（表 12 - 2）。

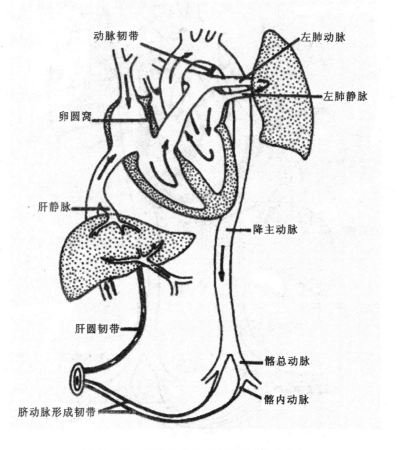

图 12 - 12　胎儿出生后血液循环途径的变化

表 12 -2　胎儿及胎儿出生后心血管系统的变化比较

胎儿心血管结构	胎儿出生后心血管变化	闭锁时间
卵圆孔	卵圆窝	出生后 1 年左右
动脉导管	动脉韧带	出生后 2~3 个月
脐动脉	近端形成髂内动脉，远端萎缩	
脐静脉	肝圆韧带	
静脉导管	静脉韧带	

先天性心脏病

　　先天性心脏病是儿童常见的先天畸形之一，是胎儿时期心脏、血管发育异常所致，发病率为 7‰~8‰，严重畸形病儿出生后数周或数月即死亡。20 世纪 50 年代以来，随着医疗技术的迅速发展，多数患儿经过内外科治疗，可以较健康地成长。因而应尽早诊断，明确类型，合理治疗，不失手术时机，争取最好疗效。

小结

胚胎学是研究个体发生、发育及生长变化规律的科学。

一个新生命是由两性生殖细胞结合为受精卵开始，受精卵经过卵裂、桑葚胚、胚泡、植入、胚盘及胎膜与胎盘的形成等一系列复杂的演变和发育过程，由扁平状胚盘逐渐变为圆柱形的胚体，胚体日趋完善、成熟。胎膜对胎儿有保护、营养、排泄等功能。胎盘是胎儿与母体之间物质交换的场所。胎儿与胎儿出生后心血管系统会发生许多相应变化。

练习题

一、名词解释

1. 受精

2. 桑葚胚

3. 植入

4. 胎盘膜

二、填空题

1. 胚胎的早期发育，主要包括_____、_____、_____和_____等发育过程。

2. 受精后第 4 天胚泡形成，它由_____、_____和_____构成。

3. 受精发生于排卵后_____小时以内，部位通常在_____。

4. 根据胚泡与蜕膜的位置关系，可将蜕膜分为_____、_____和_____三部分。

三、单项选择题

1. 植入是下列何种结构埋入子宫内膜（　　）

    A. 受精卵　　　　　　B. 桑葚胚

    C. 胚泡　　　　　　　D. 胚体　　　　　　E. 胚盘

2. 透明带在什么时间消失（　　）

    A. 排卵时　　　　　　B. 受精时

    C. 桑葚胚期　　　　　D. 胚泡期　　　　　E. 卵裂开始时

3. 宫外孕常发生在（　　）

    A. 肠系膜　　　　　　B. 输卵管

    C. 卵巢　　　　　　　D. 子宫直肠陷窝　　E. 子宫阔韧带

4. 构成胎盘的结构是（　　）

    A. 壁蜕膜与丛密绒毛膜

    B. 包蜕膜与平滑绒毛膜

C. 包蜕膜与丛密绒毛膜

D. 底蜕膜与平滑绒毛膜

E. 底蜕膜与丛密绒毛膜

5. 胎盘分泌的绒毛膜促性腺激素的主要作用是（　　　　）

A. 促进卵母细胞成熟分裂　　　　B. 使子宫平滑肌松弛

C. 促进黄体生长　　　　　　　　D. 促进卵泡生长

E. 促进卵泡排卵

6. 胎盘的绒毛间隙内含有（　　　）

A. 母体血液　　　　　　　　　　B. 胎儿血浆和母体血浆

C. 胎儿血液和母体血液　　　　　D. 胎儿血液

E. 组织液

四、简答题

1. 简述受精的意义？

2. 胎儿的心血管系统结构有何特点？出生后会有何变化？

3. 胎盘的形态结构与功能有哪些？

参考答案（选择题）

1. C　2. D　3. B　4. E　5. C　6. A

（呼伦贝尔市卫生学校　陶玉霞）

解剖学及组织胚胎学实验指导

实验一　显微镜的构造和使用、基本组织（一）

核心技能

1. 对照显微镜，你能说出它的构造吗？
2. 试一试，你能否较熟练地使用显微镜。
3. 在显微镜下仔细观察，能否辨出单层上皮和复层上皮两者的不同？

实验材料

1. **显微镜**　光学显微镜。
2. **组织切片**　小肠、食管、气管、肾脏。
3. **电化教学**　小肠、食管、气管、肾脏微细结构的影像资料。

实验方法

（1）观看影像资料　小肠、食管、气管、肾脏微细结构，8~10分钟。

（2）教师讲解显微镜的构造和使用方法，8~10分钟；学生操作显微镜，8~10分钟。

（3）教师指导学生观察小肠、食管组织切片，15~20分钟。

（4）学生绘图，教师巡回指导、答疑，并了解学生对各核心技能的掌握情况，15~20分钟。

（5）示教　气管，5分钟。

（6）实验小结　3~5分钟。

实验内容与步骤

（一）显微镜的构造（图实验1-1）

显微镜的构造分机械和光学两部分。

1. 机械部分

（1）镜座　显微镜的底座，呈马蹄形、方形或圆形。

（2）镜臂　显微镜的支柱，略呈弧形；是手持握的部位。镜座与镜臂连接处称倾斜关节，此关节可使镜臂倾斜，使用显微镜时可作适当调整。

（3）载物台　是放置切片的平台，其中间有小圆孔，一般位于镜臂下部的前方。上面装有压片夹，用来固定切片。在载物台的侧面或上面有推进器螺旋，用于在前后、左右方向移动切片。

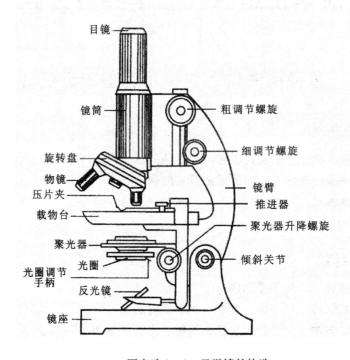

图实验 1-1　显微镜的构造

（4）镜筒　是镜臂前上方的空心圆筒，上接目镜，下接物镜。

（5）焦距调节螺旋　一般位于镜筒与镜臂之间，调节镜筒与载物台的距离，从而调节焦距。常有两组调节螺旋，即粗调节螺旋（粗调）和细调节螺旋（细调），可分别进行较大幅度的调节和较精细的调节（一般向前旋转，镜筒下降，向后旋转则上升）。

（6）旋转盘　安装在镜筒下端的圆盘，装有不同放大倍数的物镜。旋转时可将不同的物镜镜头对准镜筒。

2. 光学部分

（1）目镜　装于镜筒的上端，镜头上标有"5×"、"10×"等放大倍数。

（2）物镜　装于旋转盘的下端，一般分为低倍镜（10×）、高倍镜（40×）和油镜（100×）。

（3）聚光器　装于载物台的下方，可聚集光线，增强视野的亮度。在聚光器后方的右侧有聚光器升降螺旋，可使聚光器升降，调节视野的亮度。聚光器的底部装有光圈，可开大或缩小，控制光的进入量。

（4）反光镜　是装于聚光器下方的小圆镜，有平、凹两面。反光镜可全方位自由转动，以便将光线反射入物镜。强光下用平面，弱光下用凹面。

（二）显微镜的使用方法

1. 取放显微镜

取显微镜时，右手握住镜臂，左手托住镜座。放置显微镜时，应使镜臂朝向自己，轻放、放稳，离实验台边缘 5～10cm。

2. 对光

（1）将目镜、物镜调在一条线上，通过升高或降低坐凳，倾斜镜臂，把显微镜调整到适于观察的角度。

（2）左眼对准目镜，打开光圈，调节聚光器，再转动反光镜，使视野的亮度适宜、均匀。

（3）右眼可观察资料或注意绘图。

3. 低倍镜使用

（1）取一组织切片，正面朝上放在载物台上，用推进器将标本移到小孔中央。

（2）用粗调节螺旋将镜筒下移至距标本约 3～5mm 处。用目镜边观察边转动粗调节螺旋，使镜筒慢慢上升，当视野中有物像时，改用细调节螺旋，直到看清物象为止。

4. 高倍镜使用

（1）先在低倍镜下找到需要放大观察的结构，并将其用推进器移到视野中央。

（2）换用高倍镜，同时调节细调节螺旋，便可看清物象。

5. 油镜使用

（1）用高倍镜看清楚结构后，将其移至视野中央。

（2）把高倍镜上升并将镜头转向一侧，在与载物台圆孔中心相对的切片上加一滴镜油（香柏油），换用油镜观察。

（3）用粗调节螺旋将镜筒慢慢下移，使镜头与油滴接触。左眼在目镜中观看，调节细螺旋到看清楚为止。

（4）观察结束后，将镜筒升高，用擦镜纸擦净油镜上的镜油，再换一张擦镜纸，蘸少许二甲苯擦拭，最后用干净的擦镜纸再擦一次。残留在切片上的香柏油也要用二甲苯将其擦净。

6. 结束使用

显微镜使用结束后，升起镜筒，取下玻片，转动旋转盘使物镜呈八字形，并将镜筒下移至最低位置。将反光镜移至垂直位置。用绸布擦拭镜筒、镜臂等处，放回显微镜箱。

注意事项：①看显微镜时两眼都要睁开，左眼看镜下结构，右眼可绘图；②调焦时用左手，右手用于画图或其他操作。

（三）单层柱状上皮（小肠切片，HE 染色）

1. 肉眼观察 被染成蓝紫色的部分为上皮层。

2. 低倍镜观察 可见密集排列的一层柱状上皮，呈波浪状，位于腔面。

3. 高倍镜观察 上皮细胞呈柱状，排列紧密。细胞质被染成粉红色。细胞核呈椭圆形，染成深蓝色，位于细胞基底部，在同一水平面上。上皮的基底面有基膜，呈一粉红色细线。

（四）复层扁平上皮（食管横切，HE 染色）

1. 肉眼观察 切片呈环形，在向腔面染成蓝紫色的为上皮。

2. 低倍镜观察 可见排列密集的复层上皮。

3. 高倍镜观察 大体上可分为三层：表层为数层扁平细胞，细胞核呈扁圆形；中层为数层多边形细胞，细胞核呈圆形；基底层为一层立方形或矮柱状细胞，细胞核为椭圆形，染色较深。

（五）示教

假复层纤毛上皮（气管横切片，HE 染色）

高倍镜下观察 柱状细胞的游离面排列整齐的丝状结构是纤毛。在柱状细胞之间，空泡状或紫蓝色的结构是杯状细胞。

（六）绘图

单层柱状上皮（小肠切片，HE 染色）

在高倍镜下找到形态结构典型、密集排列的单层柱状上皮绘图，并在绘制的图上注明上皮细胞的游离面、基底面、细胞质和细胞核。

 实验小结

1. 本次实验的重点内容是认识显微镜的结构，学会和较熟练地使用显微镜。通过肉眼、低倍镜、高倍镜观察，比较了单层上皮和复层上皮的结构特点。为学习后续的基本组织及各器官系统的组织结构奠定基础。

2. 对学生学习态度和操作技能进行评价。

（湖北省黄冈卫生学校 王海燕）

实验二 基本组织（二）

 核心技能

1. 在显微镜下比较平滑肌、骨骼肌、心肌，找出它们一般结构的异同点。

2. 试一试，在显微镜下能分辨多极神经元和神经胶质细胞吗？

3. 在显微镜下观察血涂片后,你能画出各类血细胞的形态结构吗?

4. 你能在显微镜下找出疏松结缔组织中的成纤维细胞、巨噬细胞和胶原纤维、弹性纤维吗?

实验材料

1. **组织切片** 肠系膜铺片、血涂片、平滑肌(纵切)、骨骼肌(纵切)、心肌(纵切)、多极神经元(脊髓横切)、有髓神经纤维(神经纵切)、运动终板。

2. **电化教学** 平滑肌、骨骼肌、心肌、多极神经元、有髓神经纤维、运动终板微细结构及血液的影像资料。

实验方法

(1)观看影像资料 肌组织、多极神经元、有髓神经纤维、运动终板微细结构和血液,15 分钟。

(2)教师指导学生观察肠系膜铺片、血涂片、骨骼肌、心肌、多极神经元、有髓神经纤维,20~25 分钟。

(3)学生绘图,教师巡回、指导、答疑,并了解学生对各核心技能的掌握情况,25~30 分钟。

(4)示教 平滑肌,5 分钟。

(5)实验小结,3~5 分钟。

实验内容与步骤

(一)疏松结缔组织铺片(家兔,腹腔内注射曲利苯蓝)

1. **肉眼观察** 组织染成淡蓝紫色,纤维交织成网状。

2. **低倍镜观察** 在切片较薄的部位,可见纤维交织成网,细胞散在于纤维之间。胶原纤维粗细不等,有的呈波纹状,染成淡红色;弹性纤维较细,有分支,末端卷曲,染成暗红色。

3. **高倍镜观察** 成纤维细胞呈星形或梭形,数量较多,细胞核呈椭圆形,染色较浅。巨噬细胞外形不规则,细胞质内含有被吞噬的曲利苯蓝颗粒,细胞核圆形。

(二)血涂片(瑞特染色)

1. **肉眼观察** 染为均匀紫蓝色。

2. **低倍镜观察** 选择涂片薄、染色浅的部位进行观察。在视野中,染成粉红色无细胞核的细胞是红细胞,有紫蓝色细胞核的是白细胞,注意两者在数量上的差别。

3. **高倍镜观察** 进一步辨认各种血细胞。

(1)红细胞 呈圆形,无细胞核,染成淡红色。红细胞的中央部染色较浅,边缘部染色较深。

（2）中性粒细胞　细胞质内含有淡紫红色颗粒，颗粒细小，分布均匀。细胞核染成紫蓝色，分成 2~5 叶，核叶之间有细丝相连。

（3）嗜酸性粒细胞　细胞质内含有橘红色颗粒，颗粒粗大，分布均匀。细胞核染成紫蓝色，多分成两叶、呈八字形排列。

（4）嗜碱性粒细胞　细胞质内含有紫蓝色颗粒，颗粒大小不一，分布不均。细胞核呈 S 形或不规则形，染色浅淡。嗜碱性粒细胞数量很少，一般不易找到，可看示教片。

（5）淋巴细胞　细胞质很少，染成天蓝色。细胞核呈圆形或卵圆形，染成深蓝色。

（6）单核细胞　细胞质较多，染成浅灰蓝色，细胞核呈肾形或蹄铁形，常位于细胞的一侧。细胞核染成蓝色，但比淋巴细胞的细胞核染色浅淡。

（7）血小板　呈不规则的紫蓝色小体，血小板常成群存在，分布在细胞之间。

（三）骨骼肌（骨骼肌纵切片，HE 染色）

1. 肉眼观察　切片中被染成红色的组织块为骨骼肌的纵切面。

2. 低倍镜观察　纵切面上，骨骼肌纤维呈细长的圆柱状，有明暗相间的横纹，细胞核多，呈扁椭圆形，染成蓝紫色，位于肌纤维周边部。

3. 高倍镜观察　在肌纤维内可见许多纵行的呈线条状的肌原纤维。缩小光圈，继续观察肌原纤维及其明暗带。

（四）心肌（心壁切片，HE 染色）

1. 肉眼观察　切片中染成红色的块状结构即心肌的纵切面。

2. 低倍镜观察　心肌纤维呈短柱状，有分支并相互连接，细胞核只有一个，呈椭圆形，染成蓝紫色，位于细胞中央。闰盘为心肌纤维相互连接处染色较深的带状结构。

3. 高倍镜观察　闰盘呈锯齿状或阶梯状。

（五）多极神经元（脊髓横切片，HE 染色）

1. 肉眼观察　切片标本呈扁圆形。其中央部染色较深，是脊髓的灰质。灰质的每一侧，有一端较宽，是脊髓灰质的前角。

2. 低倍镜观察　在灰质前角内的紫红色多突细胞，是多极神经元；其他小而圆的深色结构，是神经胶质的细胞核。选一个突起较多，又有细胞核的神经元，移至视野中央，换高倍镜观察。

3. 高倍镜观察　多极神经元的胞体不规则，突起多已被切断，只能见到突起的根部，且不易区别它是树突还是轴突。细胞质染成红色，细胞质内呈颗粒状或小块状的物质，是尼氏体。细胞核位于细胞的中央，大而圆，染色淡。在细胞核的中央，有时可见到圆点状，染色很深的核仁。

（六）有髓神经纤维（神经的纵切片，HE染色）

1. 肉眼观察　　均匀淡红色

2. 低倍镜观察　　在神经内有许多互相平行、排列紧密的有髓神经纤维。选一段结构完整、清晰的神经纤维，移至视野中央，换高倍镜观察。

3. 高倍镜观察　　在神经纤维的中央，染成紫红色的粗线是神经元的突起。突起的两侧，呈网状或透亮的结构，是有髓神经纤维的髓鞘。在髓鞘的两侧，染成深红色的细线是神经膜的切面。神经纤维的缩窄部，为郎氏结。相邻两郎氏结之间的一段神经纤维，即结间段。

（七）示教

平滑肌（小肠横切片，HE染色）高倍镜下观察 平滑肌纤维横切面呈圆形，大小不等。其中较大断面的中央部有圆形的细胞核，核的周围有红色的肌浆；平滑肌纤维纵切面呈长梭形，染成红色，细胞核呈杆状或椭圆形，位于肌纤维的中央，被染成蓝色。

（八）绘图

血涂片（瑞特染色）在高倍镜下找到形态结构典型的各种血细胞绘图，并在绘制的图上分别注明红细胞、中性粒细胞、嗜酸性粒细胞、嗜碱性粒细胞、淋巴细胞、单核细胞和血小板。

实验小结

1. 本次实验的重点内容是肠系膜铺片、血涂片、骨骼肌、心肌、多极神经元和有髓神经纤维，通过肉眼、低倍镜、高倍镜观察，比较骨骼肌和心肌形态；辨认了多极神经元、有髓神经纤维、成纤维细胞、巨噬细胞、胶原纤维、弹性纤维以及血液中的各种血细胞。为学习病理学等课程奠定基础。

2. 对学生学习态度和操作技能进行评价。

（湖北省黄冈卫生学校　王海燕）

实验三　骨和骨连结（一）

核心技能

1. 试一试，你能说出骨的形态、构造和功能吗？
2. 对照模型，你能说出躯干骨的组成吗？
3. 你能否描述椎骨的一般形态和各部椎骨的特征？
4. 你能准确说出胸骨角的特征和意义吗？
5. 你知道新生儿颅有哪些特点吗？

实验材料

1. 标本　全身骨架标本、剖面的长骨标本、带骨膜标本、煅烧骨标本、去钙骨标本、颈椎、寰椎、枢椎、胸椎、腰椎、骶骨、肋骨、胸骨标本。

2. 模型　颈椎、寰椎、枢椎、胸椎、腰椎、骶骨、肋骨、胸骨模型。

3. 电化教学　运动系统大体结构的影像资料。

实验方法

（1）观看影像资料　运动系统大体结构，10~15分钟。

（2）学生分组在标本上指认重要的骨性标志，20~25分钟。

（3）学生分组观察躯干各骨，30~35分钟。

（4）教师在学生观察、指认模型、标本过程中，巡回、指导、答疑，并了解学生对各核心技能的掌握程度。

（5）实验小结，3~5分钟。

实验内容与步骤

（一）全身骨架标本的观察

在全身骨架标本上找到典型的长骨、扁骨及不规则骨；指认并说出全身各部主要骨的分布及名称。

（二）剖面的长骨标本（带骨膜）的观察

位于长骨表面的为骨密质，深面和两端的为骨松质，在长骨骨干可见骨髓腔；在长骨骨干观察骨膜。

（三）煅烧骨标本的观察

展示煅烧骨标本的完整形态，另取一小块煅烧骨标本粉碎，观察不含有机物的骨的特性。

（四）椎骨的一般特征的观察

前方为椎体，后方为椎弓，椎体和椎弓围成椎孔，椎孔相连成椎管。椎弓包括椎弓根、椎弓板和突起。椎弓根上、下方分别有椎骨上、下切迹，相邻两椎骨的切迹围成椎间孔。椎弓板上伸出7个突起：向两侧为横突一对、向后方为棘突一个、向上为上关节突一对、向下为下关节突一对。

1. 颈椎　颈椎标本上可见横突孔、2~6颈椎棘突短且末端分叉、关节突关节面近似水平位、横突末端有前后结节。

寰椎上无椎体、无棘突、无关节突；有前弓、齿突凹、前结节、后弓、后结节、侧块、上关节凹、下关节面；枢椎上可见齿突、上关节面；隆椎明显的特征是棘突长。

2. **胸椎**　可见上肋凹、下肋凹、横突肋凹、棘突向后下倾斜，关节突关节面近似冠状位。

3. **腰椎**　其特点是椎体大、棘突呈板状向后、关节突关节面近似矢状位。

4. **骶骨**　前面有 4 对骶前孔、4 条横线和重要的骨性标志——骶骨岬；侧面有耳状面；背面有骶后孔、骶正中嵴、骶角、骶管裂孔、骶管。

（五）肋的观察

第 2～10 肋由后向前为肋头、肋颈、肋结节、肋角、肋体、内面下缘有肋沟；第一肋无肋角、无肋沟、上下扁宽而短，有锁骨下动、静脉沟和前斜角肌结节；第十一、十二肋无肋结节、无肋颈、无肋角。

（六）胸骨的观察

胸骨柄、颈静脉切迹、第一肋切迹、第二肋切迹；胸骨体；第二至七肋切迹；剑突和重要的骨性标志胸骨角。

（七）躯干骨的骨性标志的观察

第七颈椎棘突、骶骨角、颈静脉切迹、胸骨角。

（八）颅骨的观察

1. 颅骨的分部

取整颅和水平矢状切面颅骨标本，结合挂图、模型、影像资料，辨认脑颅的顶骨、颞骨、额骨、枕骨、蝶骨、筛骨的位置，熟悉它们的名称。

取矢状切面颅骨标本，结合模型、影像资料，辨认面颅骨的上颌骨、鼻骨、腭骨、颧骨、泪骨、下鼻甲、犁骨、下颌骨、舌骨的名称和位置。辨认下颌骨上的下颌体、牙槽突、颏孔、下颌角、下颌支、髁突、下颌头、下颌切迹、冠突、下颌孔等结构。

2. 颅的整体观

（1）顶面观　取整颅标本，结合挂图观察冠状缝、矢状缝、人字缝的位置，辨认顶结节，取新生儿颅骨标本与成人比较，观察前、后囟的位置、大小、形状。

（2）后面观　取整颅标本，结合挂图，辨认枕外隆凸，上项线。

（3）颅底内面观　取水平切面颅骨标本，结合挂图、模型、影像资料观察颅前颅、颅中颅、颅后窝的位置关系，并辨认各窝内的结构，注意它们在颅外的部位。在颅前窝辨认筛板、筛孔；颅中窝辨认垂体窝、视神经管、三叉神经压迹、颈动脉沟、破裂孔、圆孔、卵圆孔、棘孔、脑膜中动脉压迹；颅后窝辨认枕骨大孔、舌下神经管内口、颈静脉孔、内耳门、枕内隆凸、横窦沟、乙状窦沟。

（4）颅底外面观　取整颅标本，结合挂图、模型、影像资料，辨认鼻后孔、切牙孔、腭大孔、牙槽突、破裂孔、卵圆孔、棘孔、下颌窝、关节结节、茎突、茎乳孔、颈动脉管外口、颈静脉孔、枕骨大孔、枕髁、舌下神经管外口。

（5）侧面观　取整颅标本，结合模型、挂图、影像资料，辨认颧弓、颞窝、翼点、颞下窝、翼腭窝、外耳门、乳突。

（6）前面观　取整个矢状切面颅骨标本、模型，结合挂图、影像资料，辨认眶、骨性鼻腔、鼻旁窦的结构。

整颅观察完后，对照标本，在自身或互相触摸以下骨性标志：枕外隆凸、乳突、颧弓、下颌角、眶上、下缘。

实验小结

1. 本次实验准确认识了长骨、扁骨及不规则骨的形态；了解了骨的化学成分及其特性；观察了颈椎、胸椎、腰椎、骶骨、肋、胸骨和颅各骨的位置和形态特点；掌握了胸廓的组成；触摸了躯干骨的骨性标志：颈静脉切迹、胸骨角、乳突、颧弓、下颌角等。

2. 对学生学习态度和操作技能进行评价。

（吉林卫生学校　宋效丹　于纪）

实验四　骨和骨连结（二）

核心技能

1. 对照模型，你能说出四肢骨和颅骨的组成吗？

2. 结合标本，你能在活体上触摸四肢骨的哪些骨性标志？

3. 你能说出四肢骨的关节有哪些吗？各有何特点？

实验材料

1. **标本**　　人体骨架、四肢骨散骨标本、四肢骨连结标本、水平、矢状切面颅骨标本、鼻旁窦标本、新生儿颅骨标本。

2. **模型**　　水平和矢状切面的颅骨模型。

3. **电化教学**　　运动系统大体结构的影像资料。

实验方法

（1）观看影像资料　运动系统大体结构，5～10分钟。

（2）学生分组在标本上指认重要的骨性标志，20～25分钟。

（3）学生分组观察四肢各骨，30～40分钟。

（4）教师在学生观察、指认模型和标本过程中，巡回、指导、答疑，并了解学生对各核心技能的掌握程度。

（5）实验小结，3～5分钟。

实验内容与步骤

借助人体骨架标本、挂图、影像资料，辨认四肢各骨的名称、数目，并在活体上分别确定各骨的部位，同时应用人体标本、挂图、影像资料协助辨别各骨的方位。

（一）上肢骨

1. 上肢带骨

（1）锁骨　取锁骨标本，结合人体骨架，分辨锁骨的胸骨端和肩峰端。

（2）肩胛骨　取肩胛骨标本，结合人体骨架、挂图、影像资料区分肩胛骨的两面、三缘、三角。辨认肩胛下窝、肩胛冈、肩峰、冈上、下窝、喙突、上角、下角、关节盂等，在人体骨架和挂图、影像资料上查看肩胛下角与肋的对应关系。

2. 自由上肢骨

（1）肱骨　取肱骨标本，结合影像资料、挂图区分肱骨的一体两端，并辨认肱骨头，大、小结节，大、小结节嵴，结节间沟，三角肌粗隆，桡神经沟，外科颈，内、外上髁，尺神经沟，鹰嘴窝，肱骨滑车，肱骨小头等。

（2）尺骨　取尺骨标本，结合挂图，影像资料区分尺骨上端、尺骨体和尺骨下端，辨认尺骨滑车切迹、鹰嘴、冠突、桡切迹、骨间缘、尺骨头、尺骨茎突等。

（3）桡骨　取桡骨标本，结合挂图、影像资料，观察桡骨上端、体和下端，辨认桡骨头、环状关节面、尺切迹、桡骨茎突等。

（4）手骨　取手骨标本，结合挂图辨认腕骨（手舟骨、月骨、三角骨、豌豆骨、大多角骨、小多角骨、头状骨、钩骨）的位置。

（二）下肢骨

1. 下肢带骨　取髋骨标本，结合挂图和影像资料，观察髂骨、坐骨、耻骨的位置和形态，辨认髋臼，闭孔，髂嵴，髂前、髂后上棘，髂结节，弓状线，耳状面，髂粗隆，髂耻隆起，耻骨梳，耻骨结节，耻骨嵴，耻骨联合面，坐骨结节，坐骨棘，坐骨大、小切迹等，并结合活体和影像资料，查看两侧髂嵴最高点的连线与腰椎棘突的关系。

2. 自由下肢骨

（1）股骨　取股骨标本，结合人体骨架和挂图区分股骨的一体两端，辨认股骨头，股骨头凹，股骨颈，大、小转子，粗线，臀肌粗隆，内、外侧髁，内、外上髁等。

（2）髌骨　取髌骨标本，对照人体骨架辨认髌底、髌尖及前、后面。

（3）腓骨　取腓骨标本，结合人体骨架和挂图，观察腓骨上端、体、下端，辨认腓骨头、外踝等。

（4）胫骨　取胫骨标本，结合挂图区分胫骨的一体两端，辨认内、外侧髁、髁间隆起、胫骨粗隆、腓切迹、内踝等。

（5）足骨　取足骨标本，结合人体骨架和影像资料，辨认跗骨（跟骨，距骨，足舟骨，内、中、外楔骨，骰骨）的位置；第 1～5 跖骨的底、体、头；近节趾骨、中节趾骨、远节趾骨等。

对照人体骨架，结合活体和影像资料，自身或互相触摸以下骨性标志：锁骨，肩胛冈，肩峰，喙突，肩胛骨上、下角，肱骨大结节，肱骨内外上髁，尺骨鹰嘴，桡骨茎突，尺骨茎突，手舟骨，豌豆骨，髂嵴，髂前、后上棘，坐骨结节，耻骨结节，股骨大转子，股骨，胫骨粗隆，内外踝，跟骨结节。

（三）四肢骨连结

1. 上肢骨连结

（1）肩关节　由肱骨头与肩胛骨的关节盂构成。肩关节的形态特点是：肱骨头大，关节盂小而浅。关节囊薄而松弛。囊内有肱二头肌长头腱从肱骨头前上方跨过。关节囊的前、后、上壁都有腱纤维编入而使其加强，唯下壁薄弱，结合标本理解肩关节脱位时肱骨头常从下壁脱出的原理，以及肩关节活动灵活的原因。

（2）肘关节　为肱骨下端和尺、桡骨上端构成的复关节，关节囊内包含有三个关节：肱尺关节、肱桡关节、桡尺近侧关节。肘关节关节囊的前、后壁薄而松弛，两侧壁厚而紧张，并有尺侧和桡侧副韧带加强。此外，在桡骨环状关节面周围有一桡骨环状韧带围绕，它使桡骨头在旋转时不易脱出。结合标本理解桡骨头半脱位的原理。

（3）腕关节　由桡骨下端的腕关节面、尺骨下端的关节盘组成关节窝，手舟骨、月骨和三角骨共同组成关节头。可作屈、伸、收、展和环转运动。结合标本理解腕关节的构成。

2. 下肢骨连结

（1）骨盆　由骶、尾骨与左、右髋骨及其间的骨连结构成。骨盆各骨间的连结主要有：骶髂关节、骶骨与坐骨的连结，耻骨联合等。其中耻骨联合由两侧的耻骨联合面借纤维软骨的耻骨间盘连结而成，上、下方有韧带加强。

从骶骨岬经两侧弓状线、耻骨梳、耻骨嵴至耻骨联合上缘连成的环形线称界线。骨盆由界线分为上部的大骨盆和下部的小骨盆。结合标本理解界线的组成。学会区分大骨盆、小骨盆。

（2）髋关节　由髋臼与股骨头构成。髋臼深，周缘附有髋臼唇。髋臼横韧带架于髋臼切迹上。关节囊厚而坚韧。股骨颈的前面全部包在囊内，后面仅内侧 2/3 包在囊内，外侧 1/3 露于囊外，故股骨颈骨折有囊内骨折和囊外骨折之分。关节囊周围有韧带加强，其中以前方的韧带最为强厚，可限制髋关节过伸。关节囊后下部相对薄弱，故髋关节发生脱位时，股骨头大多脱向后下方。关节囊内有股骨头韧带。结合标本重点理解髋关节的特点，重点观察股骨头韧带。

（3）膝关节　由股骨下端、胫骨上端和髌骨构成。膝关节周围有多条韧带加强，前交叉韧带从股骨髁间窝外侧壁连至胫骨髁间隆起前方，可防止胫骨前移。后交叉韧带从髁间窝内侧壁连至髁间隆起后方，可防止胫骨后移。在股骨与胫骨的关节面之间垫有两块半月板，分别称内侧半月板和外侧半月板。内侧半月板呈"C"形，外侧半月板呈"O"形，起弹性垫作用。重点观察膝关节的囊内韧带和半月板的形态特点。

（4）足关节　包括距小腿关节、跗骨间关节、跗跖关节、跖趾关节和趾骨间关节。

 实验小结

1. 本次实验辨认了上肢骨锁骨、肩胛骨、肱骨、尺骨、桡骨、手骨和下肢骨股骨、髌骨、腓骨、胫骨、足骨的位置和形态结构，指认了重要的骨性标志；同时，也验证了肩关节、肘关节、骨盆、髋关节和膝关节的位置及它们的组成和特点。为后续课程的学习奠定基础。

2. 对学生学习态度和操作技能进行评价。

（吉林卫生学校　刘东方　秦辰）

实验五　骨骼肌

 核心技能

1. 试一试，你能在全身骨骼肌的解剖标本、大腿的横切面标本以及下肢的筋膜标本上，观察到浅筋膜、深筋膜的结构吗？

2. 结合活体在体表辨认胸锁乳突肌的轮廓，同时在全身骨骼肌的解剖标本和头颈肌的解剖标本上，能否找到胸锁乳突肌的位置、起止点？

3. 你能在全身骨骼肌、膈以及躯干肌的解剖标本上，观察肋间肌的位置、分层，肋间内肌和肋间外肌肌束的方向和膈的位置、形态和起止部位吗？

4. 你能在上、下肢肌标本和全身肌的解剖标本上，查看到三角肌、臀大肌的形态、位置和起止点吗？

实验材料

1. 标本　全身骨骼肌的解剖标本；躯干肌标本；膈标本；腹壁横切面标本；会阴的解剖标本；颅顶层次解剖标本；面肌和头颈肌标本；

上、下肢肌标本；手的腱滑膜鞘标本；大腿的横切面标本；下肢的筋膜标本。

2. 模型　全身骨骼肌的模型；手的腱滑膜鞘模型。

3. 电化教学　运动系统（骨骼肌）大体结构的影像资料。

实验方法

（1）观看影像资料　运动系统（骨骼肌）大体结构，10~15分钟。

（2）学生分组在标本上指认全身各部骨骼肌的位置、形态，15~20分钟。

（3）学生分组拆装全身各部骨骼肌的模型，30~40分钟。

（4）教师在学生观察、指认模型、标本过程中，巡回、指导、答疑，并了解学生对各核心技能的掌握程度。

（5）实验小结，3~5分钟。

实验内容与步骤

（一）肌的分类和构造

在躯干肌、面肌、头颈肌和下肢肌的标本上，观察长肌、短肌、扁肌和轮匝肌的形态；辨认肌腹、肌腱和腱膜。

（二）肌的辅助结构

1. 筋膜　在全身肌的解剖标本和股部的横切面标本上，观察浅筋膜、深筋膜的结构和分布。

2. 滑膜囊　在下肢肌或全身肌的解剖标本上，查看在臀大肌与股骨大转子之间，以及臀大肌与坐骨结节之间的滑膜囊。

3. 滑膜鞘　观察手的腱滑膜鞘标本（教师示教）。

（三）躯干肌

1. 颈肌　在全身肌的解剖标本和头颈肌的标本上，观察下列内容。

查看颈阔肌的位置；观察位于颈外侧部浅层的胸锁乳突肌，查看其起、止点，结合活体在体表辨认它的轮廓（头向一侧微倾，面部转向对侧时，该肌轮廓尤为明显）；翻开两侧胸锁乳突肌，可见舌骨上肌群和舌骨下肌群，查看舌骨的位置以及由它分隔的舌骨上、下肌群，注意舌骨下肌群所覆盖的器官。

2. 胸肌　在全身肌的解剖标本和躯干肌标本上，观察下列内容。

胸前壁浅层是胸大肌，查看它的起止点和肌束的方向；了解胸小肌的位置；观察前锯肌的位置、起止点及其与肩胛骨的位置关系；肋间肌的位置、分层和肋间内肌、肋间外肌肌纤维的走行方向。

3. 背肌　浅层上部是斜方肌，下部是背阔肌，深层是竖脊肌。确认各肌的起止点和肌束的方向，理解它们的作用。

4. **膈**　　在全身肌的解剖标本和膈的标本上，观察膈的位置、形态和起止部位，检查膈附着于胸廓下口周缘的情况，膈周围和中央的结构差异，主动脉裂孔、腔静脉孔和食管裂孔的位置，并辨认膈上的三个裂孔通过的结构。

5. **腹肌**　　在全身肌的解剖标本和腹壁横切面标本上，观察下列内容。

观察腹外斜肌的位置、形态（后部为肌性、前部为腱性），肌束的方向，腱膜与腹直肌鞘的关系，腹股沟韧带和腹股沟管浅环的位置及形态；腹内斜肌的位置、肌束的方向以及腱膜与腹直肌鞘的关系；腹股沟管的位置、形态和通过的结构。了解腹横肌的位置、肌束的方向，腱膜与腹直肌鞘的关系；了解腹直肌的位置、形态、腱划及其与腹直肌鞘的关系；了解腰方肌的位置和形态；腹白线的位置和形态；了解腹股沟三角的位置和境界。

6. **会阴肌**　　在会阴的解剖标本上，观察肛提肌的位置、形态，盆膈的位置、构成和穿过盆膈的结构，会阴深横肌和尿道括约肌的位置，尿生殖膈的位置、形态和穿过尿生殖膈的结构。

（四）头肌

在面肌和头颈肌的标本以及颅顶层次解剖标本上，观察下列内容。

1. **面肌**　　枕额肌的肌腹（枕腹、额腹）和帽状腱膜的位置及形态，眼轮匝肌和口轮匝肌的位置及形态，颊肌的位置。

2. **咀嚼肌**　　咬肌和颞肌的位置，并咬紧上、下颌，在自己身上触摸两肌的轮廓。

（五）四肢肌

1. **上肢肌**　　在上肢肌标本和全身肌的解剖标本上，观察下列内容。

（1）肩肌　检查三角肌的位置、形态和起止点，观察肩胛下肌、冈上肌、冈下肌、小圆肌和大圆肌的位置。

（2）臂肌　检查肱二头肌、肱三头肌的位置、形态和起止点。

（3）前臂肌　前群和后群的位置、形态和起止概况，前、后群浅层和深层肌的排列和名称。

（4）手肌　检查手肌外侧群、内侧群和中间群的位置，鱼际和小鱼际的形成，蚓状肌和骨间肌的位置。

（5）上肢的局部结构　在上肢肌连躯干的标本上，观察腋窝、肘窝的位置和形态。

2. **下肢肌**　　在下肢肌标本和全身肌的解剖标本上，观察下列内容。

（1）髋肌　观察髂腰肌的位置、组成，臀大肌的位置、形态和起止点，臀中肌、臀小肌的位置，梨状肌的位置、形态及与臀大肌、臀中肌的位置关系。

（2）大腿肌　观察大腿肌前群、内侧群、后群的位置，缝匠肌和股四头肌的起止点，髌韧带的位置，长收肌和耻骨肌的位置，股二头肌的位置。

（3）小腿肌　观察胫骨前肌、趾长伸肌和踇长伸肌的位置，腓骨长肌和腓骨短肌的位置，小腿三头肌的位置、组成和形态，跟腱的形成和终止部位，胫骨后肌、趾长屈肌和踇长屈肌的位置，并在自己身上确定具体部位。

（4）足肌　足底肌的分群。

（5）下肢的局部结构　在下肢肌标本和下肢的筋膜标本上，观察股三角的境界和内容；腘窝的位置和形态。

 实验小结

1. 本次实验进行了全身骨骼肌的观察，通过学习，应能够准确区分肌的构造，并能在标本上正确指认筋膜；掌握胸锁乳突肌、肋间肌、膈、三角肌、臀大肌的位置、形态、起止以及腹股沟韧带的组成、位置和形态特点；能够说出其他各部骨骼肌名称。

2. 对学生学习态度和操作技能进行评价。

（吉林卫生学校　刘东方）

实验六　消化、呼吸系统大体结构

 核心技能

1. 对照标本，你能准确指认出消化系统和呼吸系统的各个器官吗？

2. 结合标本，你能说出每个消化器官的位置吗？

3. 通过对肺的标本和模型的观察，你能够区分出左、右肺吗？

4. 您能在标本上区分出左、右主支气管吗？区别的依据是什么？

实验材料

1. **标本**　游离的标本有头颈部正中矢状切面、食管、胃、小肠（纵切面）、回盲部、阑尾、大肠（纵切面）、直肠和肛管（纵切面）、肝、胆、十二指肠与胰、喉连接的标本、喉软骨与喉腔标本、气管与支气管标本、左、右肺标本和纵隔标本；整体标本有人体腹腔剖开标本、人体胸部剖开标本、人头颈正中矢状切面标本。

2. **模型**　人体半身模型，牙、胃、小肠、大肠、肝、十二指肠和胰、喉连接模型，喉软骨与喉腔模型，气管与支气管模型，左、右肺模型和纵隔模型。

3. 电化教学　消化系统和呼吸系统大体结构的影像资料。

实验方法

（1）观看影像资料　消化系统、呼吸系统大体结构，18～25分钟。

（2）学生分组在标本上指认消化系统和呼吸系统的各个器官，15～20分钟。

（3）学生分组观察和拆装消化系统和呼吸系统的器官模型，25～30分钟。

（4）教师在学生观察、指认模型、标本过程中，巡回、指导、答疑，并了解学生对各核心技能的掌握程度。

（5）实验小结，3～5分钟。

实验内容与步骤

（一）消化系统的观察

1. 口腔、牙、咽的观察　在头颈部正中矢状切面标本上观察口腔各壁；腭垂、咽峡的组成，腭扁桃体、口腔腺（腮腺，舌下腺和下颌下腺）的形态位置；舌的形态（舌尖，舌体和舌根），结构（黏膜和肌肉）；咽的分部（鼻咽、口咽和喉咽）；分清牙的形态（牙冠，牙颈和牙根）和牙的内部结构（牙质、牙髓）。并在活体上说出上述结构的位置和名称。

2. 食管、胃的观察　观察食管位置和外形，在标本或模型上确认三处狭窄的位置；向下继续观察胃两口（贲门和幽门）的形态、位置和胃各部（贲门部，幽门部，胃底和胃体）的位置及胃黏膜皱襞的形态。

3. 小肠、大肠的观察　按位置分辨小肠的分部（十二指肠，空肠和回肠），观察小肠纵切面结构（黏膜面的环形皱襞和十二指肠大乳头）；分清大肠的各部，观察大肠表面的特征性结构（结肠带，结肠袋和肠脂垂），阑尾的形态和位置，大肠黏膜的特点，肛管的纵切面（肛柱，齿状线）。

4. 肝、胰、胆囊的观察　在整体标本上确认肝、胰和胆囊的位置；观察肝的外形和分叶、肝门的形态与结构；翻起肝脏，观察胆囊的外形与分部（胆囊底，胆囊体，胆囊颈和胆囊管）及胰的外形和胰分部（胰头，胰体和胰尾）。

最后在整体标本上从上到下观察各消化系统器官的顺序及毗邻。

（二）腹膜的观察

在整体标本上区分脏腹膜和壁腹膜，观察腹膜的结构及其形成的结构，重点是网膜（大网膜、小网膜），肠系膜，陷凹（男性为直肠膀胱陷凹，女性为膀胱子宫陷凹和直肠子宫陷凹）。

（三）呼吸系统的观察

1. 鼻、喉、气管的观察 观察外鼻（鼻根、鼻尖、鼻翼）、鼻腔（鼻中隔、鼻前庭、固有鼻腔、上、中、下鼻甲、上、中、下鼻道）、鼻旁窦（上颌窦、额窦、筛窦、蝶窦的位置与开口）；在模型上观察固有鼻腔的结构、鼻前庭和固有鼻腔的分界、固有鼻腔内三个区的部位；观察喉软骨（甲状软骨、环状软骨、勺状软骨、会厌软骨）；观察喉的连接、喉腔内的结构，找到前庭裂、声门裂、并确认喉前庭、喉中间腔和声门下腔的位置；观察气管软骨环、气管杈，在标本上分辨出左、右主支气管的形态走行的不同，加深理解异物为什么易在右主支气管处滞留。

2. 肺的观察 在整体标本上观察肺的位置、形态（肺尖、肺底、胸肋面、纵隔面、肺门、左肺心切迹、肺段、叶间裂）和肺分叶（左肺被斜裂分为上、下二叶，右肺被水平裂和斜裂分为上、中、下三叶）。仔细分辨左肺和右肺的区别。

3. 胸膜的观察 在整体标本上准确指出脏胸膜、壁胸膜（胸膜顶、肋胸膜、膈胸膜、纵隔胸膜）；提起壁胸膜观察到一个潜在性的腔隙，内含少量浆液的结构即为胸膜腔；顺着膈胸膜可触及较深的腔为肋膈隐窝。通过观察标本，理解肋膈隐窝的形成，了解胸腔积液为何首先到达此处。

在模型或标本上观察胸膜下界和肺下缘的体表投影。并能在模型和标本上准确指出胸膜和肺下缘的体表投影。

4. 纵隔的观察 在模型或标本上观察纵隔的位置、界限、分部及内容；观察纵隔的组成以及纵隔的分界标志；在标本和模型上分辨上、下纵隔，并辨认出纵隔的内容物。通过对下纵隔的观察，找到心包，准确地分别前、中、后纵隔。

5. 活体触摸 自己或相互间触摸喉结、环状软骨、气管。加强对体表标志的记忆。

 实验小结

1. 本次实验验证了消化系统口、咽、食管、胃、小肠、大肠、肝脏等器官的位置、形态。结合活体进行观察，让同学们更能准确地记住消化系统中各个器官的相互关系；同时对呼吸系统的组成，喉、气管、肺的位置和结构，胸膜和纵隔等有了更加深入的认识。

2. 对学生学习态度和操作技能进行评价。

（黑龙江省卫生学校 马德全）

实验七　消化、呼吸系统微细结构

核心技能

1. 试一试，在显微镜下能分辨出消化管壁的各层结构吗？

2. 在显微镜下你能区分胃底腺的主细胞和壁细胞吗？能否描述它们各自的形态结构特点吗？

3. 仔细观察，能否辨认肝小叶和门管区？在门管区你又能看到哪些结构？

4. 显微镜下你能区分气管的三层结构吗？

实验材料

1. 组织切片　食管（横切面）、胃底、小肠、肝脏、胰腺、气管、肺。

2. 电化教学　食管（横切面）、胃底、小肠、肝脏、胰腺、气管、肺微细结构的影像资料。

实验方法

（1）观看影像资料　食管、胃底、肝脏、胰腺、气管微细结构，10~15 分钟。

（2）教师指导学生观察食管、胃底、肝脏、胰腺、气管组织切片，20~25 分钟。

（3）学生绘图，教师巡回、指导、答疑，并了解学生对各核心技能的掌握情况，25~30 分钟。

（4）示教　胰腺，5 分钟。

（5）实验小结，3~5 分钟。

实验内容与步骤

（一）食管横断组织切片（HE 染色）

1. 肉眼观察　管腔不规则，近腔面染成紫红色为黏膜层，深红色为肌层，外膜观察不清。

2. 低倍镜下观察　缓慢推移动器，可见食管壁由内向外依次分为四层，即黏膜层、黏膜下层、肌层和外膜。黏膜的表层为复层扁平上皮，上皮深面为固有层，黏膜肌层为薄层纵形平滑肌，位于固有层的深面；黏膜下层为疏松结缔组织，内含食管腺；肌层分内环、外纵两层；外膜由纤维膜组成。

3. 高倍镜下观察 在食管壁的最内层，再一次确认曾经观察过的复层扁平上皮和黏膜下层的疏松结缔组织，以此强化基本组织的上皮组织和结缔组织的内容。

（二）胃底组织切片（HE 染色）

1. 肉眼观察 表面不整齐，染成紫蓝色的部分为胃黏膜，深面依次为黏膜下层、肌层和外膜。

2. 低倍镜下观察 胃黏膜的上皮是单层柱状上皮，细胞切面呈长方形，排列整齐，细胞间界限清楚，细胞核呈椭圆形，位于细胞的基底部。固有层内含有大量的胃底腺，呈红蓝相间颜色。

3. 高倍镜下观察 主要观察胃底腺中的主细胞和壁细胞。

（1）主细胞 数量较多，细胞呈锥体形，细胞核圆形，位于细胞的基底部。细胞质呈蓝色或淡蓝色。

（2）壁细胞 数量较少，细胞体积较大，呈圆形或锥体形，细胞核圆形，位于细胞的中央。细胞质呈红色或粉红色。

（三）肝脏组织切片（HE 染色）

1. 肉眼观察 组织被染成紫红色，其内有许多小空白间隙。

2. 低倍镜下观察 肝实质被结缔组织分隔成许多肝小叶，呈多边形（人肝小叶界限不清晰），中央的圆形管腔是中央静脉，管壁不完整，与肝血窦相通。中央静脉周围的肝细胞呈放射状排列，形成肝索，是肝板的断面，肝板之间的腔隙称为肝血窦。几个相邻的肝小叶之间结缔组织较多的区域称为门管区，区内可见三种管道。

（1）小叶间动脉 管壁厚，管腔小而圆，有少量环形平滑肌，染成红色。

（2）小叶间静脉 管壁薄，管腔大而不规则，着色较淡。

（3）小叶间胆管 管腔较小，管壁由单层立方上皮构成，核圆形，排列整齐，染成紫蓝色。

3. 高倍镜下观察 肝细胞体积较大，呈多边形，核圆，位于细胞中央。肝细胞构成的肝板呈条索状。

（四）气管组织切片（HE 染色）

1. 肉眼观察 浅色为气管软骨环，深色为气管的上皮。

2. 低倍镜下观察 可见气管管壁由内向外依次有黏膜、黏膜下层和外膜三层结构。靠近腔面染色较深的为气管的上皮。

3. 高倍镜下观察

（1）黏膜层 染成紫红色的为黏膜层，由上皮和固有层组成。上皮为假复层纤毛柱状上皮，其纤毛清晰可见，上皮内夹有杯状细胞。上皮的外周为染成淡红色的固有层，固有层为疏松结缔组织。

（2）黏膜下层　为疏松结缔组织，与固有层的疏松结缔组织紧邻，并无明显的区别。

（3）外膜　推动移动器，可见淡蓝色的区域为透明软骨，其外面由结缔组织构成。

（五）肺脏组织切片（HE 染色）

1. 肉眼观察　组织染成淡红色，其内有较多空白的腔隙。

2. 低倍镜下观察　明显可见形态不规则、染成淡红色的泡状结构，为肺泡的断面。肺泡之间有薄层的结缔组织为肺泡隔，此外还有大小不等的支气管和血管分支的断面。

3. 高倍镜下观察　能够看到导气部的小支气管；管腔小、管壁无软骨的细支气管；顺着细支气管追踪观察，仔细辨认可见到管壁不完整、有少量肺泡开口、上皮为单层立方细胞的呼吸性细支气管，以及许多肺泡开口弯曲而不规则的肺泡管和形态呈多面囊泡状、壁极薄、上皮细胞的外形不明显的肺泡。

（六）示教

胰脏组织切片（HE 染色）

高倍镜下观察，可见染色较深的外分泌部，外分泌部主要由单层锥体形细胞构成。在外分泌部能明显区分细胞染色浅淡、排列不规则的散在小区，为胰岛。胰岛内有丰富的毛细血管。

（七）绘图

气管组织切片（HE 染色）

在高倍镜下找到形态结构典型的气管三层结构并绘图，在绘制的图上分别注明假复层纤毛柱状上皮、杯状细胞和透明软骨。

 实验小结

1. 本次实验通过对食管、胃、肝、胰、气管和肺的观察，验证了食管壁、胃壁的四层结构；胃底腺主要的主细胞和壁细胞；肝实质的肝小叶和门管区的主要结构；胰腺由胰的外分泌部和胰的内分泌部（胰岛）构成；肺呼吸部的结构；气管的三层结构，同时，复习了假复层纤毛柱状上皮的形态结构；有助于加深对理论知识的理解和记忆。

2. 对学生学习态度和操作技能进行评价。

（新疆昌吉卫生学校　戴宏　单政　彭中伟）

实验八　泌尿、生殖系统大体结构

核心技能

1. 试一试，能否将泌尿系统和男、女生殖系统各器官的游离标本或模型按正常位置摆放？

2. 想一想，在什么器官上可找到输尿管开口和尿道内口？在切开的膀胱标本上，你能指认膀胱三角并说出其形态特点吗？

3. 对照男、女性盆腔标本或模型，你能说出睾丸、卵巢的位置与形态吗？

4. 在男性盆腔正中矢状切面的标本或模型上，你能准确指认男性尿道的三个部分、两个弯曲和三个狭窄吗？

5. 参照女性盆腔正中矢状切面标本或模型，你能说出子宫的位置、形态、分部及维持子宫正常位置的主要韧带吗？

实验材料

1. **标本**　男、女性泌尿系统、生殖系统标本；离体肾及肾额状切面标本；离体膀胱及切开标本；男、女盆腔正中矢状切面标本；女性会阴离体标本；女性内生殖器标本（冠状切开子宫、阴道）；阴茎、阴囊解剖标本。

2. **模型**　男、女性泌尿系统、生殖系统概观模型；腹膜后间隙器官模型；肾额状切面放大模型；男、女性盆腔正中矢状切面模型；女性内生殖器模型和女性会阴模型。

3. **电化教学**　泌尿系统和男、女性生殖系统大体结构的影像资料。

实验方法

（1）观看影像资料　泌尿系统大体结构，5～8分钟；男、女性生殖系统大体结构，10～12分钟。

（2）学生分组在模型上观察、指认泌尿系统各器官，5～8分；在模型上观察、指认男、女性生殖系统各器官，10～12分钟。

（3）学生分组观察置于方盘内的游离标本，并指认泌尿系统的各个器官，10～15分钟；观察、指认男、女性生殖系统各器官的游离标本，15～20分钟。

（4）教师在学生观察、指认模型、标本过程中，巡回、指导、答疑，并了解学生对各核心技能的掌握程度。

（5）实验小结，3～5分钟。

实验内容与步骤

（一）泌尿系统的观察

1. 肾的观察　　在腹膜后间隙器官标本上，用直钢尺平置于两肾的上端、肾门和下端，显示两肾高低位置的不同，第12肋斜过左肾中部的后方、右肾上部的后方。用敷料镊子于肾门处，夹起肾蒂并指认肾蒂内的肾静脉、肾动脉，输尿管等主要结构。在肾额状切面标本上，依次观察肾皮质、肾锥体、肾乳头、肾小盏、肾大盏、肾盂的形态和位置。

2. 输尿管的观察　　取腹膜后间隙器官标本，在腹后壁确认腰大肌。用敷料镊子沿腰大肌的表面指认输尿管的长度、行程，并依次观察和确认输尿管在起始处、与髂血管交叉处、穿膀胱壁处的三个狭窄，并强调其临床意义。

3. 膀胱的观察　　在男女骨盆正中矢状切面标本上，观察膀胱的形态。用敷料镊子准确指出膀胱尖、膀胱体、膀胱底和膀胱颈的位置。描述膀胱在充盈程度不同时，与耻骨联合的关系。男性膀胱在后方的毗邻是精囊腺、输精管的末端和直肠。女性膀胱在后方的毗邻是子宫和阴道。取离体膀胱冠状切面标本，用有色塑料管，分别插入并留置于膀胱底两输尿管的开口和尿道的内口处，显示膀胱三角的范围，描述其临床意义。

4. 女性尿道的观察　　取女骨盆正中矢状切面标本、女会阴离体标本。用有色塑料管，分别插入并留置于女尿道、阴道外口、肛门，仔细观察并描述女尿道的毗邻、形态特点及开口部位。

（二）男性生殖系统的观察

（1）在男性泌尿生殖器概观标本、模型上，识别睾丸、附睾、输精管、射精管、前列腺、精囊；观察睾丸和附睾的形态、位置；指出从睾丸产生的精子排出体外时，依次经过的结构。

（2）在男盆正中矢切标本或模型上观察输精管的起止、行程；观察精囊、前列腺与膀胱、直肠前壁的位置关系。

（3）在男尸标本上识别精索的位置，触摸精索，感知输精管的结构特点。找出输精管结扎的常选部位。

（4）在阴茎和阴囊标本、模型上观察其形态结构。

（5）在男盆正中矢切标本或模型上识别男性尿道的三个部分、两个弯曲和三个狭窄。

（三）女性生殖系统的观察

（1）在女性盆腔标本、女性内生殖器标本、女盆正中矢切标本或模型上观察并识别卵巢、输卵管、子宫、阴道等器官。

（2）在女性盆腔标本、女性内生殖器标本、女盆正中矢切标本或模型上观察卵巢、子宫的形态、位置，输卵管的分部；辨认子宫的四对韧带的位置、附着关系。利用子宫切开标本观察子宫腔、子宫颈管。

（3）在女盆正中矢切标本、模型上和子宫、阴道冠状切开标本或模型上观察阴道穹，阴道穹后部与子宫直肠陷凹的位置关系。

（4）在女阴标本上辨认外生殖器各结构，识别阴道口与尿道口及肛门的相互位置关系。

（5）在会阴标本模型上观察产科会阴。

 实验小结

1. 本次实验验证了肾的位置、形态及剖面的大体结构；输尿管的行程及狭窄部位；膀胱及女性尿道的毗邻、形态特点等。强化了男性内生殖器睾丸、附睾、输精管、射精管及男性尿道的形态、位置及其结构特点，加深对卵巢的形态与位置，子宫的位置、形态和分部等结构的理解和记忆。

2. 对学生学习态度和操作技能进行评价。

（重庆市第三卫生学校　杨华）

实验九　泌尿、生殖系统微细结构

 核心技能

1. 试一试，在显微镜下你能否准确辨认肾单位吗？

2. 你能记住并简笔勾画出肾小体和肾小管各部吗？

3. 你能不看切片标签，在光镜下辨认出睾丸、卵巢和子宫吗？

4. 在卵巢切片上你能识别原始卵泡、生长卵泡、成熟卵泡、黄体和白体吗？

5. 仔细观察睾丸切片，准确找出生精小管和睾丸间质，并描述睾丸间质细胞的形态结构特点。

实验材料

1. **组织切片**　肾脏、睾丸、卵巢、子宫（内膜增生期）。

2. **电化教学**　肾脏、睾丸、卵巢、子宫微细结构的影像资料。

实验方法

（1）观看影像资料　肾脏微细结构，5～8分钟；睾丸、卵巢、子宫微细结构，10～12分钟。

（2）教师指导学生观察肾脏、睾丸、卵巢、子宫组织切片，25～30分钟。

（3）学生绘图，教师巡回、指导、答疑，并了解学生对各核心技能的掌握程度，15~20分钟。

（4）示教　膀胱壁的微细结构，5分钟。

（5）实验小结，3~5分钟。

实验内容与步骤

（一）肾组织切片（HE 染色）

1. 肉眼观察　肾组织切片浅部为肾皮质，颜色较深，切片深部为肾髓质，颜色较浅。

2. 低倍镜下观察　可见肾皮质表面淡红色的线状薄层结构，为肾的纤维囊。在肾皮质内许多散在的近似球形红色小体，是肾小球的断面。肾小囊的脏层紧贴于肾小球的表面。围绕肾小球外周的光亮、空白区是肾小囊腔。密集在肾小体周围的管腔，是近端小管曲部和远端小管曲部。移动压片夹或移动器，将镜下视野移至肾皮质深部，无肾小体分布的区域是肾髓质区，呈网状，其内包含了近端小管直部、细段、远端小管直部和集合管等结构。

3. 高倍镜下观察

（1）肾小体　可清楚看到肾小体内由毛细血管蟠曲成近球状的红色肾小球，肾小球表面紧贴肾小囊的脏层，不易辨认清楚。肾小囊腔呈光亮、空白的腔隙，其外周明显可见由单层扁平上皮构成的肾小囊壁层。

（2）近端小管曲部　可观察到管腔较小、不规则，其管壁较厚，由单层立方上皮构成。上皮细胞界限不易辨清，细胞质呈红色，细胞核相对大而圆。细胞的游离面，可见染成红色的刷状缘。

（3）远端小管曲部　可观察到管腔较大、较规则，其管壁较近端小管曲部薄，由单层立方上皮构成。上皮细胞界限清楚可辨，细胞质呈淡红色，细胞核排列较紧密。细胞的游离面无刷状缘。

（4）细段　移动夹片夹或载物台，将镜下视野移至肾髓质区。可观察到细段的管壁薄，由单层扁平上皮构成。细胞核突向管腔，细胞质染成淡红色。

（5）集合管　可观察到管腔较大。上皮细胞因所在部位的不同，可呈立方形或低柱状。细胞界限清晰，细胞核着色较深。

（二）睾丸组织切片（HE 染色）

1. 肉眼观察　组织表面的一层被染为红色，即睾丸的白膜，其内部染色略深，为睾丸的实质。

2. 低倍镜下观察　睾丸表面为白膜，较厚，为致密结缔组织构成。中央为实质，可见许多圆形或近圆形的生精小管断面，生精小管之间的疏松结缔组织，为睾丸间质。

3. 高倍镜下观察

（1）生精小管　可见生精小管壁为复层的生精上皮构成，主要是处于不同生长发育阶段的生精细胞。

（2）睾丸间质　在生精小管之间为睾丸间质。可见间质细胞三五成群、细胞体积大、呈圆形或多边形，细胞质呈嗜酸性、染为红色，细胞核大而圆，核仁清晰可见。

（三）卵巢组织切片（HE 染色）

1. 肉眼观察　卵巢切面为椭圆形，在卵巢实质可见大小不等的空泡状结构，即为发育在不同阶段的卵泡。

2. 低倍镜下观察　表面为单层扁平或立方状上皮，上皮深面为白膜，实质分皮质和髓质，皮质在周围，着色较深，为许多各级卵泡和黄体构成，髓质狭小，为结缔组织、血管等。

3. 高倍镜下观察

（1）原始卵泡　体积较小，位于白膜的深面，由中央的一个初级卵母细胞和周围一层扁平的卵泡细胞组成。

（2）生长卵泡　早期的生长卵泡，初级卵母细胞外周的卵泡细胞变成立方状，由单层变为多层，两者间出现环状红染的均质状膜即透明带；后期的生长卵泡体积增大，卵母细胞增大，卵泡腔、卵丘、卵泡膜相继形成。

（3）成熟卵泡　结构与晚期的生长卵泡相似。但卵泡腔更明显，体积更大，整个卵泡突向卵巢表面，切片上难见到。

（4）黄体　体积很大，细胞密集，嗜酸性而被染成红色的团状结构，黄体细胞间有丰富的血管。

（四）子宫组织切片（HE 染色）

1. 肉眼观察　子宫内膜浅紫色，较薄，其余大部分为染成深红色的肌层。

2. 低倍镜下观察　内膜上皮为单层柱状，深面为较厚的固有层，固有层有上皮凹陷而成的单管状子宫腺和小血管；平滑肌层很厚；浆膜常被切去，故不易看到。

3. 高倍镜下观察　内膜的单层柱状上皮清晰可辨；固有层由较致密的结缔组织构成，上皮向固有层凹陷形成的单管状子宫腺，其末端有分支，并接近肌层；肌层的肌纤维束排列不规则，层次不太明显，肌纤维束之间有大量的结缔组织和丰富的毛细血管。

（五）示教

膀胱壁组织切片（HE 染色）

低倍镜下观察　空虚膀胱壁的黏膜和肌层。表面染色较浅，呈淡粉红色的部分为变移上皮。上皮深面深紫红色区域是交错排列的平滑肌束。

（六）绘图

肾脏组织切片（HE 染色）

在高倍镜下选择图像清晰的肾皮质，找到形态结构典型的肾小体、肾小管绘图，并在绘制的图上注明血管球、肾小囊腔、肾小囊壁层、近端小管曲部、远端小管曲部。

 实验小结

1. 本次实验的重点内容是肾、睾丸、卵巢、子宫壁的微细结构，通过肉眼、低倍镜、高倍镜观察，应能够辨认肾小体、肾小管、集合管的形态结构；睾丸的生精小管和睾丸间质以及睾丸间质细胞的形态结构特点；卵巢皮质内处于不同生长发育阶段的各级卵泡及黄体；子宫壁的三层结构特点；通过示教复习了变移上皮和平滑肌的微细结构，强化器官是由不同的组织有机结合而成的概念。

2. 对学生学习态度和操作技能进行评价。

（首都铁路卫生学校　綦永明）

实验十　脉管系统大体结构

核心技能

1. 试一试，你能在标本上指认心脏的位置并描述它的形态结构吗？

2. 你能在标本上指认主动脉的起始、行程、分部及其主要分支和分布吗？

3. 结合标本和模型观察上、下腔静脉的合成和流注关系，寻找上、下腔静脉的主要属支。

4. 在大体标本上你能确认临床护理工作常用的上、下肢浅静脉吗？

实验材料

1. 标本　胸腔的解剖标本、胸腔纵隔切开心包的标本、离体心脏标本、切开心房和心室的离体标本、心血管铸造标本，全身动、静脉标本，上、下肢浅静脉标本，腹腔的解剖标本及脾游离标本。

2. 模型　血液循环模型、心模型和心传导系统挂图，全身浅淋巴结模型、胸导管和右淋巴导管模型。

3. 电化教学　脉管系统大体结构的影像资料。

实验方法

（1）观看影像资料　脉管系统大体结构，15～20分钟。

（2）学生分组在标本上确认心的位置、形态、结构及各部血管，辨认全身主要的动脉和静脉，观察脾的位置、形态，20～25分钟。

（3）学生分组在心的模型上辨认心各腔的结构；结合血液循环模型

分清体循环和肺循环途径；观察全身浅淋巴结模型，辨认全身主要的浅淋巴结群；观察胸导管和右淋巴导管模型，确认胸导管和右淋巴导管及它们的注入部位；结合活体指出心的体表投影的位置和上、下肢浅静脉，25~30分钟。

（4）教师在学生观察、指认模型、标本过程中，巡回、指导、答疑，并了解学生对各核心技能的掌握程度。

（5）实验小结，3~5分钟。

实验内容与步骤

（一）心的观察

（1）在胸腔纵隔切开心包的标本上观察心的外形、确认心的位置，注意心与肺、胸骨和肋的毗邻关系。

（2）结合活体指出心的体表投影的位置。

（3）结合心血管铸造标本和模型观察左、右冠状动脉的起始、行程及其分支和分布。

（4）在切开心房和心室的离体标本上观察心壁和心各腔的结构及连通关系。①右心房：右心耳、卵圆窝、上腔静脉口、下腔静脉口和冠状窦口。②右心室：右房室口、三尖瓣、腱索、乳头肌、肺动脉口和肺动脉瓣。③左心房：左心耳和4个肺静脉口。④左心室：左房室口、二尖瓣、腱索、乳头肌、主动脉口及主动脉瓣。

（5）在胸腔纵隔切开心包的标本上辨认浆膜性心包、纤维性心包，观察心包腔的构成。

（6）结合心传导系统模型、挂图指出心传导系统的结构，即窦房结、房室结、房室束及左、右束支。

（二）血管的观察

1. 在全身动、静脉标本上观察　　肺动脉（寻认动脉韧带）、肺静脉起始、行程和流注关系；观察主动脉的起始、行程和分部；观察上、下腔静脉的合成和注入部位。

2. 在全身动、静脉标本上观察

（1）头颈部的动、静脉　颈总动脉（注意观察左、右颈总动脉起始部位）、颈内动脉、颈外动脉、面动脉（结合活体指出压迫止血点）、颞浅动脉、颈内静脉、颈外静脉、面静脉。

（2）上肢的动、静脉　锁骨下动脉（注意观察左、右锁骨下动脉起始部位）、腋动脉、肱动脉（结合活体指出压迫止血点）、尺动脉、桡动脉、掌深弓、掌浅弓、锁骨下静脉、腋静脉、肱静脉、头静脉、贵要静脉、肘正中静脉和手背静脉网（注意观察上肢浅静脉起始、行程及其连通关系）。

（3）胸部的动、静脉　肋间后动脉、奇静脉。

（4）腹部的动、静脉　腹腔干、肠系膜上动脉、肠系膜下动脉的起始行程、主要分支、分布，肾动脉、睾丸（卵巢）动脉、肾静脉（观察左、右肾静脉注入部位）、肝门静脉及其主要属支。

（5）盆部的动、静脉　髂总动脉、髂内动脉及主要分支、髂外动脉、髂总静脉、髂内静脉及主要属支、髂外静脉。

（6）下肢的动、静脉　股动脉（结合活体指出压迫止血点）、腘动脉、股静脉、大隐静脉（观察起始、行程及其注入）、小隐静脉（观察起始、行程及其注入）、足背静脉。

（三）淋巴系统的观察

1. 全身的主要淋巴结群　在全身浅淋巴结模型上辨认全身的主要浅淋巴结群：下颌下淋巴结、颈外侧浅淋巴结、颈外侧深淋巴结、腋淋巴结、支气管肺门淋巴结、腰淋巴结、腹腔淋巴结、髂总淋巴结和腹股沟浅淋巴结。

2. 胸导管和右淋巴导管　在胸导管和右淋巴导管模型上观察、寻找和确认胸导管和右淋巴导管及它们与静脉角的关系；在第 1 腰椎前方寻认胸导管起始处的膨大，即乳糜池，及其接收的左、右腰干和肠干；寻认胸导管注入左静脉角处收集的左颈干、左支气管纵隔干和左锁骨下干；寻认右淋巴导管注入右静脉角处收集的右颈干、右支气管纵隔干和右锁骨下干。

3. 脾　在腹腔的解剖标本上，观察脾的位置，观察脾游离标本、确认其形态和主要结构。

 实验小结

1. 本次实验验证了心的位置（位于胸腔中纵隔内）；心的瓣膜；主动脉起于左心室，肺动脉起于右心室；临床护理工作常用的上、下肢浅静脉（上肢浅静脉有手背静脉网、肘正中静脉、贵要静脉、头静脉；下肢浅静脉有足背静脉网、大隐静脉和小隐静脉）的位置、起止行程。

2. 对学生学习态度和操作技能进行评价。

（哈尔滨市卫生学校　张真　张冬　伞宁）

实验十一　脉管系统微细结构

 核心技能

1. 仔细观察，在显微镜下你能否分辨心壁的心内膜、心肌层和心外膜吗？

2. 在显微镜镜下你能准确地辨认动脉管壁的内膜、中膜和外膜吗？

3. 试一试，你能否描述显微镜下淋巴结的被膜、小梁、淋巴小结、生发中心、副皮质区和髓索吗？

实验材料

1. 组织切片　　心壁、中动脉、中静脉、淋巴结、脾。

2. 电化教学　　心壁、中动脉、中静脉、淋巴结、脾微细结构的影像资料。

实验方法

（1）观看影像资料　　心壁、中动脉、中静脉、淋巴结、脾微细结构，10~15分钟。

（2）教师指导学生观察心壁、中动脉、中静脉、淋巴结组织切片，25~30分钟。

（3）学生绘图，教师巡回、指导、答疑，并了解学生对各核心技能的掌握情况，20~25分钟。

（4）示教　脾脏，5分钟。

（5）实验小结，3~5分钟。

实验内容与步骤

（一）心壁组织切片（HE染色）

1. 肉眼观察　　可见染成淡红色、较薄的部分为心房肌，较厚的为心室肌，突入心室腔内的为心瓣膜。

2. 低倍镜下观察　　由内向外依次观察心壁的心内膜、心肌层和心外膜。心内膜由内向外也可见三层，在心腔最内面细胞为单层扁平上皮，为内皮；一薄层较细密的结缔组织为内皮下层；在心内膜下层可见其内有血管、神经和心传导系统分支。

心肌层较厚，由心肌纤维构成，在标本中可见不同切面的心肌纤维，心肌纤维之间有少量结缔组织、毛细血管和神经等。

心外膜由薄层结缔组织和间皮构成。

心内膜向心腔内突入折叠而成心瓣膜，表面为一层内皮，中间为致密结缔组织。

3. 高倍镜下观察　　在心内膜深面明显可见不同切面的浦肯野纤维，较一般心肌纤维粗大，染色较为浅淡。

（二）中动脉和中静脉横断组织切片（HE染色）

1. 肉眼观察　　管腔小而圆、管壁厚的为中动脉；管腔大而不规则、管壁薄的是中静脉。

2. 低倍镜下观察　　观察中动脉管壁的全貌。

中动脉管壁具有血管壁一般微细结构的共同特点，即内膜、中膜和外膜。其内膜由内向外可见三层，在管腔内面，为单层扁平上皮，细胞的轮廓不清晰，细胞核明显的为内皮；内皮下层较明显，由结缔组织构成；在内膜与中膜之间有一条明显的波浪状条纹，由弹性纤维构成，为内弹性膜。

中膜为最厚的一层，主要有环形的平滑肌纤维构成，肌纤维之间有少量的弹性纤维。

外膜由结缔组织构成，可见内含的小动脉、小静脉和神经，在中膜与外膜之间有弹性纤维构成的外弹性膜。

比较观察中动脉与中静脉，中静脉较中动脉的管壁薄，而且管腔大、不规则，也分为内膜、中膜和外膜三层，但三层界限不如动脉明显。

3. **高倍镜下观察**　中动脉管壁内膜的内皮为单层扁平上皮，其细胞核突向管腔，内弹性膜为亮红色的波浪膜；中膜可见平滑肌纤维着色较深而且有较大的杆状核；在近中膜处较厚、染色较深的部分为外弹性膜，但不如内弹性膜完整、明显。中静脉管壁薄，内弹性膜不明显，环行平滑肌纤维量少。

（三）淋巴结组织切片（HE 染色）

1. **肉眼观察**　淋巴结分皮质和髓质，皮质因细胞多、排列密集，故颜色较深；髓质位于中央，因细胞少故颜色较浅，但两者无明显界限。

2. **低倍镜下观察**　淋巴结表面有结缔组织被膜，被膜伸入实质形成长短不等的粉红色结构为小梁。被膜下为皮质，色深；皮质中央为髓质、色浅。

皮质由淋巴小结、副皮质区和皮质淋巴窦构成。淋巴小结为致密淋巴组织构成的球形结构，小结周围色深，中央色浅，为生发中心；副皮质区位于淋巴小结之间和皮质深层的弥散淋巴组织；位于被膜与皮质之间的为皮质淋巴窦。

髓质由髓索和髓窦构成。髓索由于淋巴细胞密集成索条状，颜色较深；位于髓质小梁和髓索之间的为髓窦。

3. **高倍镜下观察**　进一步观察淋巴小结中染色浅的生发中心和染色深的淋巴小结边缘部分，以区分大、中、小型的淋巴细胞。

（四）示教

脾脏组织切片（HE 染色）

脾由白髓和红髓构成，低倍镜下观察，白髓散布于红髓内，染成紫蓝色，呈条状或团块状。条状的为动脉周围淋巴鞘，团块状的为脾小结。动脉周围淋巴鞘位于脾小结的一侧；呈索条状并交织成网，内有 B 淋巴细胞、网状细胞、巨噬细胞和红细胞的红髓。

（五）绘图

淋巴结组织切片（HE 染色）

在低倍镜下观察并选择图像较清晰、结构完整的淋巴结组织绘图，并在所绘图上分别注明被膜、小梁、淋巴小结、生发中心、副皮质区和髓索。

 实验小结

1. 本次实验观察了心壁的心内膜、心肌层和心外膜三层结构；动脉管壁的微细结构，即内膜、中膜和外膜；淋巴结皮质和髓质；脾的微细结构、白髓和红髓。验证了理论讲授的形态结构及其特点。有助于加深对重点结构的理解和记忆。

2. 对学生学习态度和操作技能进行评价。

（哈尔滨市卫生学校　张真　张冬　伞宁）

实验十二　中枢神经系统大体结构

 核心技能

1. 试一试，能否在脑标本或模型的各个面上指认脑的各部组成及大脑纵、横裂和主要的沟、回吗？

2. 仔细观察脊髓，能否辨认脊髓表面的沟、裂和膨大吗？

3. 比较脊髓和脑的断面，观察两者灰、白质的分布并找出它们分布规律的异同点？

实验材料

1. 标本　离体脊髓标本；切除椎管后壁的脊髓标本；整脑标本；脑的正中矢状切面标本；大脑水平切面标本；脑的血管色素灌注标本。

2. 模型　脊髓横切面模型；脑干模型；可组装整脑模型。

3. 电化教学　神经系统大体结构的影像资料。

实验方法

（1）观看影像资料　中枢神经系统，15~20分钟。

（2）学生分组在模型上观察、指认中枢神经系统各结构和拆、装整脑模型，30~35分钟。

（3）学生分组观察置于方盘内的游离标本，并指认中枢神经系统的各结构，15~20分钟。

（4）教师在学生观察、指认模型、标本过程中，巡回、指导、答疑，并了解学生对各核心技能的掌握程度。

（5）实验小结，3~5分钟。

实验内容和步骤

（一）脊髓的观察

1. 脊髓的外形 取离体脊髓标本，自上而下观察颈膨大、腰骶膨大。辨认前正中裂、后正中沟及前、后外侧沟。

2. 脊髓的内部结构 取脊髓横切面标本，观察灰质、白质的配布，脊髓中央管的位置，灰、白质的分部。

（二）脑的观察

1. 脑的概况 取整脑标本和脑的正中矢状切面标本或模型，结合观察，注意各部的位置关系。脑可分为脑干（延髓、脑桥、中脑）、间脑、端脑和小脑。

2. 脑干的观察 取脑干标本和模型观察，确认延髓、脑桥和中脑的位置。

（1）腹侧面观察延髓、脑桥和中脑：①在延髓可见前正中裂、前外侧沟、锥体及下方的锥体交叉。舌下神经与前外侧沟相连。②在脑桥的延髓脑桥沟内由内侧向外侧依次辨认展神经、面神经和前庭蜗神经；基底沟内有基底动脉；脑桥向两侧逐渐变细，向后连于小脑，在变细处寻找三叉神经根。③中脑腹侧的一对柱状结构，叫大脑脚，两脚之间的凹陷为脚间窝，内有动眼神经穿出。

（2）腹侧面观察延髓、脑桥和中脑：①在延髓辨认与脊髓相续的后正中沟和后外侧沟；后外侧沟内自上而下寻认舌咽神经、迷走神经和副神经根；在延髓上部中央管敞开，形成菱形窝的下部。②在脑桥可见中央管的中、下部敞开，构成菱形窝的上部；脑桥的上部缩细与中脑相连。③中脑可分辨上丘和下丘；在下丘的下方有滑车神经出中脑。

3. 小脑的观察 在小脑模型和标本上观察小脑半球、小脑蚓及小脑扁桃体。

4. 第四脑室的观察 在脑的正中矢状切面上，观察第四脑室的位置、形态及其与中脑水管和中央管的沟通关系。

5. 间脑的观察 取脑干、间脑正中矢状面标本和模型，观察间脑的位置，重点找到第三脑室和下丘脑。

6. 端脑的观察 在整脑标本上观察大脑纵裂及胼胝体，大脑半球和小脑之间的大脑横裂。取大脑半球标本，分辨脑的上外侧面、内侧面和下面；观察大脑沟、回，找到中央前回、中央后回、颞横回、中央沟、距状沟等。取大脑水平切面观察大脑皮质、基底核、内囊等。

（三）脑和脊髓被膜、血管的观察

1. 脑和脊髓的被膜 两者相互延续，为方便观察，将其分为脊髓的被膜和脑的被膜两部分。在脑和脊髓标本上从外到内观察硬膜、蛛网膜和软膜。

（1）脊髓的被膜　硬脊膜在最外层，是致密的结缔组织被膜，上端附于枕骨大孔的周缘，且与硬脑膜相续。下端在第2骶椎以下包绕终丝，附于尾骨背面，两侧包绕脊神经根，与脊神经外膜相续；翻开硬脊膜后，观察蛛网膜的形态结构特点，及其与硬脊膜的连接关系。用镊子翻开蛛网膜，观察蛛网膜下隙；在观察蛛网隙后，注意观察软脊膜包裹脊髓的形式和自脊髓圆锥下端形成的终丝。

（2）脑的被膜　分别与脊髓的同名被膜相续。取脑膜标本，首先观察其与颅骨连接的形式，注意其与硬脑膜相续，但无硬脑膜外隙。然后观察硬脑膜形成的隔幕及其内含的硬脑窦：大脑镰位于大脑纵裂内，呈镰刀状，小脑幕位于大脑横裂内。在大脑镰的上、下缘，分别寻觅上矢状窦和下矢状窦，追踪观察它们与窦汇、直窦的沟通关系。在大脑镰与小脑幕移行处，寻认和观察直窦及其沟通关系。在直窦的后端观察窦汇，并向两侧追踪横窦、乙状窦和颈静脉孔。最后在上矢状窦的内侧寻觅蛛网膜粒；取包有蛛网膜的脑标本，观察蛛网膜及蛛网膜下隙；紧裹于脑的表面，并深入其沟、裂，且不易剥离的为软脑膜。

2. 脑血管观察　在脑的血管色素灌注标本上观察大脑中动脉、大脑前动脉、椎动脉及大脑动脉环的行程和分部。

 实验小结

1. 本次实验通过电教、模型和标本观察了脑和脊髓的外部形态及内部结构；脑的分部及脑干的分部；大脑表面重要的沟、回；脑和脊髓的被膜由浅入深有硬膜、蛛网膜和软膜三层；四个脑室和中央管的位置及相互连通关系；脑和脊髓的血管等。通过仔细观察，有助于加深对理论知识的理解和记忆。

2. 对学生学习态度和操作技能进行评价。

（兰州市卫校　许晓光　刘宏家　莫建杰）

实验十三　周围神经系统大体结构

 核心技能

1. 试一试，你能在脑标本或模型的底面指认十二对脑神经吗？

2. 仔细观察，能否认出颈丛、臂丛、腰丛和骶丛的位置、主要分支及分布吗？

3. 观察交感神经的分布，能否在标本上指认交感干的组成和位置？

实验材料

1. 标本　脊神经标本；头颈及上肢肌、血管和神经标本；腹下壁、腰及下肢肌、血管和神经标本；切除脑的颅底标本；面部浅层结构标本；颈部深层的血管神经标本；迷走神经标本；自主神经标本；膈神经标本等。

2. **模型** 脑神经整体模型；脊神经整体模型；脑干神经核模型等。

3. **电化教学** 神经系统大体结构的影像资料。

实验方法

（1）观看影像资料 中枢神经系统，15～20分钟。

（2）学生分组在模型上观察、指认和周围神经系统各结构，30～35分钟。

（3）学生分组观察游离标本，并指认周围神经系统的各结构，15～20分钟。

（4）教师在学生观察、指认模型、标本过程中，巡回、指导、答疑，并了解学生对各核心技能的掌握程度。

（5）实验小结，3～5分钟。

实验内容和步骤

（一）脊神经的观察

1. **脊神经分布概况** 在脊神经标本上，观察颈、胸、腰、骶和尾神经的对数，寻找其穿出椎管的部位，辨认脊神经出椎管后分出的前支和后支。

2. **颈丛** 取头颈和上肢神经标本或模型，翻开胸锁乳突肌，观察颈丛的组成。在胸锁乳突肌后缘中点寻认各皮支，追踪观察分分布区域；取膈神经标本追踪其行程和分布，注意膈神经与肺根和心包的位置关系。

3. **臂丛** 利用头颈部和上肢神经标本和模型，在锁骨中点后方寻认臂丛，观察其组成。然后追踪至腋窝，观察臂丛与腋动脉的关系，再逐一观察臂丛主要分支：尺神经、正中神经、桡神经、肌皮神经等的走行及分布。

（1）尺神经 在肱骨内上髁的后方寻认该神经，向上追踪观察其发出部位及与肱动脉的关系，向下追踪至手。注意其在前臂的行程及其与肱动脉关系，注意尺神经在前臂及手的分支和分布。

（2）正中神经 在臂下部寻认粗大的正中神经，向下观察该神经挟持肱动脉的位置关系，向下追踪穿过肘窝的部位，在前臂及手掌的行经和分支、分布。

（3）桡神经 在腋动脉的后方辨认该神经，追踪观察其行经，注意其与肱骨桡神经沟的位置关系及其在臂、前臂、手背的分支分布。

（4）肌皮神经 在肱二头肌的深面寻认肌皮神经，向下追踪至腕部，注意肌皮神经在臂部发出肌支支配的臂肌，在肘窝浅出的部位及布于前臂前面皮肤的范围。

（5）腋神经　在肱外科颈的后方寻认该神经，追踪观察其分布于三角肌、肩关节和肩部皮肤的各条分支。

4. 腰丛　取腹下壁、腰及下肢的神经标本，在腰大肌的深面观察腰丛的组成及分支。辨认髂腹下神经、髂腹股沟神经、股神经等。追寻股神经的行程和分布。

（1）髂腹下神经和髂腹股沟神经　在肾的后方寻认上述两神经。髂腹下神经位居上方，髂腹股沟神经平行于髂腹下神经的下方，追踪观察它们各自的分支与分布。

（2）股神经　在髂肌和腰大肌之间寻认该神经。然后追踪其与腹股沟韧带、股动脉的位置关系，并追踪其分支和分布。

5. 骶丛　取腹下壁、腰及下肢的神经标本，在盆腔后壁观察骶丛的组成及臀上神经、臀下神经、阴部神经及坐骨神经的行程和分布。

（1）臀上神经　在梨状肌上缘附近寻认此神经，并追踪观察至臀中肌和臀小肌。

（2）臀下神经　在梨状肌下缘附近寻找该神经，它伴同名血管布于臀大肌。

（3）阴部神经　在坐骨棘的背面寻查该神经，然后追踪其行经分布。

（4）坐骨神经　是全身最大的神经，易于在臀部辨认。在观察中应注意：坐骨神经与梨状肌的关系；坐骨神经的体表投影；坐骨神经的分支和分布；坐骨神经分为胫神经和腓总神经两个终支的部位。

在髂后上棘和股骨大转子尖端间作连线，在此线的上、中 1/3 之上处验证此点是否为臀上神经的体表投影；在髂后上棘与坐骨结节间做连线，验证此线是否为臀下神经、阴部神经和坐骨神经的体表投影。

检查坐骨神经的终支：翻开小腿三头肌辨认胫神经，并追踪至足底。观察其分支及分布，并注意胫神经与内踝的关系；在腓骨头下方约二横指处观察到腓总神经分为腓浅神经和腓深神经，然后分别追踪观察腓浅神经和腓深神经的行程、分支及分布。

（二）脑神经

（1）观察各对脑神经出颅时所经过的孔、裂、管及其行程、分支及分布。

（2）取迷走神经标本，观察迷走神经的行程、分支范围。进一步寻认迷走神经的分支：喉上神经、颈心支、喉返神经的行程。

（三）内脏神经

（1）在胸腹后壁标本上观察交感干的位置、组成及分支。结合模型进一步观察各部神经节的数目及其与脊神经的关系。

（2）在交感干的胸部寻认从交感干上发出的内脏大神经和内脏小神经。

实验小结

1. 本次实验通过电教、模型和标本验证了十二对脑神经的连脑部位及其分支、分布；三十一对脊神经的分支、分布和自主神经的形态结构等。通过仔细观察，有助于加深对周围神经系统形态结构和一些重要神经分支、分布的理解和记忆。

2. 对学生学习态度和操作技能进行评价。

（兰州市卫校　许晓光　刘宏家　莫建杰）

实验十四　内分泌系统微细结构

核心技能

1. 依据显微镜下的观察，你能说出滤泡上皮细胞与滤泡旁细胞的区别吗？

2. 在显微镜下你能准确辨认肾上腺皮质球状带、束状带和网状带吗？比较各带细胞的形态特点有何不同？

3. 试一试，你能否描述显微镜下腺垂体中嗜酸性细胞、嗜碱性细胞和嫌色细胞的形态特点吗？

实验材料

1. 组织切片　甲状腺、肾上腺、垂体、甲状旁腺。

2. 电化教学　甲状腺、肾上腺、垂体、甲状旁腺微细结构的影像资料。

实验方法

（1）观看影像资料　甲状腺、肾上腺、垂体微细结构，10～15分钟。

（2）教师指导学生观察甲状腺、肾上腺、垂体组织切片，25～30分钟。

（3）学生绘图，教师巡回、指导、答疑，并了解学生对各核心技能的掌握情况，20～25分钟。

（4）示教　甲状旁腺，5分钟。

（5）实验小结，3～5分钟。

实验内容与步骤

（一）甲状腺组织切片（HE染色）

1. 肉眼观察　在组织切片表面，可见染色较深的一薄层结构，为甲状腺的被膜。被膜深层染色较浅、为不太均匀的结构，是甲状腺的实质部分。

2. 低倍镜下观察　　甲状腺的实质部分内，可见许多大小不等的球形、椭圆形或不规则形的甲状腺滤泡断面，在滤泡腔内含有被染成深红色嗜酸性的胶状物质，胶状物质中含有甲状腺激素。上皮细胞与胶质之间常见由上皮细胞吞饮形成的空泡。在滤泡之间含有散在的滤泡旁细胞、少量结缔组织及其丰富的毛细血管和淋巴管。

3. 高倍镜下观察　　甲状腺滤泡壁由单层上皮构成，其中大部分为立方形的滤泡上皮细胞，上皮细胞的形态可随机体生理功能或病理状态而发生变化。上皮细胞间分界比较明显，细胞核呈球形，染色较浅，位于细胞的中央。

在滤泡之间的结缔组织内和滤泡上皮细胞之间，辨认滤泡旁细胞。滤泡旁细胞数量较少，体积较滤泡上皮细胞稍大，呈椭圆形或者多边形，细胞质染色较淡，细胞核相对滤泡上皮细胞核要小，圆球形，位于细胞的中央。

（二）肾上腺组织切片（HE 染色）

1. 肉眼观察　　在肾上腺组织切片外周部被染成紫红色的区域为皮质，靠中央部位染为紫蓝色的区域是肾上腺髓质部分。

2. 低倍镜下观察　　组织切片表面为结缔组织构成的被膜，染成红色。其外附有大量脂肪组织和疏松结缔组织。被膜的深面为皮质，由浅入深，依次可分辨出球状带、束状带和网状带。网状带的深面为髓质，内含有较多的毛细血管。

3. 高倍镜下观察

（1）球状带　位于皮质浅层，较薄。细胞较小，呈低柱状或多边形，细胞排列成环状或半环状，细胞团之间有结缔组织和丰富的毛细血管。上皮细胞核染色较深，细胞质较少，被染成红色。

（2）束状带　位于球状带的深面，较厚，占皮质的大部分（78%）。细胞呈多边形，体积较大。细胞质呈海绵状（细胞质内的脂滴在制片过程中已被溶解），细胞排列成与被膜相垂直的索状。

（3）网状带　位于皮质的最深层，此带较薄。细胞呈多边形，大小不等，排列成索，索与索之间有分支相互连接成网。

（4）髓质　位于网状带的深面。网状带与髓质的交界处呈不规则状。髓质染成紫蓝色，主要由髓质细胞构成。髓质的细胞较大，呈多边形，细胞核圆，位于细胞的中央。

（三）垂体组织切片（HE 染色）

1. 肉眼观察　　在垂体切片上可观察到染色较深的区域为腺垂体，染色较浅的部分是神经垂体。

2. 低倍镜下观察　　先将腺垂体移到视野中央，可见腺细胞密集排列呈团和索状，偶尔可见围成的小滤泡，细胞间具有丰富的毛细血管网和网状结缔组织；再将神经垂体移到视野中央，可观察到被染成紫红色的无髓神经纤维，在大量的无髓神经纤维之间含有染色较浅的神经胶质细胞和丰富的毛细血管网。

3. **高倍镜下观察** 观察腺垂体，根据细胞质中含有的染色颗粒，可明显分辨出嗜酸性细胞、嗜碱性细胞和嫌色细胞。其中嗜酸性细胞，数量较多，细胞轮廓清楚，细胞呈圆或卵圆形，细胞质内含有嗜酸性颗粒。细胞核 1 或 2 个，染色深浅不一，位于细胞内一侧；嗜碱性细胞的细胞轮廓较清楚，细胞呈圆或卵圆形，细胞体积一般比嗜酸性细胞稍大，细胞质中含有嗜碱性颗粒，颗粒大小不一，其数量比嗜酸性细胞要少，细胞核染色较深；嫌色细胞数量多，细胞间界线不太明显，细胞彼此间排列呈团状，细胞的体积比较小，细胞质也较少，细胞质内无染色颗粒。

再将神经垂体移到视野中央，可清楚地观察到神经垂体内充满大量的无髓神经纤维。在无髓神经纤维之间有体积较小，形态、大小不一，轮廓不清的神经胶质细胞。

（四）示教

甲状旁腺组织切片（HE 染色）

高倍镜下观察 甲状旁腺主细胞排列成条索状或块状，细胞体积较小，染色较浅，数量多。另一类数量较少的嗜酸性细胞，体积较大，染色较深，散在分布于主细胞之间。

（五）绘图

甲状腺组织切片（HE 染色）

在高倍镜下观察并选择图像较清晰、结构完整的甲状腺滤泡，找到形态结构典型的滤泡上皮细胞和滤泡旁细胞绘图，并在所绘图上分别注明滤泡上皮细胞、滤泡腔和滤泡旁细胞。

 实验小结

1. 本次实验通过对甲状腺、肾上腺、垂体微细结构的镜下观察，验证了甲状腺滤泡上皮细胞，滤泡腔及滤泡旁细胞的形态结构特点；肾上腺皮质球状带、束状带、网状带结构特点及各带形态间的区别；腺垂体中嗜酸性、嗜碱性和嫌色三种细胞在形态、大小上的结构差异。有助于加深对重点结构的理解和记忆。

2. 对学生学习态度和操作技能进行评价。

（首都铁路卫生学校　綦永明）

实验十五　胚胎概观

核心技能

1. 试一试，能否在模型上指认受精卵的植入位置和蜕膜的分部。
2. 通过模型观察，试着说出卵裂球、桑葚胚及胚泡的结构特点。
3. 想一想，能否在模型上辨认胎膜的各种结构，你能结合标本指出胎盘与脐带的结构和相互关系吗？

实验材料

1. **标本**　脐带与胎盘、胎儿各个月份的标本。
2. **模型**　卵裂及桑葚胚模型；胚泡模型；植入模型；胚盘模型；体节与神经管形成模型；第 2～4 周的胚胎模型；妊娠子宫的剖面模型。
3. **电化教学**　胎儿发育的影像资料（生命的奇迹）。

实验方法

（1）观看影像资料　胎儿的发育（生命的奇迹），15～20 分钟。

（2）教师为学生进行模型拆装演示和在标本、模型上进行胚胎形态、结构、位置的确认，5～10 分钟。

（3）学生分组在标本上指认胚胎的发育和胎膜的各结构，10～15 分钟。

（4）学生分组拆装卵裂球与透明带、滋养层和胚盘等各结构模型，30 分钟。

（5）教师在学生观察、指认模型、标本过程中，巡回、指导、答疑，并了解学生对各核心技能的掌握程度。

（6）实验小结，3～5 分钟。

实验内容和步骤

（一）卵裂

观察卵裂及桑葚胚的模型，了解卵裂球的形态、数量、大小以及桑葚胚的形成。

（二）胚泡

观察胚泡模型，了解胚泡的滋养层、胚泡腔、内细胞群以及它们之间的位置关系。

（三）蜕膜

观察植入和妊娠子宫的剖面模型，指出植入的部位及过程。观察子宫内膜与胚胎的关系，位于胚胎与子宫肌层之间的是底蜕膜。覆盖于胚胎表面的是包蜕膜。包蜕膜和底蜕膜以外的子宫内膜是壁蜕膜。

（四）胎膜

在妊娠三个月的子宫剖面模型上观察。胎膜是胚体周围形成的一些临时性器官，包括羊膜、卵黄囊、尿囊、脐带、绒毛膜。

1. 绒毛膜　　与底蜕膜相邻的绒毛膜呈树枝状，是丛密绒毛膜，与包蜕膜相邻的是平滑绒毛膜。

2. 卵黄囊　　其顶是内胚层，随着胚盘卷曲，包入胚体的为原始消化管，余部已包入脐带。

3. 尿囊　　原位于卵黄囊尾侧，其根部与后肠的腹侧相通连。现其远侧部已被包入脐带，将来退化萎缩。

4. 羊膜　　是一层半透明的薄膜，紧包于胎儿、脐带及胎盘胎儿面的表面，羊膜所围成的腔是羊膜腔。

5. 脐带　　在标本上观察，脐带是连接胎儿脐部与胎盘之间的圆索状结构。脐带内有两条脐动脉和一条脐静脉，脐带的平均长度为 55 厘米。主要观察其长度、粗细、辨认脐动脉和脐静脉。

（五）胎盘

观察胎盘标本可见，胎儿面光滑，透过羊膜可见脐血管以脐带为中心呈放射状排列。母体面粗糙，可见 15～20 个胎盘小叶。

 实验小结

1. 本次实验通过胚胎学电教、标本和模型的观察，能更加深入地理解生殖细胞的发生与成熟；受精的概念、过程与意义；植入的概念、部位及蜕膜的形成和分部；胎盘和脐带的形态结构和功能；胎膜的形成及包括的结构（羊膜、卵黄囊、尿囊、脐带、绒毛膜）等。为临床应用及妇产科护理的学习奠定必要的基础理论知识。

2. 对学生学习态度和实践操作技能进行评价。

（辽源市卫生学校　姜丽焱）

（呼伦贝尔市卫生学校　陶玉霞）

附录1

学时分配（供参考）

序号	教学内容	学 时 数		
		理论	实验	合计
1	绪论	2		2
2	细胞	2		2
3	基本组织	6	4	10
4	运动系统	6	6	12
5	消化系统	6	2	8
6	呼吸系统	4	2	6
7	泌尿系统	2	2	4
8	生殖系统	6	2	8
9	脉管系统	8	4	12
10	感觉器	4		4
11	神经系统	8	4	12
12	内分泌系统	2	2	4
13	胚胎学概要	4	2	6
	总　计	60	30	90

附录2

网络学习指引

1. 中国解剖网 http：//www. china – anatomy. com

2. 中国可视化人体 http：//www. chinesevisiblehuman. com/

3. 系统解剖学网页 http：//www. windrug. com/book/book85. php

4. 37 度医学网 http：//www. 37c. com. cn/topic/006/TECHNICH/experimt. htm

5. 解剖学图片 http：//www. 9biostr. washington. edu/da. html

6. 上海第二医科大学 http：//basic. shsmu. edu. cn/hisemb/

7. 基本组织英文教材 http：//www. sru. edu/pages/5908. asp

8. 北京大学 http：//jpkc. bjmu. edu. cn/ 用户名：jpkc；口令：jpkc